中国老年认知功能
社区健康管理指南

组织编写　中华医学会老年医学分会
顾　　问　王建业　于普林
主　　编　于恩彦　郭起浩　王华丽

人民卫生出版社
·北　京·

图书在版编目（CIP）数据

中国老年认知功能社区健康管理指南 / 中华医学会
老年医学分会组织编写；于恩彦，郭起浩，王华丽主编.
北京：人民卫生出版社，2025.7. -- ISBN 978-7-117
-38302-8

Ⅰ. R745. 109-62

中国国家版本馆 CIP 数据核字第 202590JD19 号

人卫智网	www.ipmph.com	医学教育、学术、考试、健康，
		购书智慧智能综合服务平台
人卫官网	www.pmph.com	人卫官方资讯发布平台

中国老年认知功能社区健康管理指南
Zhongguo Laonian Renzhi Gongneng Shequ
Jiankang Guanli Zhinan

组织编写：中华医学会老年医学分会
主　　编：于恩彦　郭起浩　王华丽
出版发行：人民卫生出版社（中继线 010-59780011）
地　　址：北京市朝阳区潘家园南里 19 号
邮　　编：100021
E - mail：pmph @ pmph.com
购书热线：010-59787592　010-59787584　010-65264830
印　　刷：北京铭成印刷有限公司
经　　销：新华书店
开　　本：710×1000　1/16　　**印张：**17
字　　数：324 千字
版　　次：2025 年 7 月第 1 版
印　　次：2025 年 8 月第 1 次印刷
标准书号：ISBN 978-7-117-38302-8
定　　价：68.00 元

打击盗版举报电话：010-59787491　E-mail: WQ @ pmph.com
质量问题联系电话：010-59787234　E-mail: zhiliang @ pmph.com
数字融合服务电话：4001118166　E-mail: zengzhi @ pmph.com

中国老年认知功能
社区健康管理指南

组织编写　中华医学会老年医学分会

顾　　问　王建业　于普林

主　　编　于恩彦　郭起浩　王华丽

副 主 编　彭丹涛　宁玉萍　陈　炜　李　霞

编　　委（按姓氏笔画排序）

于恩彦　中国科学院大学附属肿瘤医院（浙江省肿瘤医院）

王华丽　北京大学第六医院

宁玉萍　广州市脑科医院

吕　伟　温州医科大学附属康宁医院

江文静　山东大学齐鲁医院

安翠霞　河北医科大学第一医院

苏　衡　浙江省人民医院

李　霞　上海市精神卫生中心

李延峰　北京协和医院

杨　宇　吉林大学第一医院

吴万振　浙江大学医学院附属浙江医院

吴云成　上海市第一人民医院

吴东辉　深圳市康宁医院

何景林　清华大学老龄社会研究中心

辛美哲　中华预防医学会

宋海东　杭州市第七人民医院

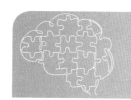

我国既是人口大国，也是老年人口大国，自 1999 年进入老龄化社会以来，老龄化的速度不断加快，与人口老化相关的问题日益突出，如何应对老龄化问题不仅仅是社会问题，也是老年医学面临的重要课题，其中老年认知功能管理就是急需解决的重要问题之一。加强老年认知功能管理是健康老龄化的重要措施，意义是多方面的。第一，可以提高老年人生活质量。随着年龄的增长，大脑结构和功能的变化会导致认知功能的衰退，因此，老年人均会出现不同程度的认知老化。通过适当的干预措施，如认知训练、运动训练等，可以改善老年人的认知功能，对大脑结构和功能产生积极影响，减缓认知老化的速度，从而提高他们的生活质量。第二，早发现与早干预。早发现的关键在于及时评估，只有早发现才能进行早期干预和管理，通过评估，可以及时发现高危人群和轻度认知功能受损人群，前者是预防的目标群体，后者是阿尔茨海默病和其他类型痴呆的早期表现，早发现，早干预，早获益。第三，减轻家庭和社会负担。老年认知功能下降，尤其是阿尔茨海默病作为老年期常见的神经变性疾病，给患者、照料者、家庭、社会带来沉重负担，通过有效的管理，可以延缓病情进展，减轻症状，大大减轻家庭和社会的负担。第四，减缓认知障碍进展。通过早期综合干预可以降低认知障碍进展的速度，延缓老年人认知衰退。第五，提高照料水平。对于老年认知障碍人群，如何进行科学细致地照料已成为当务之急，通过老年认知功能管理可以提供这方面的指导和支持，从而提高老年认知障碍患者的生存质量。第六，促进健康老龄化。老年认知功能管理有助于实现健康老龄化，通过倡导健康生活方式，积极参与认知干预，共建"老龄友好型"社会，达到促进健康老龄化的目的。

综上可见，加强老年认知功能管理意义重大，面对如此重要课题我们应该积极应对，发挥中华医学会老年医学分会的作用，出台相关的指导意见，为我国老年认知功能管理工作的规范开展和不断提升管理水平做出贡献。

我国著名老年精神病学家于恩彦教授牵头，联手神经病学家郭起浩教授、精神病学家王华丽教授，集结了来自全国具有理论及实操经验的老年认知功能管理领域的专家，共同编写了我国第一部老年认知功能社区管理相关指南——

《中国老年认知功能社区健康管理指南》。本书的编委分别来自老年精神科、老年科、神经内科、护理、社区康复等领域。我感到非常高兴，也一直在关注本指南的动态。现在，这本书在各位专家的辛勤努力下终于完稿，在此，我代表中华医学会老年医学分会表示由衷的祝贺，对专家们严谨的治学精神和创新精神表示敬佩。本指南共四篇，聚焦于老年认知障碍患者及认知正常老年人的社区管理，具有很强的科学性、实用性和可操作性，既可以指导社区开展宣教、预防、筛查、诊疗、康复、照料、长程管理等工作，又适合患者家属、照料者、高危人群翻阅参考，具有很高的参考价值。希望通过本指南的出版，进一步推动我国社区的老年认知功能管理工作的快速发展，使其更加系统、规范、专业，为积极应对老龄化做出更多的贡献，为推进健康中国建设做出应有的贡献。

中华医学会老年医学分会第十届委员会主任委员
《中华老年医学杂志》总编
2025 年 5 月

随着我国老年人口快速增加，如何让近三亿的老年人老有所养、老有所依、老有所为、老有所乐，充分享受晚年生活而优雅地老去，是全社会的责任，更是我们老年医学工作者的责任。纵观老年人的晚年生活，他们常常受各种疾病的困扰而使生活质量大打折扣，其中危害老年人健康的阿尔茨海默病就是鼎鼎大名的威胁者，它不但让老年人的认知功能受到明显损害，还会出现各种各样的精神症状，导致生活能力逐渐下降，最后生活完全需要他人的帮助，给家庭、社会造成了巨大的照料负担和经济负担。阿尔茨海默病虽然得到了广泛的关注，但由于这种疾病发病机制不清，目前尚无有效的治疗手段，其长期慢性病程对患者造成的损害更大，对患者家属更是雪上加霜。因此，如何能够使健康老年人远离老年认知障碍，同时又能使老年认知障碍患者的社区康复、管理更加规范，切实提高这些老年人的生活质量，使健康老龄化的理念落地，这是我们长期思考的问题。我国地域广阔，经济发展不平衡，导致老年认知障碍管理工作差距巨大，加之目前尚无统一的指导性标准，老年认知障碍患者社区管理处于一个没有系统化、规范化和标准化的状态，导致此项工作缺少遵循，这一因素可能也是发展不平衡的原因之一。

改革开放以来，我国社会经济高速发展，人民生活水平不断提高，人们对老年认知障碍的了解越来越多，党和政府越来越重视，尤其是党的十八大以来，国家出台了很多相关政策，促使老年精神卫生工作取得了长足进步。我们认为出台一本能够指导认知正常老年人促进其认知改善，同时对老年认知障碍患者进行科学管理的《中国老年认知功能社区健康管理指南》的时机已经成熟。故此，中华医学会老年医学分会委托老年精神病学家于恩彦教授牵头，编写一部既符合我国国情和社区管理特点，又具有科学性、实用性、可操作性，且相对简单易行的指南，指导社区开展宣教、预防、筛查、诊疗、康复、照料、长程管理等工作，为我国实现健康老龄化，促进老年人身心健康做出应有的贡献。

可喜的是，于恩彦教授动作很快，与郭起浩教授、王华丽教授一起，组织了一批在老年精神科、老年科、神经内科的临床、护理、社区康复等领域具有理论及实操经验的专家成立编委会，开始定框架、组织编写，反复审稿，最终这部指南于 2025 年 2 月定稿。这个过程非常不易，因为它需要兼顾专业和科普的双重需要，同时也是关于老年认知功能社区管理的第一部指南，属于开创性工作。

编撰该指南的专家教授展现了高度的责任心、严谨的科学态度及充分的耐心，他们追踪最新文献进展，反复考证每一个推荐意见，确保内容的前沿性、客观性及可操作性。该指南强调实事求是，以人为本，健康老年人和认知障碍老年人同抓共管，健康宣教积极预防和早筛、早诊、早治，长病程管理并重，并鼓励多学科参与。相信该指南一定会成为专业医疗机构、社区医护工作者、居家养老机构及患者家属、照料者在老年人认知功能管理中的切实可行的实际操作指南。

中华医学会老年医学分会第九届委员会主任委员

中国老年医学学会副会长

2025 年 5 月

我国老年人口非常庞大，这带来两个非常棘手的问题，一是养老问题，二是老年健康问题，而健康问题是养老的核心问题。说是非常棘手，是因为我国尚未富裕便进入快速老龄化社会，针对养老的一系列问题尚未做好充分的准备。另外，更加纠结的是，随着老龄化程度的加深，与年龄相关的认知障碍群体数量快速增加，其中严重的认知障碍即痴呆的总体患病率约为 6.19%，其中常见的阿尔茨海默病性痴呆、脑血管病痴呆、路易体痴呆，这三类占据了痴呆的绝大部分，尤其是阿尔茨海默病性痴呆约占 60%～70%，已经成为仅次于心脏病、脑血管病、癌症的第四位老年人的死亡原因，消耗了大量的社会资源，造成了沉重的经济负担和家庭负担。痴呆的前驱期，也就是轻度认知障碍，处在这个阶段的老年人约占老年人口的 15%。然而，对于认知障碍这个棘手的问题我们尚无良策。如何将已经患认知障碍的老年人进行科学、规范、有效的管理，使之得到良好的照护和干预，延缓其病情进展、提高其生活质量；同时，使认知正常的老年人能够远离痴呆，实现健康老龄化，这是我们必须思考和面对的问题。

国家卫生健康委员会和中华医学会老年医学分会的领导非常重视这一问题，并组织专家进行了讨论，希望结合我国的国情及社区的实际情况，针对老年人群的认知促进和认知障碍筛查、诊断、干预、预防、康复、照料、提高其生活满意度与幸福感等拿出解决问题的方法。非常荣幸的是，我们受中华医学会老年医学分会的委托，组建了由于恩彦教授、郭起浩教授、王华丽教授任主编，彭丹涛教授、宁玉萍教授、陈炜教授、李霞教授为副主编，中华医学会老年医学分会主任委员王建业教授、前主任委员于普林教授任顾问，老年科、精神科、神经科、循证学、社区、护理等方面知名专家组成的编委会，用时两年，完成了《中国老年认知功能社区健康管理指南》的编写并与大家见面。

值得一提的是，我国尚无此类指南或共识，因此，应该说这是一项开创性工作，编写的困难较大，但专家们认识到这项工作的重大意义和紧迫性，他们克服困难，辛勤劳作，期望能将相关工作的最新研究成果呈现出来，指导工作实践，促进健康老龄化，预防老年认知障碍发生，落实老年认知障碍康复措施，加强生活照料和社区管理等，从而提高老年人的生活质量和幸福感。在大家的共同努力下，我们按时交出了"作业"，希望能够通过实践的检验并取得好成绩。

　　本指南坚持科学性、先进性、实用性、可操作性和可读性的基本原则，突出两个重点人群，即认知正常的老年人和患有认知障碍的老年人，强调全程全面管理。本指南以循证为依据，通过在 PubMed、EMBASE、CBMdisc、CMCC 等数据库检索近年来在老年认知相关方面的文献，在复旦大学附属华山医院郁金泰教授指导下，采用国际通用的"分级推荐"标准确定证据等级并提出推荐意见。然而，指南中涉及的推荐内容并非都是临床问题，很多是社区管理问题，涉及国家的政策法规和有关行政规定，因此证据判定和推荐意见建议参考如下标准提出。

证据分级标准

分级内容
Ⅰ级：至少 2 项随机对照研究（RCT），和 / 或系统综述 /meta 分析
Ⅱ级：单项 RCT 研究
Ⅲ级：前瞻性非随机对照研究，或病例报告，或高质量的回顾性研究
Ⅳ级：专家建议 / 共识，非对照研究，或普通综述，或其他指南（指南中无出处的专家建议）

推荐分级标准

分级推荐强度内容
A 级：优先建议。Ⅰ级证据 + 临床支持，疗效和安全性评价平衡
B 级：建议。Ⅲ级或以上的证据 + 临床支持，疗效和安全性评价平衡
C 级：一般建议。Ⅳ级或以上的证据 + 临床支持，疗效和安全性评价不平衡
D 级：不建议。有证据，但实际缺乏疗效，临床不支持

　　同时，需要指出的是，鉴于我国地域广阔，不同地区之间的差异巨大，不论是人口分布还是人口老龄化程度及经济发展水平，都显示出明显的不均衡性，因此本指南只能是提出基本标准和指导建议，供大家在实际工作中参考，各地区可据此并根据本地区的实际情况进行适当调整。因此，本指南不是唯一的准则，也不是"金标准"，没有强制性，不排斥其他更好的做法，但提倡参考本指南进行积极实践，在实践中总结经验，不断完善。

　　本指南共含四篇，第一篇介绍了与老年认知功能有关的概念，中国老年认知功能管理的意义及现状，老年认知障碍的临床特征；第二篇阐明了老年认知功能社区健康管理的原则；第三篇介绍了老年认知功能社区健康管理的实施；第四篇介绍了老年认知功能社区健康管理的质量控制。本《指南》适合于老年科医师、精神科医师、神经科医师、康复科医师、全科医师及相关的临床科医师阅读，也适合从事社区卫生服务管理的各级领导、社区卫生工作者、社会心理学家、社会工作者、患者家属、患者的照料者、志愿者等参考。为了方便大家的实际工作，我们还特别提供了一些科普知识（附录 1）供大家参考。真诚希望能为在老年认知功能社区健康管理工作中的专家、同仁、管理者和服务者提供参考。

在此要感谢王建业教授和于普林教授两位顾问对本指南编写工作的大力支持，感谢中华医学会老年医学分会的信任。此外，感谢朱鑫浩医师、金漂飘医师、许嘉熙医师、王烨医师、章文宣医师及各位专家团队的所有参与者，感谢他们为指南的编写工作所做出的贡献。

《中国老年认知功能社区健康管理指南》出版了，我们满怀欣喜的同时也心存忐忑，由于我们的编写水平有限，加之是开创性工作，定会存在诸多不足。有道是"千里之行，始于足下"，希望这本指南能够起到抛砖引玉的作用，也真诚地希望所有读者提出宝贵意见和建议，为再版打下坚实的基础。

2025 年 7 月

目 录

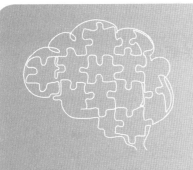

第一篇
概　述

　　这部分首先介绍老年认知功能的相关概念。包括什么是认知功能，健康老人的认知功能包括哪些内容，国内外针对老年认知障碍的患病率、发生率、死亡率以及疾病负担情况。这些内容有助于读者了解老年认知障碍的严重性、复杂性和重要性。

　　然后，介绍中国老年认知功能管理的意义及现状，包括相关的政策法规和管理现状。鉴于我国地域广大、城乡经济发展水平的不平衡，这些介绍未免挂一漏万，但管中窥豹，也能充分阐明本指南编写的必要性。

　　最后，介绍老年认知障碍的临床特征，包括总体特征、常见老年认知障碍的临床特征与可逆性老年认知障碍的临床特征。家属与知情者是早期发现认知障碍的关键，了解认知障碍的表现才能及时就诊。而精准识别可逆性病因，对于医患双方都是非常有必要的。

一　老年认知功能的相关概念

（一）认知功能

认知（cognition）一词来自心理学，通常将其定义为有机体接收外界信息，经过加工处理，转换成内在的心理活动或获得知识的心理过程。认知功能（cognitive function）是大脑的高级活动，是大脑加工、储存和提取信息的能力，是人脑的最重要的功能之一，是心理活动的基础，包括但不限于感知觉、注意、意识、学习、记忆、决策、语言、情绪等。其特点是有意识的精神活动，在觉醒状态下时刻存在。认知功能的完好是人类认识事物、获得知识、解决问题、适应环境、进行发明创造的基础和保证。机体的感官（眼、耳、鼻、舌等）机能正常是准确接收外界信息的前提条件，大脑机能正常是对接收信息进行加工处理的必要条件。认知过程的任何环节出现病损均会影响认知功能。

认知过程是人脑的高级心理过程，指人脑通过感觉、知觉、记忆、思维、想象等形式反映客观现象的性质及各种现象间关系的过程。这个过程非常复杂，涉及神经学、心理学、人类学、哲学、信息科学等多种学科。各学科，以及学科内部各个分支之间多层面的交叉融合推动了认知功能研究的快速发展。近年来，随着影像技术等神经科学领域的信息和技术的兴起，在与认知心理学和其他学科交叉的过程中，逐渐发展出了一门新的学科——认知神经科学（cognitive neuroscience）。认知神经科学旨在从基因、大脑、行为和认知的角度来解释人类大脑认知活动的神经机制，即大脑是如何利用不同层次的结构（分子、细胞、神经递质等）来实现各种认知活动的。认知神经科学是研究认知功能的基本过程及其神经机制的重要学科。

（二）健康老人的认知功能

认知功能是大脑高级神经活动的重要内容，对于人的日常生活、学习和工作极为重要，是个体适应环境不可缺少的基本能力。成年后，随着年龄的增长，机体的生理结构和功能也随之发生衰老性变化，相应的，认知功能也会随之减退。但健康老人认知功能的减退是缓慢进行的，是与年龄相适应的，一般不会影响社会功能。在不断减退的认知功能中，记忆力的减退常是被重视的和易于被发现的，我们将与年龄相关的生理性大脑衰老导致的记忆力减退称为良性老年性遗忘，也称为生理性遗忘或年龄相关性记忆减退，属于正常老化。良性老年性遗忘为非进行性病程，一般认为4～5年内无进展者大致可确定为正常老化，其遗忘的特点为部分性遗忘，内容往往是相对不重要的信息，自己知道遗忘了什么，并且遗忘的信息可能会在另一时间回忆起来。良性老年性遗忘虽然存在记忆力减退，但这部分人群的认知功能健全，能清楚地分辨时间、地点和人物之间的关系，无社会功能障碍，自知力良好，能自行意识到记忆力的减退，往往采取辅助记忆手段，如使用手机或笔记本记事。所以良性老年性遗忘者无须特殊治疗。

（三）老年认知障碍

认知障碍（cognitive impairment，CI）是指各种原因导致的不同程度的认知损害。老年认知障碍（geriatric cognitive impairment）是指发生在老年期的认知损害，涉及记忆、注意、语言、执行、推理、计算和定向力等认知域，严重者可导致痴呆甚至死亡。导致老年认知障碍的病因很多，常见的有阿尔茨海默病（Alzheimer's disease，AD）、额颞叶变性（frontotemporal lobar degeneration，FTLD）、路易体病（Lewy body disease，LBD）、血管性疾病（vascular disease，VD）、创伤性脑损伤（traumatic brain injury，TBI）、物质/药物使用（substance/medication use）、人类免疫缺陷病毒（human immunodeficiency virus，HIV）感染、朊病毒病（prion disease）、帕金森病（Parkinson disease，PD）、亨廷顿病（Huntington disease）、其他躯体疾病（another medical condition），以及多种病因（multiple etiologies）和未特定的病因（unspecified）等。病因不同，患者的认知障碍的特点也有不同，神经系统变性疾病引起的认知障碍大多是慢性进展，在出现显著的临床症状之前即可能出现病理改变，例如 AD，在出现明显的临床症状前 18 年就可以在脑脊液（cerebrospinal fluid，CSF）中检测到 $A\beta_{42}$，也有研究认为在诊断痴呆前 20 年左右大脑就已经发生病理改变。美国国家衰老研究所和 AD 协会工作组（National Institute of Aging-Alzheimer's Association Research Framework，NIA-AA）在 2011 年制定的诊断标准中明确提出了阿尔茨海默病临床前阶段（preclinical stages of Alzheimer's disease）的概念，并且在 2018 年提出的研究框架中强调"AD 连续谱（Alzheimer's continuum）"的概念，将 AD 病理学改变的出现视作疾病发展的最先阶段，以期能够促进相关的早期研究。

AD 是最常见的老年认知障碍，其认知障碍连续谱的观念已被广泛接受，分为临床前阶段，即主观认知功能下降（subjective cognitive decline，SCD）阶段、轻度神经认知障碍（mild neurocognitive disorder，MND）阶段和痴呆阶段，痴呆阶段又分为轻度、中度、重度。

SCD 是 NIA-AA 在 2012 年提出的新概念，2014 年 Jessen 等对 SCD 进行了描述：即个体自我感知到认知功能较前正常状态有所减退，但缺乏神经心理学评估的客观证据。目前认为 AD 源性 SCD 是 AD 的临床前阶段。

神经认知障碍（neurocognitive disorders，NCD）在《精神障碍诊断与统计手册（第 5 版）》（DSM-5）中被首次提出，在分类中表述为重度或轻度神经认知障碍（major or mild neurocognitive disorder），是指在一个或多个认知领域内，与先前表现的水平相比存在显著认知功能减退，可由个体、家属或临床工作者发现，或通过神经心理测验等临床评估证实；同时，认知功能减退的程度明显影响了个体日常活动的独立性，并且不能用其他精神疾病来解释。DSM-5 中的重度神经认知障碍的概念即痴呆（dementia），而轻度神经认知障碍（MND）则基本等同于临床上常用的轻度认知障碍（mild cognitive impairment, MCI）的概念，重度神经认知障碍与轻度神经认知障碍的差异在于认知缺陷和功能损伤的严重程度。

MND 在《疾病和有关健康问题的国际统计分类》第十一次修订本（ICD-11）中也有分类，归属于神经认知障碍的诊断分类中，此分类包含谵妄、MND、遗忘症、痴呆。其中 MND 的特征是一个或多个认知领域相对于个体年龄和病前认知功能水平的预期存在轻度损伤，这代表个体先前的功能水平下降。诊断基于患者、知情人或临床观察的报告，并有通过量化临床评估或标准化认知测试得出损伤的客观证据。认知障碍没有严重到足以严重干扰个人进行与个人、家庭、社会、教育和 / 或职业功能或其他重要功能领域相关的活动的能力。认知障碍不能归因于正常衰老，可能是静止的、进行性的，或者可能根据根本原因或治疗而消退或改善。认知障碍可能归因于潜在的神经系统获得性疾病、外伤、感染或影响大脑的其他疾病过程、使用特定物质或药物、营养缺乏或接触毒素，或者病因可能尚未确定。损害不是由于当前物质中毒或戒断所致。

痴呆概念在 ICD-11 中的描述是由于神经退行性变、脑血管病变、感染、外伤、肿瘤、营养代谢障碍等多种原因引起的一种获得性的大脑综合征，其特征是认知功能在两个或多个认知领域（如记忆、执行功能、注意力、语言、社会认知和判断、心理运动速度、视觉操作或视觉空间能力等）存在明显的损害，超过了个体的年龄和一般病前认知功能水平的预期，并可伴有人格改变、痴呆的行为和精神症状（behavioral and psychological symptoms of dementia, BPSD）等。严重的认知障碍使个人在日常生活活动中的独立性受到显著干扰，并非正常衰老。

所有类型的痴呆都存在记忆障碍，但记忆障碍产生的时间和特征有所不同，认知障碍并不局限于记忆障碍，而是涉及广泛的认知功能。精神行为变化几乎出现于所有痴呆的不同阶段，并且在某些类型的痴呆中，可能是突出症状。

认知障碍在老年人群中患病率高、危险因素多、病因复杂、危害性极大。目前，AD 源性 MCI 和轻度痴呆阶段被认为是早期 AD，而早期 AD 的诊断和治疗对改善患者预后、减轻照护负担意义重大。因此，了解认知障碍相关概念和发展规律，对老年人群进行认知障碍相关知识宣教，早期预防、早期筛查、早期诊断、早期干预具有重要意义。

（于恩彦）

中国老年认知功能管理的意义及现状

（一）老年认知功能管理的意义及相关政策法规

根据国家统计局 2023 年 1 月发布的数据，我国 60 岁及以上人口 28 004 万人，占全国人口的 19.8%，其中 65 岁及以上人口 20 978 万人，占全国人口的14.9%。自第七次全国人口普查结果的两年内，我国 60 岁及以上老年人口数增长了 1 602 万，占全国人口的比例增长了 1.1%。《阿尔茨海默病源性轻度认知障碍诊疗中国专家共识 2021》提到，目前我国 60 岁以上人口中，痴呆患者约 1 507万人，其中 AD 患者约 983 万人。痴呆症是包括中国在内的全球 65 岁以上老年人的主要致残原因。中国是世界上痴呆症患者人数最多的国家，患病人数占全球的 25%。随着我国老龄化速度的加快，预计到 2050 年，中国痴呆患者将超过2 000 万；75 岁以上的老年人中有 10% 存在认知障碍，85 岁以上的老人中有 1/3为认知障碍者。

一旦认知障碍进展到痴呆，基本上是不可逆的，并且没有特效药物。痴呆老人给家庭、社会带来沉重的负担，中国 AD 目前的社会经济负担占国内生产总值（GDP）的 1.47%，高于全球平均水平（1.09%）。2015 年，首都医科大学宣武医院贾建平教授团队基于全国代表性数据，对直接经济负担、间接经济负担、隐性的社会交往损失及情绪负担 3 类照料负担进行了货币化测算。他们的研究表明，间接经济负担和隐性社会交往损失及情绪负担占痴呆总照料成本的比例高达 51.87%。他们还预计，到 2030 年，我国照料痴呆的总成本将高达 32 479.36亿元。巨大的照料压力和成本会给痴呆照料者带来严重的负面影响。大量国内外研究表明，痴呆照料者极易出现心理和躯体健康问题，如失眠、抑郁，以及更高的慢性疾病发病率。

为了应对社会老龄化负担，党和国家高度重视，积极出台一系列政策法规，将老年人社区健康管理纳入社会保障体系的重要范畴。2020 年 9 月，为贯彻落实《健康中国行动（2019—2030 年）》心理健康促进行动有关要求，预防和减缓老年痴呆的发生，提高家庭幸福感，促进社会和谐稳定，鼓励社会心理服务试点地区探索开展老年痴呆防治特色服务，国家卫生健康委办公厅印发了《探索老年痴呆防治特色服务工作方案》。要求截至 2022 年，在试点地区，公众对老年痴呆防治知识知晓率达 80%，建立健全老年痴呆防治服务网络，建立健全患者自我管理、家庭管理、社区管理、医院管理相结合的预防干预模式，社区（村）老年人认知功能筛查率达到 80%。2021 年 10 月 13 日，习近平总书记对老龄工作作出重要指示，要求"把积极老龄观、健康老龄化理念融入经济社会发展全过程""加快健全社会保障体系、养老服务体系、健康支撑体系"。2023 年 9 月，国家卫生健康委办公厅印发《关于开展老年痴呆防治促进行动（2023—2025 年）的通知》，确定 2023—2025 年在全国组织开展老年痴呆防治促进行动。行动的目标包括：①广泛开展老年痴呆防治的宣传教育，积极引导老年人树立主动管理脑健康的理念，不断提高公众对老年痴呆防治知识的知晓率，在全社会营造积极预防老年痴呆的社会氛围；②指导有条件的地区结合实际开展老年人认知功能筛查、转诊和干预服务，提高老年痴呆就诊率，实现早筛查、早发现、早干预，减少或延缓老年痴呆发生；③推广老年痴呆照护辅导技术，提升老年痴呆照护技能，减轻老年痴呆照护负担。行动的内容包括：宣传老年痴呆防治科普知识；开展老年人认知功能筛查及早期干预；进行专项培训辅导；建立老年痴呆防治服务网络。

我国各地也不断出台政策，科研机构也积极开展科学研究，构建以社区为基础的整合型痴呆康复与预防模式，探索具有中国特色的老年痴呆预防与社区康复的模式。针对健康老年人，由中国健康促进基金会主办，进行认知功能的定期评估。2020 年 8 月，为进一步提升公众对认知功能的认识，推动认知功能下降状态的早识别、早干预，提升全民健康幸福感，"关注认知功能，守护生命尊严"为主题的全国首个认知功能筛查公益活动正式启动。该活动在全国超过 30 个省的连锁药店内配备专业人员和认知功能检测量表，开展全民认知功能免费科普行动、免费认知功能测量服务，推进全民正确认识"认知功能"。自 2022 年起，国家心理健康和精神卫生防治中心联合北京大学第六医院开展"老年痴呆的社区康复与预防模式研究"。2022 年 3 月，国家卫生健康委会同教育部、科技部、工业和信息化部等 15 部门联合印发《"十四五"健康老龄化规划》。国家卫生健康委等 15 个部门关于联合印发《应对老年期痴呆国家行动计划（2024—2030 年）》以习近平新时代中国特色社会主义思想为指导，聚焦构建老年期痴呆"预防 - 筛查 - 诊疗 - 康复 - 照护"综合连续防控体系，旨在应对人口老龄化背景下痴呆患者数量增长的挑战，推动实现健康老龄化。到 2030 年，力争实现痴呆患病率增速有效控制，并建成老年期痴呆友好的社会环境。以上政策措施均体现了党和国家对老龄化、老年认知障碍防治问题的高度重视。

（二）健康老人认知功能管理现状

针对健康老人认知功能的社区管理主要集中在健康教育，筛查，生活方式及非药物干预。"中国老年健康调查（Chinese Longitudinal Healthy Longevity Survey，CLHLS）"于 1998 年启动，截至 2023 年，已持续进行 25 年。第 1~7 次调查由国内外联合资助，第 8~9 次调查完全由国内自主，1998—2022 年 9 次调查累计入户访问 13.6 万老年人。"中国老年健康和家庭幸福调查"和"中国健康与养老追踪调查"为我国老龄健康提供了宝贵的数据资源。相比于前8次调查，CLHLS的第9次调查覆盖全国省、自治区、直辖市数量从23个扩展到27个，覆盖大约50%的县、县级市、区。CLHLS具有长期性、前瞻性、广泛性、多样性和跨学科价值，将能够为健康预测、社会政策绩效评估、交叉学科研究等提供独一无二的数据支撑。

我国各地区也大力开展基于社区的老年人认知功能筛查项目。北京市自2019年起连续开展脑健康体检（痴呆风险筛查），在全市范围内展开大规模脑健康体检，提高老年人痴呆筛查服务覆盖率，建立完善的痴呆防治服务体系，保证工作持续推进。2021年，天津市完成103.5万名65岁以上老年人的认知功能筛查，筛查出的高危个体均建议家属转送至上级医疗机构以明确诊断。同时推动二级以上公立综合医院开设记忆门诊，推动精神专科医院开设老年精神科，加强老年痴呆等常见精神障碍识别管理。海南省老龄工作委员会办公室、海南省卫生健康委员会印发了《海南省老年人认知障碍筛查试点（痴呆风险筛查）项目实施方案》，通过开展老年人认知障碍筛查试点工作，提升公众对老年人脑健康的关注，初步形成关注老年性痴呆、支持和参与防治工作的社会氛围。

国外关于认知障碍的社区老年人队列研究包括：美国健康与退休研究（US Health and Retirement Study，USHRS）始于1992年，是第一个针对老年人的纵向研究，在同一调查中包括详细的经济和健康信息。其目标不仅是加强对老年人群健康状况的认识，还为研究并制定国家层面的政策变化提供科学数据。事实上，这些数据经常被用来研究不同公共卫生政策的影响。所涵盖的主题包括成功老龄化的资源（如经济、公共、家庭、身体、心理和认知）；行为和选择（如工作、健康行为、住所、调动、资源利用）；以及事件和过渡（如身体疾病影响、退休、丧偶、制度变革）。USHRS已经发展为代表所有50岁以上美国人的生物标志物、遗传学的纵向扩展，包括社会心理内容，使其成为美国最全面的老龄化人群代表性研究。USHRS在全球催生了30余项姐妹调查，包括墨西哥的MHAS（Mexican Health and Aging Study）、巴西的ELSI（Brazilian Longitudinal Study of Aging）、英国的ELSA（English Longitudinal Study of Ageing）、爱尔兰的TILDA（The Irish Longitudinal Study on Ageing）、苏格兰的THISLS（the Healthy Ageing in Scotland Longitudinal Study）、北爱尔兰的NICOLA（Northern Ireland Cohort for the Longitudinal Study of Ageing）、印度尼西亚的IFLS（Indonesia Family Life Survey）、韩国的KLoSA（Korean Longitudinal Study of Ageing）、中国的CHARLS（China Health and Retirement Longitudinal Study）、印度的LASI（Longitudinal Aging Study in India）、泰国的HART（Health, Aging, and Retirement in Thailand）、日本的JSTAR（Japanese Study of Aging and Retirement）、南非的HAALSI（Health and Aging in Africa：A Longitudinal Study of an INDEPTH Community），以及覆盖欧洲多国的 SHARE（Survey of Health，Ageing and Retirement in Europe）项目等。

法国于 2008—2014 年启动了 3 年多维度 AD 预防临床试验（Multidomain Alzheimer Preventive Trial，MAPT），MAPT 是一项为期 3 年的干预性安慰剂对照研究，随后进行了为期 2 年的观察性随访，结果表明 ω-3 脂肪酸补充剂联合多领域干预（营养、体育锻炼、认知刺激、社交活动）对 70 岁以上老年人认知功能没有效果。芬兰预防认知障碍和残疾老人干预研究（Finnish Geriatric Intervention Study to Prevent Cognitive Impairment and Disability，FINGER）是基于人群的 2 年随机对照试验，证明了多领域生活方式干预的有效性，该干预包括认知训练、体育活动、营养建议、社交活动和血管风险因素管理，可以延缓有痴呆风险的老年人的认知能力下降。受此结果的鼓舞，全球 FINGERS（WW-FINGERS）倡议组于 2017 年成立，旨在针对不同的地理、文化和经济环境调整、测试和优化 FINGERS 模式。

AD 的病程是一个连续、逐渐进展的过程，如从 AD 源性的 SCD，到 MCI，再到 AD，从认知正常到 AD 之间是个连续的谱系障碍，SCD 逐渐成为认知功能社区管理新的靶点。SCD 理论上仍然属于认知正常的老年人，但 SCD 作为 AD 临床前期的最早期阶段，有很高的向 MCI 或 AD 转化的风险。一项基于 28 个研究的荟萃分析显示，SCD 每年的痴呆转化率为 2.33%。一项随访超过 4 年的研究显示，14.1% 的 SCD 发展为痴呆，26.6% 的 SCD 发展为 MCI。因此，注重 SCD 的管理十分重要，SCD 的社区管理包括筛查、随访，常规的认知训练、心理健康教育（科普宣传）和公共健康教育（改变饮食和生活方式）等。

（三）老年认知障碍的管理现状

针对认知障碍的老年人，我国各级政府、科研机构、高校及社会团体一直致力于建立基于社区的综合管理模式。2020 年，由中华医学会老年医学分会、中国健康促进基金会负责组织，在我国东南西北四个区域，选择首批参与城市（上海、杭州、长春、银川、南昌），开展"老年认知功能健康管理公益项目"。该项目主要以基层医疗卫生服务机构为平台，针对认知功能下降人群的筛查和健康管理广泛开展宣教、能力建设培训，建立以社区筛查、评估、居家 - 社区管理、高危人群综合干预等为主要内涵的社区认知功能健康管理中心（健康小屋）。通过该项目的组织实施，将制定适合中国国情的老年认知功能下降干预策略的专家共识，提高社会对老年认知功能相关疾病的知晓度和重视度，最终摸索出一套由卫生健康系统和民政系统，以及社区治理体系多方协作的，针对失能、失智老人居家 - 社区管理和康复锻炼的模式，并逐步推广到全国。2021 年，广东省卫生健康委员会提出，广东省精准医学应用学会主导的《失智症友好社区建设规范》

获批立项,这是国内首个聚焦失智症友好社区建设规范的地方标准。2022 年,广东省精准医学应用学会阿尔茨海默病分会、广东省医学会神经病学分会痴呆学组颁布了《粤港澳大湾区失智症友好社区建设专家共识》,根据国际失智症社区照护的研究及经验指导,结合粤港澳大湾区的实际情况,从失智症友好社区建设的具体覆盖领域、推动发展措施及成效评估等方面提出专家推荐意见,为粤港澳大湾区失智症标准化友好社区的建设提供指引。2020—2022 年,上海市精神卫生中心与上海交通大学阿尔茨海默病诊治中心聚焦认知障碍,落实"老年认知障碍风险的分级筛查与社区干预"的惠民项目。通过数字技术增效、社区协作助力、科普宣传深化,建立一套快捷完善的筛查方案、形成一个具有上海特色的防控模式、形成一系列干预机制,实现早预防、早发现、早干预、定期随访的"三早一定"目标,增强社区人群对认知障碍的预防意识,让患病率"减速",取得了深远的成效。研究显示,老年认知障碍患者适应环境的能力不断下降,为了帮助其尽可能自理生活,熟悉的社区居家环境十分重要。结合老年认知障碍患者认知能力衰退规律与特点,对既有社区环境进行积极改善与重建,对延缓老年认知障碍患者的认知能力衰退进程,保障和提升其生活品质,强化家庭照护能力等都具有极其重要的意义。基于此,以日本和英国为代表的发达国家在老年认知障碍国家战略的基础上,开始积极探索痴呆友好社区(dementia friendly community,DFC)建设,旨在为老年认知障碍患者、照护者及其家庭提供全方位、多元化、高质量的支援服务,切实保障和提升老年认知障碍患者及其家庭的生活幸福感,从 2019 年 9 月 21 日"上海市老年认知障碍友好社区试点"正式启动,截至 2022 年,共覆盖 121 个街镇,计划"十四五"期间实现街镇全覆盖。在这些试点社区实施了综合认知健康管理,包括根据精神科评估告知参与者其认知风险、提供个性化的建议以改善其认知、进行认知健康指导、随访,以及监测建议的实施情况。经过 1 年随访,发现综合认知健康管理组的 MCI 老年人整体认知功能及抽象和延迟回忆功能略有改善。

(安翠霞)

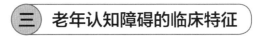

三 老年认知障碍的临床特征

(一)老年认知障碍的总体特征

正常衰老会导致精神运动减慢,视觉、听觉等感官敏锐度下降,肌肉体积减小等改变,多任务条件下的注意力分配、新信息的学习、语言流畅性和反应速度等也往往会减退,但进展缓慢,同时持续注意力、简单复制、远程和程序记忆得以保留,社会功能良好。老年认知障碍具有发生在老年期、病情进展迅速、症状复杂、精神行为异常突出、社会功能受损等特点，须注意鉴别。

1. 认知障碍的连续谱　认知障碍是由轻到重的连续过程且涉及范围广泛，相关内容在本章老年认知的相关概念章节有较详细的表述可参阅。

2. 常见的认知障碍表现

（1）记忆力减退：最初的表现为近期记忆受损、记忆保存困难和学习新知识困难。患者可表现为好忘事，尤其是近期发生的事，还经常反复问同一个问题。随着病程进展，远期记忆也会受损。为了弥补记忆方面的缺损，有的患者可能会出现虚构或错构症状来填充记忆的空白。

（2）视空间障碍：表现为在既往熟悉的环境里迷路，甚至在自己家中也会走错房间；不能准确临摹图形等。

（3）抽象思维和执行能力障碍：认知障碍患者的理解、推理、判断、概括和计算等认知能力受损。表现为难以做出正确判断，如在紧急情况下不知道该怎么做，难以计划和执行任务。

（4）语言障碍：最早的语言障碍是自发言语空洞、找词困难、用词不当等，随后出现命名不能，疾病晚期患者仅能发出不可理解的声音，或者缄默不语。

（5）失认症（agnosia）：认知障碍患者的失认症状以面容认识不能最常见，患者不能根据面容辨别人物，不认识自己的亲属和朋友，甚至丧失对自己的辨认能力，如不认识镜子里的自己。

（6）失用症（apraxia）：认知障碍患者的失用表现为不能正确做出连续的复杂动作，如刷牙困难，穿衣时不分里外，进食不会使用筷勺等。

（7）BPSD：最开始可表现为对周围环境兴趣减少，对人缺乏热情、淡漠，之后出现情绪不稳、激越（攻击性行为）、幻觉（视幻觉常见）、妄想（被窃妄想常见）、抑郁症状或精神错乱等。随病情进展，高级意志减退加重，患者表现出不注重个人卫生、不修边幅、不明原因的体重减轻等。中重度患者还会出现脱抑制现象，性欲亢进、缺乏羞耻感及伦理感、行为不顾社会规范等。

不同类型的认知障碍由于病理机制和大脑受损的部位和程度不同而有其各自的临床特征。认知障碍的分类方法很多，将认知障碍分成可逆性和不可逆性并不很科学，本指南这样分类主要是强调对可逆性认知障碍更加重视，进行积极防治可改善预后。

（二）不可逆性老年认知障碍的临床特征

原发性神经系统变性疾病是老年认知障碍最常见的病因，如阿尔茨海默病（AD）、额颞叶痴呆（FTD）、路易体痴呆（DLB）、帕金森病痴呆（PDD）等目前被认为是不可逆的。此外，克-雅病（Creutzfeldt-Jakob disease，CJD）虽然属于感染性脑病，但进展快速，预后极差，多在数月至1年内死亡，少数2年内死亡，目前无法治愈,也属于不可逆性。

1. AD 是一种慢性神经退行性疾病,其病因不明,是目前老年人中最常见的认知障碍。其病程包括无症状临床前期(SCD)、轻度认知障碍(MCI)和痴呆3个阶段。AD的临床特征是隐匿起病、缓慢进展、逐渐加重的认知障碍和社会功能的下降。症状特征表现为三方面:①认知损害。以近事遗忘为先导,情景记忆损害为特征,患者会反复提问一个问题,难以记住事件的细节,很难记住物体或人的名字。随着病情加重,几乎所有认知领域均会受损,如理解、概括、计算、判断、定向、视空间、执行功能等。此外,失认、失用、失语也很常见。并逐渐出现定向障碍,通常表现为患者在熟悉的地方迷路。②精神行为症状。早期可出现性格改变,排斥社交、对活动失去兴趣,孤僻、自私、固执、情绪波动、淡漠、抑郁、激越等。把物品放错地方或藏起来,然后常因找不到这些物品而产生被窃妄想。嫉妒妄想也很常见。可出现片段幻觉,以视幻觉最为常见。无目的漫游,睡眠昼夜颠倒,饮食不知饥饱,收藏废品垃圾,本能行为亢进,羞耻感缺乏等。③生活功能改变。早期生活基本能够自理,随着病情加重则难以组织计划活动、安排日程、开车、做饭、使用智能手机等,个人生活部分需要帮助,当进展到重度时则认知全面衰退,生活完全需要他人的照料。

2. DLB 是神经退行性认知障碍的第二大常见原因。最突出的临床表现为认知障碍病情的波动、反复出现的视幻觉、锥体外系症状和快速眼动睡眠行为障碍(rapid eye movement sleep behavior disorder,RBD)。认知障碍波动是DLB的核心临床特征,可以在数天至数周,甚至很短时间内出现大幅变化,患者可以表现为白天嗜睡、眼神空洞和在正常对话中的突然中断。DLB中的视幻觉通常伴随认知障碍的波动,并与认知测试中的视觉注意力和执行功能缺陷有关。DLB患者的视幻觉通常是清晰逼真的,以人、儿童和动物为特征。除了视幻觉,DLB中也可能出现其他形式的幻觉,如幻听、幻嗅,但相对于视幻觉要少见许多。妄想也经常发生在DLB患者中,如误认妄想、偏执妄想和幻影寄宿者妄想等。锥体外系症状可表现为运动迟缓、肢体僵硬、震颤、姿势步态异常、易跌倒、面部表情缺乏等。RBD存在于高达80%的DLB患者中,表现为梦境演绎行为(dream enactment behavior,DEB),如噩梦或唱歌,同时伴有大喊大叫、拳打脚踢行为等,如扔杯子、敬礼等,这可能会导致自己摔下床或给同床者造成伤害,多导睡眠监测可以见到快速眼动睡眠期肌电失弛缓(rapid eye movement sleep without atonia,RSWA)。此外,一些患者会出现自主神经功能障碍,包括直立性低血压、便秘、尿失禁、出汗过多等,这些可能导致反复跌倒和晕厥。

3. FTD 是一组神经变性导致的认知障碍综合征,为神经系统变性疾病认知障碍的第三常见病因,仅次于DLB,以进行性精神行为异常、执行功能障碍和语言损害为主要表现。其病理特征为额颞叶变性，影像学特点为选择性的额叶、岛叶皮质和 / 或颞叶前部萎缩。临床上分为三个常见类型：行为变异型额颞叶痴呆（behavioral variant of frontotemporal dementia，bvFTD）、进行性非流利性失语（progressive non-fluent aphasia，PNFA）、语义性痴呆（semantic dementia，SD）等。发病年龄多在 45～65 岁，是早发性痴呆的最常见病因。

FTD 表现为隐袭起病、进行性加重的社会行为与人格改变；或以言语 / 语言障碍为特征，而记忆、视空间症状相对不明显。

4. PDD 认知障碍在帕金森病患者中很常见，PDD 的患病率约为 30%～40%，在帕金森患病 20 年后增至 80%。DLB 和 PDD 在临床和病理上有相当大的重叠。DLB 通常是一种与认知障碍相关的疾病，其中锥体外系运动特征通常是轻微的或不存在的，或直到晚期才出现。相比之下，PDD 的特征是早期出现帕金森病和突出的锥体外系运动特征，精神行为异常和认知障碍发生较晚，往往在运动障碍症状出现至少一年之后出现。但平衡和行走障碍及跌倒更常见，肌肉问题（如僵硬和运动迟缓）比无认知障碍的帕金森病患者更快恶化。与 AD 相比，PDD 患者在计划和执行复杂任务方面的障碍出现得更早，且更常见。

5. CJD 是一种发生在人类身上的传染性海绵状脑病，全球流行，属罕见病，年发病率（1～2）/100 万，90% 为散发型，约 9% 为遗传型，医源型及新变异型约 1%。典型的神经病理表现为神经元空泡变性、缺失，星形细胞和神经胶质细胞增生及脑海绵样改变，有时有淀粉样斑块形成。病因是致病性的朊粒蛋白感染，临床表现以快速进展性认知障碍（数月或数周）伴肌阵挛、锥体 / 锥体外系功能异常、特征性脑电图三项波、MRI 花边征改变为特征。病情进展迅速，80% 以上的患者在起病后 1 年内死亡。因为目前缺少有效的治疗方法，所以预防和控制其传播则是非常重要的。

（三）可逆性老年认知障碍的临床特征

其他系统疾病或继发性神经系统损伤导致的认知障碍，如脑血管病，药物副作用，代谢和 / 或内分泌功能异常，其他疾病（如感染、抑郁等）等，部分为可逆性病因，可能通过治疗来逆转或改善。常见的病因包括：脑血管病、药物不良反应（地高辛、茶碱、西咪替丁、抗胆碱能药等）、代谢性疾病（甲状腺疾病、维生素缺乏症等）、正常颅压脑积水、肿瘤、感染（梅毒、HIV、莱姆病及其他慢性中枢神经系统感染）、酒精依赖等。

（1）血管性认知障碍（vascular cognitive impairment，VCI）：是一组受多种血管危险因素影响的综合征，在临床的发病率仅次于 AD。脑血管病是主要致病因素。大血管性认知障碍的患者可能会出现波动式或阶梯式进展的认知障碍和局灶性体征（如偏瘫），而小血管性认知障碍患者则会出现隐匿的反应迟缓，伴有步态障碍和帕金森综合征。VCI通常分为三种类型：非痴呆血管性认知障碍、血管性痴呆和混合性痴呆。VCI可导致记忆力、注意力、执行功能、语言和视觉空间功能等多方面受损，其中情感症状，包括情绪低落或情绪不稳症状较AD多见。VCI的临床特征主要是执行功能障碍。执行功能包括启动、计划、决策、假设生成、认知灵活性和判断等一系列过程。VCI患者的另一个常见表现是单词列表和视觉内容的延迟回忆缺陷。值得注意的是，脑血管病通常与神经退行性疾病同时发生，其中VCI合并AD较常见。脑CT或MRI显示的病灶与脑血管病的症状体征、认知损害特点相一致。

VCI患者在较长的时间内自知力保持良好，人格相对保持完整，但部分患者可出现明显的人格改变。

（2）药物引起的认知障碍：老年人因各种器官的生理功能逐渐衰退，药物在药效学和药代动力学方面出现许多变化，使得老年人对很多药物的敏感性会增高或下降。而且老年人平时应用的药物种类繁多，易出现药源性的认知障碍。因此，如果老年患者出现认知障碍，应对其应用的药物进行了解，即使有些看似不太可能的药物也可能是病因，停用这些药物可能会改善认知障碍的症状，这是药源性认知障碍的主要特征。

（3）代谢异常：甲状腺激素对神经元发育和细胞代谢起着重要的生理影响，尤其是在神经发育过程中。老年甲状腺功能异常与皮质缺血、AD、VD有关。甲状腺功能减退使甲状腺素分泌减少，引起脑细胞的氧气利用和葡萄糖代谢减慢，因此老年甲状腺功能减退患者可表现为记忆力和注意力减退的症状，严重时会有反应迟钝、嗜睡等症状，甚至精神异常。且甲状腺疾病会导致影响认知的其他问题，包括抑郁、体重减轻或心律失常等。因此，建议在认知障碍检查中检测甲状腺功能。

维生素B_{12}和叶酸对正常的神经功能至关重要，严重缺乏与贫血和认知功能下降有关。维生素B_{12}是一种DNA合成的辅助因子，参与人体细胞新陈代谢。叶酸又称维生素B_9，是DNA和RNA合成过程中的必要物质，在细胞的生长和维持正常功能中发挥重要作用。维生素B_6缺乏症也与认知障碍有关。老年人的维生素缺乏常与吸收不良和口服摄入量减少有关。在补充后，认知是可恢复的。

（4）正常颅压脑积水（normal pressure hydrocephalus，NPH）所致认知障碍：为脑脊液压力正常的交通性脑积水综合征，是脑脊液回流障碍所致。除少数为无明显原因的特发性外，常继发于颅内手术、动脉瘤破裂、外伤、慢性脑膜炎和蛛网膜下腔出血等。其临床特征是三联征：认知障碍、步态不稳和尿失禁。认知障碍通常表现为表情淡漠、感情冷淡、精神运动迟缓、注意力和执行功能困难、短期记忆障碍等。步态和平衡障碍是 NPH 最常见的特征，也通常最先出现。冻结步态是一种特殊类型的步态异常，患者外旋足，会感觉他们的脚粘在地板上，转动困难，难以行走，站立不稳，上楼梯困难。早期尿便频繁，中晚期出现失禁或困难。

（5）肿瘤所致认知障碍：由良、恶性肿瘤或慢性硬膜下血肿等引起的占位性病变可导致缓慢进展的认知障碍。脑肿瘤通常可以导致以下症状和体征：经常出现较严重的头痛、清晨加重；恶心和／或呕吐；视物模糊、复视；肢体感觉或运动异常；言语障碍；记忆力减退；性格或行为发生改变；癫痫发作，尤其是无癫痫发作史的患者。如果及早发现和治疗，患者的认知障碍可能会逆转。因此，在评估认知时，需要进行全面的身体检查，以排除肿瘤或其他脑部占位病变的存在。

（6）感染与免疫所致认知障碍：感染性疾病中，由 HIV 和梅毒螺旋体引起的中枢神经系统感染是导致认知障碍最常见的原因。自身免疫性脑病（autoimmune encephalopathy，AE）是快速进展性的认知障碍。HIV 所致的认知障碍早期表现为注意力不集中、淡漠、反应迟缓、阅读和理解困难，缺乏特征性。随病情进展可出现步态不稳、震颤、精细动作困难等，并伴有人格改变。梅毒所致认知障碍早期以类神经衰弱症状为主，随病情加重，出现人格改变、轻浮、不拘小节，记忆力减退和智能损害明显，语言受损，本能意向亢进，具有特征性的阿-罗瞳孔等。相应的血清学检查可确定 HIV 和梅毒螺旋体感染。AE 常急性或亚急性起病，为进行性和波动性病程。自身免疫性疾病阳性家族史、肿瘤病史、快速进展的认知障碍及特异性抗体检查阳性是其临床特征。当患者存在以上感染等高危因素时，应注意其认知障碍可能是上述病因所致。

（7）脑外伤所致认知障碍：创伤性脑损伤（TBI）是认知障碍发生的危险因素，其所致认知障碍约占认知障碍的 2%。轻度 TBI 患者即使当时无意识丧失，其罹患认知障碍的风险也会增加 2 倍以上。颅脑外伤所致认知障碍的影响因素很多，包括损伤的部位、严重程度及有无并发症等，此外，患者的精神状态、有无物质滥用等也是影响因素。

认知障碍主要发生在慢性期，其临床表现取决于受损的脑区以及损伤的严重程度，包括注意、记忆、语言、执行功能、人格的缺损等。特征性症状为患者在意识障碍恢复之后的顺行性遗忘或逆行性遗忘，以及明显的近记忆力减退、定向障碍、错构和虚构。

（8）酗酒所致认知障碍：过度饮酒一直被认为与认知障碍有关，因为其可以直接影响前额叶及额叶皮质，导致抑制解除、计划和执行功能损伤。典型表现为意识清晰状态下的近事遗忘、虚构、错构、定向障碍。此外，酗酒还可能通过其他机制导致可逆性认知障碍,包括硫胺素缺乏症、慢性肝病、癫痫发作、跌倒导致头部受伤,以及并发的物质滥用等。酗酒会让受影响的大脑区域结构出现萎缩,而正常衰老也与前额叶皮质萎缩有关,因此酒精对大脑和认知的影响在老年人中更为明显。因此,应询问所有 65 岁以上老年人的饮酒情况,并建议限制酒的摄入量。

（9）其他引起认知障碍的风险因素:视力和听力下降等感官功能受损可能与认知障碍密切相关。视觉障碍可由多种疾病引起,包括与年龄相关的黄斑变性、青光眼和白内障等,患病率随着年龄的增长而增加。视力丧失会导致社会孤立,使老年患者与外部世界的互动减少,受到的认知刺激越少,认知障碍的可能性越大。在 60～70 岁的老年人中,约有 1/3 会出现听力受损。而在 85 岁以上的老年人中,超过 80% 的人听力会受到影响。年龄相关性听力损失多表现为双侧进行性听力下降,听力损失会导致感觉剥夺、社会孤立、抑郁和认知负荷增加等。当听力下降时,大脑接收到错误的信号,会加重其认知负荷。而且听力下降的患者往往更孤僻,缺乏跟外界沟通的渠道,导致认知刺激减少。视力和听力障碍的矫正可能有助于预防认知障碍、稳定认知衰退和改善整体功能。因此,对老年认知障碍患者的评估应包括视觉和听觉功能,应进行完整的神经系统、视功能和听力功能检查。

老年抑郁症是严重危害老年人心身健康的疾病,发病多由生活事件诱发:如退休后的失落感和寂寞感、躯体疾病,以及亲朋好友的去世等。患有抑郁症的老年人的认知障碍症状主要为情绪低落、兴趣减退、疲乏懒惰、躯体症状、思维能力下降和注意力不集中及记忆力减退等,这些认知症状在传统上被称为假性痴呆（pseudodementia）,认知评估量表可能无明显异常,经过抗抑郁治疗是完全可逆的。因此,诊断老年器质性认知障碍应排除老年抑郁症。

睡眠呼吸暂停是常见的睡眠呼吸疾病,睡眠期间上气道完全或部分塌陷,造成反复的呼吸暂停或低通气,导致夜间间歇性低氧和睡眠片段化。睡眠呼吸暂停被定义为连续 7 小时的睡眠中发生 30 次以上的呼吸暂停,每次气流中止 10 秒以上,或者平时每小时低通气次数超过 5 次而引起慢性低氧血症以及高碳酸血症的临床综合征。睡眠呼吸暂停患者常有打鼾和白天过度嗜睡,但也可能仅表现为其他症状,如高血压、抑郁和记忆力下降等。在老年人群中,睡眠呼吸暂停与 MCI/AD 的发展有关,可能互为因果。治疗睡眠呼吸暂停会改善注意力、记忆力和执行功能等认知功能。

（吴云成）

参考文献

[1] 陆林. 沈渔邨精神病学［M］. 6 版. 北京:人民卫生出版社,2017.

[2] 沈政,方方,杨炯炯. 认知神经科学导论[M]. 北京:北京大学出版社,2010.

[3] 于恩彦. 中国老年期痴呆防治指南(2021)[M]. 北京:人民卫生出版社,2021.

[4] Anon. 2021 Alzheimer's disease facts and figures[J]. Alzheimers Dement,2021,17(3):327-406.

[5] HODSON R. Alzheimer's disease[J]. Nature,2018,559(7715):S1.

[6] JACK C R,BENNETT D A,BLENNOW K,et al. NIA-AA Research framework:toward a biological definition of Alzheimer's disease[J]. Alzheimers Dement,2018,14(4):535-562.

[7] JIA J,NING Y,CHEN M,et al. Biomarker changes during 20 years preceding Alzheimer's disease[J]. N Engl J Med,2024,390(8):712-722.

[8] 中国痴呆与认知障碍诊治指南写作组,中国医师协会神经内科医师分会认知障碍疾病专业委员会. 2018 中国痴呆与认知障碍诊治指南(五):轻度认知障碍的诊断与治疗[J]. 中华医学杂志,2018,98(17):1294-1301.

[9] 中华医学会神经病学分会痴呆与认知障碍学组. 阿尔茨海默病源性轻度认知障碍诊疗中国专家共识2021[J]. 中华神经科杂志,2022,55(5):421-440.

[10] 田金洲,解恒革,王鲁宁,等. 中国阿尔茨海默病痴呆诊疗指南(2020 年版)[J]. 中华老年医学杂志,2021,40(3):269-283.

[11] ISMAIL Z,MCGIRR A,GILL S,et al. Mild behavioral impairment and subjective cognitive decline predict cognitive and functional decline[J]. J Alzheimers Dis,2021,80(1):459-469.

[12] SLOT R E R,SIKKES S A M,BERKHOF J,et al. Subjective cognitive decline and rates of incident Alzheimer's disease and non-Alzheimer's disease dementia[J]. Alzheimers Dement,2019,15(3):465-476.

[13] 美国精神医学学会. 精神障碍诊断与统计手册:第 5 版 - 修订版(DSM-5-TR)[M].(美)张道龙,译. 北京:北京大学出版社,2024.

[14] 世界卫生组织. 国际疾病分类第十一次修订本(ICD-11)[EB/OL].(2022-01-01)[2025-03-19]. https://icd.who.int/zh.

[15] 中国老年医学学会精神医学与心理健康分会. 早期阿尔茨海默病诊疗路径的精神科实践指导[J]. 中华精神科杂志,2024,57(7):407-413.

[16] 北京大学健康老龄与发展研究中心. 中国老年健康和家庭幸福调查(CLHLS-HF)[DB/OL].(2020-04-03)[2025-03-19]. https://opendata.pku.edu.cn/dataverse/CHADS.

[17] 国家卫生健康委办公厅. 国家卫生健康委办公厅关于开展老年痴呆防治促进行动(2023-2025 年)的通知:国卫办老龄函〔2023〕190 号[A/OL].(2023-06-14)[2025-03-19]. http://www.nhc.gov.cn/lljks/tggg/202306/08c886def458469c8ff84e6dd6f2f7e0.shtml.

[18] ZHAO Y,HU Y,SMITH J P,et al. Cohort profile:The China Health and Retirement

Longitudinal Study（CHARLS）[J]. Int J Epidemiol，2014，43（1）：61-68.

[19] 北京市卫生健康委员会. 北京市卫生健康委员会关于印发 2022 年脑健康体检（痴呆风险筛查）及老年痴呆防治行动实施方案的通知[EB/OL].（2022-04-29）[2025-03-19]. https://wjw.beijing.gov.cn/zwgk_20040/cgxx/202205/t20220506_2703096.html.

[20] SONNEGA A，FAUL J D，OFSTEDAL M B，et al. Cohort profile: the Health and Retirement Study（HRS）[J]. Int J Epidemiol，2014，43（2）：576-585.

[21] BARRETO P S，ROLLAND Y，CESARI M，et al. Effects of multidomain lifestyle intervention，omega-3 supplementation or their combination on physical activity levels in older adults: secondary analysis of the Multidomain Alzheimer Preventive Trial（MAPT）randomised controlled trial Age Ageing，2018，47（2）：281-288.

[22] XU X，CHEW K A，WONG Z X，et al. The SINgapore GERiatric intervention study to reduce cognitive decline and physical frailty（SINGER）: study design and protocol[J]. J Prev Alzheimers Dis，2022，9（1）：40-48.

[23] 郝立晓，贾建国，韩璎，等. 主观认知下降社区管理研究现状[J]. 中国全科医学，2016，19（35）：4285-4290.

[24] QIU J，ZHAO L，XIAO S，et al. Efficacy of comprehensive cognitive health management for Shanghai community older adults with mild cognitive impairment[J]. Gen Psychiatr，2022，35（4）：e100532.

[25] NI X，WU F，SONG J，et al. Chinese expert consensus on assessment of cognitive impairment in the elderly[J]. Aging Med（Milton），2022，5（3）：154-166.

[26] ARVANITAKIS Z，SHAH R C，BENNETT D A. Diagnosis and management of dementia: review[J]. JAMA，2019，322（16）：1589-1599.

[27] KNOPMAN D S，AMIEVA H，PETERSEN R C，et al. Alzheimer disease[J]. Nat Rev Dis Primers，2021，7（1）：33.

[28] AARSLAND D，BATZU L，ALLIDAY G M，et al. Parkinson disease-associated cognitive impairment[J]. Nat Rev Dis Primers，2021，7（1）：47.

[29] ROST N S，BRODTMANN A，PASE M P，et al. Post-stroke cognitive impairment and dementia[J]. Circ Res，2022，130（8）：1252-1271.

[30] DAWES P，WOLSKI L，HIMMELSBACH I，et al. Interventions for hearing and vision impairment to improve outcomes for people with dementia: a scoping review[J]. Int Psychogeriatr，2019，31（2）：203-221.

[31] DOMINGUEZ L J，VERONESE N，VERNUCCIO L，et al. Nutrition，physical activity，and other lifestyle factors in the prevention of cognitive decline and dementia[J]. Nutrients，2021，13（11）：4080.

[32] LIU Y，ZHU X Y，ZHANG X J，et al. Clinical features of Parkinson's disease with and

without rapid eye movement sleep behavior disorder[J]. Transl Neurodegener, 2017, 6: 35.

[33] LIU Y, QIU M Y, ZHANG Y L, et al. Fist-Edge-Palm (FEP) test has a high sensitivity in differentiating dementia from normal cognition in Parkinson's disease[J]. J Neurol Sci, 2021, 429: 118060.

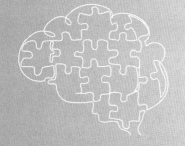

第二篇

老年认知功能社区健康管理的原则

　　这部分是介绍老年认知功能社区健康管理的原则，包括有利于健康的原则；自我管理与社区管理相结合的原则；便捷、科学、易于实施的原则；早期、全面、系统、长期的原则；多部门协助共同推进的原则。掌握这些原则对于推进老年认知功能社区健康管理具有重要的指导意义。

　　老年认知功能社区健康管理是当前老年健康管理的重要组成部分，其强调社区作为一个组织形态，为老年人提供长期、全面、有效的认知功能管理服务。实现老年认知功能社区健康管理须遵循以下五个原则：①有利于健康的原则。需要采用科学有效的方法和技术为老年人提供认知功能管理服务，全局考虑健康因素。②自我管理与社区管理相结合的原则。充分发挥老年人自我管理与社区提供认知功能管理服务的特点，形成优势互补。③便捷、科学、易于实施的原则。确保管理方案立足于科学性、整合性、全面性、稳定性、可操作性和可观察性，提高老年人参与管理的积极性。④早期、全面、系统、长期的原则。从社区入口开始，在构建健康管理团队、提供标准化服务、制定个性化健康方案、制定追踪计划等方面提供全方位、长期管理服务。⑤多部门协助共同推进的原则。政府、医疗机构、科研机构、社区等各方面须积极配合，提供多元化服务，共享资源信息，创造更好的管理环境及条件。这五个原则是由临床医学、社会保障、公共卫生等多个领域的经验凝练而成，结合了老年人的认知功能、自我管理意识和社会环境等方面的特殊性，旨在更好地维护老年人认知功能，为老年认知功能社区健康管理方案的制定提供重要参考。

一　有利于健康的原则

随着人口老龄化进程的加快,居民对健康的认识水平不断提高,对健康的需求日益增加,观念已经从过去的"疾病治疗"转变为"疾病预防"和"促进健康"。2016 年,全国卫生与健康大会提出"要坚持正确的卫生与健康工作方针,以基层为重点,以改革创新为动力,预防为主,中西医并重,将健康融入所有政策,人民共建共享",以及"为老年人提供连续的健康管理服务和医疗服务"。2019 年国务院发布《健康中国行动(2019—2030 年)》提出老年健康促进行动。2021 年国家卫生健康委联合全国老龄办、中医药局发文《关于全面加强老年健康服务工作的通知》(国卫老龄发〔2021〕45 号)。这些政策的出台都强调了以社区为依托为老年人提供全面健康管理服务的重要性。社区健康管理作为一种初级保健形式,是在社区进行的对个体及群体的健康危险因素进行全面管理的过程,服务对象不仅仅是患者,还包括健康和亚健康人群,以及认知障碍高危人群。

个体从健康到疾病要经历一个发展的过程,疾病过程往往给人们带来巨大的负担,一些慢性病的病程可能长达几年、几十年甚至终身。如 AD,作为最常见的老年认知障碍类型,它的病理改变在临床症状出现前的 18 年(甚至更早)就开始了,其起病隐匿,早期不易被察觉,病情渐进性加重,病程漫长,迁延不愈,无疑加重了患者的痛苦,增加了照料者、家庭及社会的负担。

除此之外,多病共存的患病率也随着年龄的增长而增加,多数老年人至少患有一种慢性疾病,患有两种及两种以上慢性病的情况定义为多病共存,如高血压、糖尿病、高脂血症、心脑血管疾病、痴呆、肿瘤等等。文献显示多病共存在不同国家和不同年龄阶段的比例为 30%~95%,从 2011 年到 2015 年,我国多病共存的患病率从 52.2% 增加到了 62.8%。多病共存需要使用多种药物进行治疗,根据国际共识,如果使用药物种类≥5 种,则定义为多重用药。2020 年上海市某社区调查显示,多重用药率为 75.3%,与欧美国家水平接近。与此同时,不合理用药的增加,带给患者的是更沉重的心理负担、药物不良反应、药物之间不明确的相互作用,等等。这些疾病带来的负担、药物带来的风险不符合有利于健康的原则。

鉴于我国的老龄化现况及相关的政策,我们建议以健康保障为核心,推进以健康为目标,对社区健康进行统筹管理的中国模式。通过融合自我管理与社区管理,实行全程管理,在疾病早期开展个性化评估并进行有针对性的预防与干预。此种方法可大幅度减少疾病的发生与发展,从而实现健康保护的目标。同时,社区医生通过全面评估药物带来的相关获益与风险,帮助老年群体妥善、合理地管理药物、优化治疗方案，能够减轻老年群体的躯体和心理负担，提高药物治疗依从性，减少药物滥用和并发症的发生，提高生活质量。国际实践表明，基于社区的初级卫生保健和健康管理能有效预防多数慢性病和公共卫生问题，而我国的社区健康管理工作仍然处于初级探索阶段，因此本指南的提出与制定十分必要。有利于健康的原则是本指南的基本原则之一，其核心是以老年人为中心，以健康管理为手段，以促进健康为目标，从而实现健康老龄化。有利于健康的原则可通过以下五个方面体现。

（一）以老年人为中心

有利于健康的原则首先应做到以人为本，实施以老年人为中心的精准健康管理模式。当前，我国一些慢病管理仍面临着一些问题。首先，患者和高风险人群可能存在缺乏主动健康生活的积极性、自我约束力不高、不愿改变自己的生活方式等不良因素。其次，我国老年群体文化程度参差不齐，对于慢性病管理的基本知识和技能掌握水平有限。同时，我国各地区间发展不平衡，也存在医疗资源相对匮乏的地区对社区健康管理的认识水平不够等问题。

为改变现状，社区医生需要深入了解老年人的生活状况、价值观念，以及可能面临的实际困难，建立健康档案，依据每个人的性格特点、家庭特点，制定切实可行的健康管理计划。多倾听老年人的意见与感受，理解他们的需求，建立良好的医患关系，有利于社区健康管理工作的开展，也能够让老年人感受到理解和支持，促进身心健康，实现健康老龄化。

（二）加强健康宣教

健康宣教是普及健康知识、促进健康最直接的方法。社区可通过讲座、宣传册、家访等传统方法，以及媒体和远程医疗、短视频等新媒体相结合的方式，系统而详尽地向老年人及其家属讲授必要的健康知识。内容主要针对老年人的生理与心理特点，涉及营养保健、生活方式、常见疾病的防治等，这可以让老年人清晰地认识到健康的重要性，并主动地付诸行动，养成健康的生活习惯，也可以让家属及照料者懂得如何更好地照顾家中老人，减轻他们的照料负担。

（三）持续监测随访与风险评估

所有的老年人，无论是健康的，或是有认知损伤的，甚至是有其他慢性疾病的，社区医生都需要定期为其进行健康检查、生活习惯评估及基础的认知测试，以全面地了解他们的健康情况。同时，通过采用互联网、大数据、云技术，以及智能设备如电子穿戴设备、AI 产品等前沿技术，可以实现准确分层管理、连续健康监测及全面风险评估。一旦发现异常，及时与老年人及其家属沟通或联系医疗急救系统，制定干预方案，持续跟进病情变化。近年来，有一种基于人机交互模式（human-computer interaction，HCI）的新型智能预警技术用于 AD 临床前阶段的检测和评估，今后有望在社区得到广泛使用。

（四）双向转诊

在社区保健的过程中，如果老年人出现社区医生难以处理的身体或认知问题，要立即转诊至上级医院由专科医生进行专业检查，及时根据检查结果调整原有的管理计划并采取积极有效的措施进行干预。在上级医院进行诊治后病情得到改善或缓解，应该视情况转回社区医院、康复机构或进行居家康复，继续随访观察。社区医生需要协助老年人适应新的治疗方案，减轻可能产生的不适感，建立医院 - 社区 - 家庭的联动模式，以居家为基础、社区为依托、医疗机构为支撑的持续性健康管理模式，公平、高效、合理地利用医疗资源。

（五）团队配合

社区医生要积极与相关工作人员建立协助网络，如可以与护士共同开展宣讲、家访等一些健康教育、随访评估、日常监测的工作；可以与营养师共同商议针对个体特点提供膳食指导；可以对护工或志愿者进行培训，增加老年人的人际交往机会，为老年人提供生活照料；可以与心理治疗师配合为老年人提供心理咨询；与上级医院的专科及全科医生建立跨学科协作，通过电话或互联网等形式建立有效的信息共享机制，达到全面监护的目的；与中医师协助，进行中医特色的辨证管理，等等。这种团队配合模式可以全面促进健康管理，满足老年人的多样化需求。

综上，建立一个涵盖全面、深层次整合、体系健全、数字化和个性化特色的社区健康管理模式是发展的趋势。以老年人为主体，强化健康教育，持久开展健康监测和风险预估，及时反馈交流和双向转诊，并通过团队配合实现对老年人的全面照护。这五个部分环环相扣，体现了有利于老年人健康的原则，可以提高健康老年人的认知水平，预防认知障碍的发生，同时有效延缓老年认知障碍患者的疾病进展，提高患者的生活质量，减轻照料者和社区的负担。

—— ● 推荐意见 ● ——

以人为本，深入了解老年人的生活状况，帮助多重病症的老年人管理用药，个体化合理用药、制定健康管理计划。（Ⅰ级证据，A 级推荐）

持续监测与随访，通过定期体检、评估生活方式、简单的认知测试等对老年人进行日常监测及风险评估。（Ⅰ级证据，A 级推荐）

（苏　衡）

二　自我管理与社区管理相结合的原则

老年认知功能管理是指通过认知干预和调节，帮助老年人保持和提高认知功能，延缓认知能力衰退的发生和进展，从而提高老年人生活质量和幸福感的过程。尽管无法完全阻止老年人的认知能力衰退，但是如果将个体的自律与社区管理相结合，就能够显著地减慢这种衰退的进程，从而增强老年人的生活品质。

自我管理是指老年人自己对自己的认知功能进行管理的过程。老年人应该了解自己的身体情况，制定适合自己的认知功能管理计划，积极地参加认知训练等活动。同时，老年人还应该持续学习和尝试新的活动，以保持生活的新鲜感，争取自主独立、积极参与、自我照料、自我充实、保持尊严。

社区管理是指社区为老年人提供的各种认知健康管理服务，帮助老年人树立积极的老龄观，践行健康老龄化理念，使其维持和改善自己的认知功能，保持良好的精神状态。社区可以提供营养咨询、健康体检、认知训练、各种体育运动、社交活动、科普宣教、转诊服务等，这些服务既可以帮助健康老年人保持相对较好的认知功能，促进其实现健康老龄化，同时也为认知障碍老年人提供更科学、更个性化的健康服务，尽最大可能保持其独立性和尊严。

老年认知障碍患者自我管理和社区管理的结合是一个综合性的干预模式，可以更好地应对老年认知障碍的相关问题。在这种干预模式下，患者可以参与到自己的治疗和管理中去，通过一系列的措施，如认知训练、生活方式改变、社交支持和心理疏导等，提高自身的认知能力，缓解老年认知障碍的症状和困扰。同时，社区管理也可以提供更全面和有效的社会支持和照顾，包括社交活动、服务设施、社会资助等，帮助老年认知障碍患者更好地适应社会和生活，在社区中获得身心健康和幸福感。

（一）老年认知功能自我管理的原则

1. 充分认识　要深刻认识保持正常认知功能的重要性，接受认知功能康复训练可以帮助老年人保持头脑清醒，提高思维能力和注意力，改善认知能力。这是自身素质和接受相关宣传教育的结果，是进行认知功能自我管理的前提条件。

2. 自愿参与　只有对认知功能自我管理的意义和重要性有足够认识，才能自愿地、主动地参加自我管理的活动。只有自愿参加，才能保持经常，这也是自我管理能够持续进行的基础。

3. 持之以恒　认知功能自我管理需要持之以恒，长期进行才能取得理想的效果。要克服懒散松懈的思想,避免断断续续、一曝十寒的管理方式,要有坚定的意志力作保证,持续进行,形成习惯,定有收获。

4. 自我监测　通过自我监测可以发现认知功能的变化情况,巩固自我管理的成果,完善自我管理的计划,促进自我管理的积极性。

(二)老年认知功能社区管理的原则

1. 健康评估和治疗　社区可以提供健康评估和治疗服务,包括身体和认知功能的评估、康复治疗和药物治疗等。对老年人进行健康评估可了解其身体健康状况,以便对症治疗。常见的健康评估包括体格检查、生命体征测量、常规实验室检查、认知功能评估、营养评估、社会功能评估等。对老年人患有的疾病进行全面管理和治疗,如高血压、糖尿病等慢性病。社区医疗机构可以通过规范管理、定期随访、药品配送等方式帮助老年人控制病情,提高生活质量。对老年人的康复治疗则需要多学科的医护人员参与,进行综合干预,如物理疗法、药物治疗、心理疗法、运动疗法等。

2. 日间护理服务　社区可以提供日间护理服务,为老年人提供护理、保健、检测等服务,以及提供一定的社交活动。这有助于减轻照顾者的负担,并维护老年患者的日常生活。

3. 社交活动和支持小组　社区可以组织社交活动和认知支持小组,为老年认知障碍患者提供与他人互动和交流的机会,可以缓解孤独和焦虑。社交活动包括组织老年人参加各种文娱活动,如唱歌、跳舞、参观博物馆等,促进老年人之间的交流和互动。互助小组包括组织老年人建立互助帮扶小组,提供相互关怀和支持,可以帮助老年人克服生活中的困难和挑战。健康促进小组包括为老年人提供健康促进活动,组织健康讲座、体育活动和健康检查等,提高老年人的健康意识和生活质量。技能培训包括为老年人提供各种技能培训,如计算机、手工艺、烹饪等,丰富老年人的生活,增加自信心和价值感。

4. 心理咨询和支持　社区可以提供心理咨询和支持,协助老年患者处理他们可能因认知功能下降而产生的负面情绪和心理危机,这些焦虑、紧张、抑郁等消极情绪也会在一定程度上加重认知功能的减退。首先,心理咨询可以帮助老年人认识到他们自己的认知问题,提高他们的自我意识和自我接纳。其次,心理咨询可以提供具体的解决方案和实践,如锻炼记忆力、提高学习能力的方法,以及增强注意力等。这些对老年人认知功能有针对性的干预措施能够很好地帮助老年人应对认知问题的挑战,提高他们的生活能力和社交能力。在社区心理辅导过程中,社区工作者或心理专家将会与老人建立良好的联系,关注他们的需求和问题,协助他们缓解焦虑、抑郁等消极情感,同时提供认知训练、心理援助、情感交流等服务。社区心理咨询和认知训练可以为老年人提供全方位、个性化的服务,改善老年人的认知功能和心理健康水平,提高他们的生活质量和幸福感。

5. 教育和培训　社区可以提供教育和培训,包括家庭护理技能、认知锻炼、健康维护和预防措施等,帮助老年认知障碍患者提高自我护理能力,帮助照顾者提高管理能力。社区可以为这类患者提供一些认知训练和锻炼,让他们通过刺激大脑的活动来促进脑部功能的改善和恢复。此外,社区还可以为这些患者提供一些相关领域的培训,例如怎样更好地与照顾者沟通、如何制定合理的药品管理计划等。通过这些教育和培训,认知障碍患者可以更好地识别症状、管理疾病,最终提高生活质量。他们可以更好地理解自己的认知障碍,并且学习如何通过合适的方法来控制和管理症状。这将有助于提高他们的自尊和自信,减少症状对他们的影响,同时也为照顾者提供了更加有效的支持。

(三)自我管理和社区管理相结合模式的优势

1. 以人为本　自我管理和社区管理相结合模式的最大特点是以人为本。突出以人为中心的服务理念,要将健康老年人和认知障碍老年人同等对待,实现保持健康老年人的认知功能,减缓认知障碍老年人认知损害的进展,最终达到提高他们的生活质量和幸福感的目标。

2. 个性化服务　对于不同状态的老年人及相同状态的不同个体,要结合其自身特点量身定制服务计划。对于认知正常老年人,重点在于使其接受积极老龄化的理念;对于认知障碍患者,其症状表现和严重程度因人而异,个性化治疗则显得尤为重要,而自我管理和社区管理的结合能够更好地满足两者的个性化需求,提供更贴心的照顾和治疗,提高健康水平。

3. 协同干预　不论是认知正常老年人的认知训练还是认知障碍患者的认知治疗,多种干预手段的协同作用都可以获得更好的效果,因此自我管理和社区管理的结合能够提供更全面和协同的干预方法和策略,增强干预效果。

4. 多元化管理　老年认知管理要体现多元性,首先是参与者的多元性,如患者家属、照料者、社区医务人员、专科医生、心理医生、护士、志愿者、义工等;其次是康复机构的多元性,如家庭、社区卫生中心、康复机构、医院等;最后是干预方法的多元性,如健康教育、心理干预、运动疗法、认知训练、饮食调整、生活方式改变、物理疗法、药物治疗等。自我管理和社区管理的结合可以使参与者获得更好的服务。

因此,老年认知功能自我管理和社区管理的结合可以提高健康管理水平,提高老年人的认知功能,减缓认知减退的进展,降低家庭和社会负担,增强社区参与度和社会责任感。

• 推荐意见 •

建议制定以家庭为单位的自主体育训练和活动促进计划。（Ⅰ级证据，A级推荐）

建议制定认知康复训练计划，提供日常照护和心理咨询服务。（Ⅰ级证据，A级推荐）

建议进行生活方式的管理。（Ⅰ级证据，A级推荐）

（苏　衡）

三　便捷、科学、易于实施的原则

随着人口老龄化程度的进一步加深，老年认知障碍的患病率将进一步提高，因此预防老年认知障碍已经成为一项刻不容缓的任务。开展老年认知功能社区健康管理是促进健康老龄化、预防老年认知障碍、提高老年认知障碍的康复水平、改善老年人生活质量的重要途径。早期筛查、健康教育、社区护理、心理干预、运动干预、认知功能治疗等干预方法可以在社区进行，因此认为，这些方法必须是便捷的、科学的，并且是经过努力可以落地实施的，进而提出老年认知功能社区健康管理的原则之一是"便捷、科学、易于实施的原则"。

（一）方便快捷

基层社区是老年人生活的主要场所，是开展健康促进等一系列活动的主阵地，也是筛查老年认知障碍的主阵地。因此以社区为基础的老年认知功能社区健康管理本身就体现了方便大众的特点。目前，认知功能筛查工作逐渐在社区开展，社区医生作为居民健康的守护者，在早期老年认知障碍的筛查与发现中起到主力军的作用。社区老年居民足不出户就可以接受家庭签约医生的早期筛查。社区全科医生的优势在于能为患者提供全面、全程的照顾，能充分了解认知障碍患者的需求，充分体现了便民性。在认知功能筛查过程中，量表是一种便利、经济、有效的筛查工具，本书第三篇中"认知测评"部分对各种量表的使用有详细介绍，可参阅。

（二）科学实用

老年认知障碍患者通过量表进行评估后，可以客观反映认知障碍的损害特点和损害程度。但当前我国以神经科和精神科为主的专科诊疗模式的弊端越来越突出，无法满足老年认知障碍患者的治疗需求。而社区全科医生接受专业培训较少，缺乏认知障碍的诊治经验，缺乏专门的量表评估培训。因此要加强全科医生筛查专项培训,提升认知障碍筛查能力。综合医院的医生专业技术更强,医疗设备更先进,所以我们提倡综合医院要全方位地支持社区卫生中心,提升社区筛查老年认知障碍的能力,逐步建立起专科-全科-家庭医生的综合诊疗体系。这种多学科多团队的模式充分体现了老年认知障碍管理中科学性的原则。

（三）易于实施

一项好的老年认知障碍管理方案应该是科学实用、简捷方便的,更重要的是可以被实施的,否则再好的方案也会被束之高阁,无法落地。

1. 要求适当　这是非常重要的。实施方案不能脱离实际,门槛不能太高,要结合当地社区的实际情况,如经济状况、场地情况、配套设施、原有的社区卫生服务能力等,进行综合考量,通过努力可以实施的,就是符合实际的。要充分利用原有的场地、设施和人员配备,避免资源浪费。对于原来基础比较好的社区,可以提高要求,具体可以参照第三篇中的"设置要求"部分。

2. 循序渐进　我国在社区健康管理方面起步较晚,工作基础相对薄弱,加之地区之间差距较大,因此不能搞一刀切,要因地制宜,循序渐进,逐步提高。

3. 顺势而为　以国家政策为依据,如 2020 年 12 月国家卫生健康委员会启动的全国示范性老年友好型社区项目,2023 年 5 月国家发布的《城市居家适老化改造指导手册》,以及当前推进的家庭医生签约服务是深化医药卫生体制改革的重要举措和提升基层医疗服务的重要途径,是实现《"健康中国 2030"规划纲要》目标的重要选择。这些政策为开展老年认知障碍管理工作奠定了坚实的基础,并应以此为原则,顺势而为,开展好老年认知功能健康管理工作。

●━━ **推荐意见** ━━●

在老年认知功能的管理中,坚持科学原则,服务方便快捷,措施简便易行。（Ⅱ级证据,A 类推荐）

（廖峥娈）

四　早期、全面、系统、长期的原则

老年认知障碍多发,且临床干预效果欠佳,尤其是神经变性导致的认知障碍目前仍是无法逆转的疾病,临床工作主要以早期筛查和控制症状进展为主,给患者家庭及社会造成了巨大的疾病负担。同时,近年的研究发现,AD 源性老年认知障碍是连续的疾病谱,其病理改变在痴呆症状出现前 18 年（甚至更早）

便已出现,因此提出在早期 AD(包括 AD 源性轻度认知损害和轻度痴呆)进行诊断和治疗对改善疾病预后、减轻照护负担有重要意义。然而仅仅是早期干预显然是不够的,因为影响老年认知功能的因素很多,老年群体具有特殊的躯体和心理状态,常合并多种慢病,心理上处于"夕阳无限好,只是近黄昏"的状态。因此,要取得良好的防治效果,除要强调早期原则外,还要进行全面评估和干预,进行系统性的干预,同时强调长期干预的原则。结合大量相关研究结果及临床实践,提倡对老年认知障碍采取"早期、全面、系统、长期"的防治原则是科学的,在社区老年认知健康管理中意义重大。

(一)早期原则

早期原则指依据三级预防理念对疾病进行早预防、早筛查、早诊断和早治疗,其核心理念是早防治早获益。这种理念对于任何原因导致的认知障碍的防治都是科学的。老年认知障碍的患病率随着年龄的增长而升高,其中以 AD 最具代表性,虽然大多数 AD 在 65 岁以后发病,但早发型阿尔茨海默病(early-onset Alzheimer's disease,EOAD)多在 65 岁前便已起病。而且,大量研究显示,与老年认知障碍相关的生物标志物,如 Aβ 和 tau 蛋白,在症状出现前的 20 年左右就已经开始产生,也就是说 45 岁左右的个体便已经有可能进入产生病理改变但无症状的疾病阶段,所以有理由认为在此时即可开始对疾病的相关风险因素进行早期预防和管理。

此外,老年认知障碍的早期症状往往不典型,容易与衰老(senescence)带来的认知功能下降现象相混淆,因此常被忽视,但疾病随后带来的认知损害进展速度将超过正常个体老化(aging)的速度,给患者造成严重且不可逆的影响。所以,对疾病进行早筛早诊十分必要,除了既往常规的病史资料采集和认知行为评估外,近年来影像学检查、实验室检查、生物标志物检测、基因检测等辅助检查项目在疾病的早期诊断中也体现出越来越重要的地位,如 CT、MRI、PET、CSF 检查、基因检测等。不过,考虑到社区健康管理工作的可行性及便捷性,早期筛查可优先选择通过病史资料筛查及认知行为评估,对于筛查阳性或可疑的则进行进一步检查。筛查的重点对象是存在 SCD 及可能导致认知功能损害的高风险个体,社区相关工作人员须对其进行跟踪观察,定期评估,对检出的 MCI 患者帮助其获得及时的干预。

若符合认知障碍的标准,便应开始干预。相比于推迟用药的患者,在 AD 诊断后即使用甘露特钠(GV-971)、Aβ 单抗、胆碱酯酶抑制剂等药物的患者能更有效地延缓疾病的进展或改善症状,尤其是疾病修饰治疗(disease modifying therapy,DMT)药物对改善 MCI 和早期 AD 患者的认知功能效果更好,如 GV-971、仑卡奈单抗(lecanemab)、多奈单抗(donanemab)等。而当病情进入到中重度后，目前可选择的药物仅有美金刚和多奈哌齐两种。必须面对的是，现在的治疗虽可缓解症状，减缓病情进展的速度，但仍难以阻止疾病持续发展，然而，是否早期干预对疾病预后影响巨大。所以对于认知障碍的干预应越早越好。对于出现 BPSD 的患者应进行及时、积极、规范的治疗。研究显示，越早对 BPSD 进行管理和干预，患者的治疗效果和生活质量越好。而在尚未达到 MCI 的诊断标准的 SCD 的个体也可进行一定的干预，除了管理相关风险因素外，还可开展非药物干预，如认知训练、认知刺激疗法、光照治疗、运动疗法等，研究显示，这些方法均可取得较好的干预效果。因此，不论是预防还是治疗均是越早干预获益越大。

（二）全面原则

老年认知障碍的发生发展是基因与环境相互影响的结果，涉及生理、心理、社会、环境等多个层面，因此，应用全面的视角来看待该疾病。《中国老年期痴呆防治指南（2021）》提出了高血压、高脂血症、2 型糖尿病、肥胖及体质指数、吸烟、脑动脉硬化、饮酒、饮食、高水平同型半胱氨酸、脑血管病、教育水平、头部外伤史、体力和脑力劳动、社交活动、情感障碍共计 15 个可控风险因素。柳叶刀委员会在 2024 年报告中提出了老年认知障碍 14 个可控风险因素：包括低教育程度、高血压、糖尿病、听力障碍、吸烟、肥胖、抑郁、缺乏运动、缺少社会接触、过度饮酒、创伤性脑损伤、空气污染、高水平的低密度脂蛋白胆固醇、未经治疗的视力受损。这些风险因素包含生理因素、心理行为因素、社会环境因素等，对疾病的发生发展产生显著影响。因此，应对相关风险因素进行早期、全面预防和管理，尤其是在社区层面进行健康宣教，以及对高风险个体进行追踪和提供预防性干预。例如，提升中青年居民的教育和认知储备，提升中老年居民的身心健康意识，形成健康生活习惯，建议听力受损者佩戴助听装置，促进社区居民间的接触和邻里和谐，提高社区环境质量等。

除了对风险因素的全面管理外，在疾病的治疗中也应体现多学科协作、综合管理的特点。例如，针对老年认知障碍的治疗不仅需要考虑治疗认知障碍，还需要考虑对患者其他疾病的治疗，对可能伴发疾病的防治，对患者报告结局（patient-reported outcomes，PRO）——指直接由患者提供的关于自身健康状况、功能状态及治疗感受的主观信息——的重视等。同时，相比于单纯药物治疗，结合非药物治疗能有效提高治疗效果，包括物理治疗、认知干预、运动干预及其他辅助治疗等。研究显示，对认知障碍患者的楔前叶或双侧角回进行重复经颅磁刺激治疗（repeat transcranial magnetic stimulation，rTMS）可减缓认知功能衰退及改善 BPSD，认知训练可帮助患者提升认知水平。此外，除了对患者认知障碍的干预外，对患者进行心理层面、社会层面的干预也同样重要，包括改善情

绪 - 行为问题、促进家庭关系、协调人际矛盾等，这些干预手段均得到国内外相关研究及指南的支持。以上针对疾病的全面管理需要多学科、多层级的组织机构协调协助，共同参与。在条件允许的情况下，社区医院除了对患者进行药物治疗外，建议同时进行非药物干预。

因此，全面原则既包括对健康老年人、高风险老年人群的宣教，也包括对 SCD、MCI、AD 等不同认知状态者的干预；既注重对可控风险因素的干预，也重视对不可控风险因素的干预；既注重对认知障碍的治疗，也注重患者其他疾病的治疗；既重视药物干预，也强调非药物干预；既考虑患者自身特点，也考虑患者的家庭、经济状况及所处环境等因素。只有这样才能体现全面性原则。

（三）系统原则

老年认知功能受损涉及多因素、多系统、多领域，这就要求我们采取系统的防治观，做到全面检查，制定方案，定期评估，随访监测。检查是为了制定防治方案，做到科学、可行；方案是具有各自特点的、符合个人条件的具体措施和步骤；评估是为了发现问题，掌握动态，总结经验，对方案及时调整；坚持随访监测，保证防治的有效性。系统性防治原则的核心是科学性、规范性、有效性和可操作性。需要强调的是，对老年人进行全面的系统评估是首要的工作。除了评估其认知功能外，还要评估其躯体功能状况，面临风险因素情况及社会支持系统状况，仅仅依靠简易精神状态检查（MMSE）作为疾病的初筛项目是不够的，还需要结合其他相关信息予以鉴别。对老年认知功能的评估包含病史资料调查〔系统回顾老年人或患者的家族史、躯体疾病史和精神病史，记录可能导致认知能力下降的因素，如阻塞性睡眠呼吸暂停、心血管疾病、头部外伤史、酒精使用史，以及抑郁症治疗史和药物使用情况（如镇痛药、抗胆碱能药、镇静催眠药等各种精神药物使用情况）〕、体格检查、神经心理评估、社会功能评估、影像学检查、实验室检查、基因筛查及风险因素评估等。应将需要明确诊断的可疑患者连同详细的病史资料向专科医生进行转介以开展进一步评估。

但正如《2022 年世界阿尔茨海默病报告》指出，诊断只是第一步，诊断后的综合治疗、护理和支持才是有效的"诊断后模式"的重要支柱。因此应对疾病采取"社会 - 医院 - 社区 - 家庭"的系统管理观：在社会层面落实相关政策和服务，同时优化医院、社区和家庭间的联络与协助，其中要发挥社区的桥梁作用。社区层面除了连接医疗系统进行疾病的筛查和管理外，也可针对照料者开展疾病相关知识、技能和心理能力提升的培训，提高照料者的"判断""共情""调节"和"反思"能力。研究显示具有该类品质的照料者能更有效地照料患者，协助患者遵医嘱服药、定期复诊、随访评估,以便医生根据患者的病情变化及时调整治疗方案,最终落实对疾病进行系统管理的要求。除此之外,疾病的系统管理还包括非医疗相关的领域,如保险管理、财务咨询、养老规划、临终事项,等等。这些措施的落实也需要政府管理者、医护人员、护工、心理工作者、社会工作者、社区工作人员、患者家属等共同参与、相互协作。疾病的系统防治观充分体现了以人为本的精神,将患者视作系统中的完整的人和积极参与者,而非失能、孤立的个人。

(四)长期原则

老年认知障碍是一个渐进的病程,尤其是 AD,对该疾病的管理可从生命的早期延至生命的终末,故对该疾病应采取长期的防治原则。包括早期对风险因素的预防和控制:如提高 45 岁以下个体的受教育程度;针对 45～65 岁阶段的个体管理高血压、脑损伤、听力受损、肥胖、酒精摄入等风险因素;对 65 岁及以上个体应控制血糖、吸烟,减少社交隔离、避免环境污染,预防抑郁,增加运动,提倡地中海饮食等。在疾病的临床前阶段即可开展对相关人员的教育、筛查和管理,可通过建立社区居民健康档案的方式,实现定期随访评估、长期追踪管理的要求。长期防治原则的核心是坚持不懈,而短期的、“三天打鱼,两天晒网”式的防治效果不佳。

预防是长期的,治疗同样是长期的。在诊断后需要对疾病进行长期的治疗和管理。目前老年认知障碍的治疗主要以药物治疗为主,研究显示长期规范用药能获得更好的治疗效果,而停止药物治疗的患者认知水平和社会功能相比持续治疗者都有明显下降。不过,当患者病情进展到完全依赖他人的终末期时,药物治疗的获益将微乎其微,此时即是较为公认的停止药物治疗的时间。而非药物干预的持续时间则可更长,尤其是患者照料及症状管理方面,要贯穿治疗的始终。在这一环节需要强调对患者的治疗和管理决策进行预先计划,因为个别患者做出抽象决定的能力可能会在疾病早期即明显受损,这就要求患者在其决策能力尚存时对接下来的治疗和管理方案进行预先规划,体现了对疾病长期管理的理念。

随着诊疗和照护水平的提高,老年认知障碍患者的寿命越来越长,一般为诊断后 10 年甚至更长时间。患者预期寿命的增加决定了防治工作将是长期的,因此应特别重视长期管理。目前,认知障碍患者在疾病的中重度阶段死亡的风险最大,而重度伴严重失能的患者平均预期寿命往往不到 2 年。这意味着随着疾病的进展,需要在疾病管理的计划中考虑姑息治疗和临终关怀。研究指出,在疾病的终末期采取姑息治疗能有效提高晚期患者的生活和死亡质量,同时减轻照料者负担,在此时应优先考虑患者的需要而非疾病的预后。在我国,大多数患者会以居家或机构姑息治疗的方式作为结束,因此需要社区相关工作者积极参与,包括通过各类便民服务、爱心家访等支持性工作改善患者的生活质量。

━━● 推荐意见 ●━━

对高风险人群和认知障碍患者进行早期、全面、系统、长期的干预,突出强调早预防、早筛查、早诊断、早治疗、早获益,推荐疾病修饰治疗和全程长期管理的理念。(Ⅰ级证据,A级推荐)

(于恩彦)

五 多部门协作共同推进的原则

(一)多部门协作共同推进的意义

多部门协作促进老年认知功能社区健康管理的实施,可帮助老年人建立更加全面、完备的健康档案,提供优质、全方位的健康服务,有效预防、延缓认知功能衰退,提高老年人的生活质量和幸福感。相比传统的单部门推进老年认知功能社区健康管理,部门协作共同推进具有重要的意义。

1. 提高服务效果 老年认知功能健康管理本质上是一项综合性、全周期的服务,涉及医疗、社会服务、教育、科技等多个领域,需要多个部门之间进行密切协作。多部门协作可以通过共享信息和资源,优化流程和资源分配,提高服务质量与效果,为老年人提供更加全面、精细的认知功能健康管理服务。

2. 优化资源分配 不同部门可以互相补充和协作,形成需求对接的标准化流程,可更好地解决老年人在健康管理和生活服务方面的问题。在资源配置上更加优化,避免资源浪费和交叉冗余,有助于优化整个老年认知功能健康管理的资源分配效率,最大化地利用各部门的资源和经验,共同设计并实施更加客观、科学、有效的服务计划,为老年人提供更具针对性、更加个性化的服务。多部门协作还可促进信息共享和责任共担,使多部门联动更加有效率,响应和处理问题及突发情况更迅速,做到问题上报、处理和跟踪等多环节的快速闭合,最大限度减少老年人面临的健康安全风险和困境。

3. 促进互相学习和创新 多部门协作推进老年认知功能健康管理不仅能充分发挥各部门的优势和特长,亦可促进相互学习、创新和协同工作,提高各部门的绩效和成果。通过博采众长凝练创新,有助于推动老年认知功能健康管理的普及与发展,共同努力推进实现老年人可持续享受健康服务的目标。

（二）老年认知功能社区健康管理相关的部门

1. 社区卫生服务中心　社区卫生服务中心为老年人提供相关的健康教育和预防性诊疗服务。社区卫生服务中心可进行老年人的体检和基本健康状况评估，并对保健、饮食调理、运动、药物管理等方面提出基础性的指导和建议。社区卫生服务中心还可以开展有针对性的普及健康教育活动，进一步提高老年人的健康素养和综合健康水平。

2. 养老服务机构　养老服务机构是老年认知功能健康管理重要的组成部分，其作用是为老年人提供长期健康管理和安全生活的支持和帮助，包括日间照料、助行服务、家政服务、紧急救援等服务。另外，养老服务机构可以为老年人提供日常交流和社交支持，在提高老年人认知功能和预防认知功能衰退方面发挥重要作用。

3. 医院　医院可以为老年人提供专业的诊疗、护理和康复服务，实现对认知障碍的早期诊断和治疗。医院可通过其社会影响力和公信力进行宣传和教育，提高老年人和公众对认知功能健康的知晓和重视程度。此外，医院还可作为认知功能健康管理服务的推广者和落地者，制定并推广新的健康服务模式，推动认知功能健康管理产业的发展。医院也可通过培养专业的医疗人才，为认知功能健康管理事业的未来发展提供更多的人才支持。

4. 科研机构　大学、研究所等科研机构可以通过开展相关研究，更深入地探索老年认知障碍相关疾病的病因、预防、治疗等方面，为制定更有针对性的健康管理措施和服务模式提供循证证据。科研机构亦可通过研发新的技术、工具，如智能老年健康监测设备、认知功能训练软件等，实现老年健康管理的信息化和智能化，提升老年人认知功能的保持和改善水平。另外，科研机构可以通过培养更多的老年认知功能健康管理相关科研人才，推进新的人才培养模式，提升整个行业的服务水平和质量。

5. 心理健康服务机构　心理健康服务机构可以为老年人提供详细、客观的认知功能评估服务，帮助其了解认知功能的健康状况，并通过提供专业的心理咨询和非药物治疗服务，协助减轻由于认知障碍引起老年人的痛苦，提高其生活质量。心理健康服务机构还可联合社区、医院加强公众教育和宣传，提高老年人及其家属对认知功能健康的认识和重视，防范认知功能方面的问题。

6. 企业　企业可以发挥自身技术优势与产品特色，提供与老年认知功能相关的健康产品和服务，如为老年人提供健康饮食、体育锻炼和康复训练方案等，同时也可通过媒体、公益广告等多种形式开展健康宣传教育活动，增强老年人对健康的认知，促进其健康的意识。企业也可通过投资、融资等多种方式，为老年认知功能社区健康管理相关项目提供资金支持，也可以通过技术和数据为社区健康管理提供支持，如通过数据分析和人工智能技术等为老年人提供个性化的健康管理和咨询服务，帮助社区等机构更好地实现老年人认知功能健康管理。

（三）多部门协作共同推进的关键问题

老年认知功能社区健康管理中，多部门协作共同推进可能面临着信息共享和沟通、部门协作和协调、资源优化等关键问题。只有不断完善协作流程和机制，优化协作方式和资源配置，才能实现老年认知功能社区健康管理的良性循环和可持续性发展，最大化老年人身心健康管理和治疗的效果及质量。

1. 信息共享和沟通　老年认知功能社区健康管理中，各个机构之间拥有大量的老年人数据和信息，而目前尚缺乏可以允许多个机构共享与交流数据的平台，这对多部门协作推进的效果有很大影响，也为数据的私密性和安全性带来巨大的潜在风险。因此，建立健全的信息共享机制和交流渠道至关重要。首先，通过应用新技术建立数据共享平台，实现数据共享和整合是刻不容缓的；其次，定期举行多部门之间的沟通会议，了解各部门的工作安排，共同协调有关方面的工作，可以不断完善应急预案和工作协调机制；最后，要对相关人员进行信息安全知识和技能的培训，提高数据安全意识和保密能力，防止信息泄露。

2. 部门协作与衔接　老年认知功能社区健康管理中，多个部门为推进协作履行职责，但各自工作方案和任务难免存在部分重叠，从而降低协作与衔接的效率，造成资源浪费。因此在协助推进中，可成立由主管领导任职的老年认知功能社区健康管理联合工作协调小组，整合各方资源，减少重复建设和重复投资，制定科学合理的协作计划和统筹机制，协调各部门之间工作的协同性。同时，不断优化并增强各部门的交流与协作能力，平衡各部门的责任、权力和利益，避免局部利益影响协同协作的整体效益。

3. 资源优化　老年认知功能社区健康管理的多部门协作推进需要大量的人力、物力和财力支持，资源不足将限制协作推进的速度和效果。政府有关部门应该加大资金支持，出台相关的政策和法规，鼓励和引导社会组织和企业参加老年认知功能社区健康管理的协作推进；各部门之间应该加强协助和协作，使得机构间的资源整合更加充分，实现资源的优化配置；同时，还应建立协作推进与资源投入的绩效考核和激励机制，鼓励并回馈协作协同协助的各个成员和组织，促进资源的共享和优化配置。

总之，老年认知功能社区健康管理是未来老年照护和健康管理的重要领域，多部门协作共同推进的原则是实现老年认知功能健康管理服务标准化和个性化的基础和保障。随着社会人口老龄化的不断加剧，建立多部门协作和协同发展的照护体系，并不断推进老年认知功能社区健康管理的研究和实践，将进一步提升老年人的认知功能健康水平。未来，还需要在多部门协作共同推进原则指导下，进一步深入研究老年认知功能健康管理的服务模式、技术创新和智能化，推进老年人健康教育和普及性管理，以便更好地为老年人群提供高质量、普及化、人性化的认知功能健康管理服务，促进健康老龄化。

• 推荐意见 •

需要多部门协作共同推进老年认知功能社区健康管理的实施，为老年认知功能健康管理服务提供标准化和个性化的基础和保障。（Ⅰ级证据，A级推荐）

多部门协作共同推进老年认知功能社区健康管理的过程中，亟待解决信息共享和沟通、部门协作和协调、资源优化等关键问题。不断完善协作流程和机制，优化协作方式和资源配置才能提供高质量、普及化、人性化的老年认知功能社区健康管理服务，促进健康老龄化。（Ⅰ级证据，A级推荐）

（宁玉萍）

参考文献

[1] 全国卫生与健康大会 19 日至 20 日在京召开 _ 滚动新闻 _ 中国政府网［EB/OL］.（2016-08-20）［2023-04-20］. https://www.gov.cn/xinwen/2016-08/20/content_5101024.htm.

[2] 健康中国行动（2019—2030 年）_ 部门政务 _ 中国政府网［EB/OL］.（2019-07-15）［2023-04-15］. https://www.gov.cn/xinwen/2019/07/15/content_5409694.htm.

[3] 国家卫生健康委，全国老龄办，国家中医药局. 关于全面加强老年健康服务工作的通知：国卫老龄发〔2021〕45 号［A/OL］.（2021-12-31）［2023-04-16］. https://www.gov.cn/zhengce/zhengceku/2022-01/18/content_5669095.htm.

[4] JIA J，WEI C，CHEN S，et al. The cost of Alzheimer's disease in China and re-estimation of costs worldwide［J］. Alzheimers Dement，2018，14（4）：483-491.

[5] SILINA V，KALDA R. Challenges for clinical practice and research in family medicine in reducing the risk of chronic diseases: notes on the EGPRN spring conference 2017 in Riga［J］. Eur J Gen Pract, 2018, 24（1）: 112-117.

[6] SMITH S M，WALLACE E，O'DOWD T，et al. Interventions for improving outcomes in patients with multimorbidity in primary care and community settings［J］. Cochrane Database Syst Rev, 2021, 1（1）: CD006560.

[7] 江刚，王晓松，王珩，等. 大健康视角下社区健康管理问题与思考［J］. 南京医科大学学报（社会科学版），2022，22（1）：31-35.

[8] LIU Q，LI B，MOHIUDDIN M. Prediction and decomposition of efficiency differences in Chinese provincial community health services［J］. Int J Environ Res Public Health，2018，15

（10）：2265.

[9] MOLD J W, DUFFY F D. How patient-centered medical homes can bring meaning to health care: a call for person-centered care[J]. Ann Fam Med, 2022, 20（4）：353-356.

[10] FERRETTI C, NITRINI R, BRUCKI S M D. Virtual support in dementia: a possible viable strategy for caregivers[J]. Front Neurol, 2021, 12: 662253.

[11] LUSSIER M, LAVOIE M, GIROUX S, et al. Early detection of mild cognitive impairment with in-home monitoring sensor technologies using functional measures: a systematic review [J]. IEEE J Biomed Health Inform, 2019, 23（2）：838-847.

[12] 方正超, 胡池, 张培, 等. 互联网＋新技术在慢性病社区健康管理的应用实践与思考[J]. 公共卫生与预防医学, 2023, 34（1）：59-61.

[13] WANG Y, CHEN T, WANG C, et al. A New smart 2-min mobile alerting method for mild cognitive impairment due to Alzheimer's disease in the community[J]. Brain Sci, 2023, 13 （2）：244.

[14] GABER J, OLIVER D, VALAITIS R, et al. Experiences of integrating community volunteers as extensions of the primary care team to help support older adults at home: a qualitative study[J]. BMC Fam Pract, 2020, 21（1）：92.

[15] DOLOVICH L, OLIVER D, LAMARCHE L, et al. Combining volunteers and primary care teamwork to support health goals and needs of older adults: a pragmatic randomized controlled trial[J]. CMAJ, 2019, 191（18）：E491-E500.

[16] MCCOLLUM L, KARLAWISH J. Cognitive impairment evaluation and management[J]. Med Clin North Am, 2020, 104（5）：807-825.

[17] LAM L C, LEE J S, CHUNG J C, et al. A randomized controlled trial to examine the effectiveness of case management model for community dwelling older persons with mild dementia in Hong Kong[J]. Int J Geriatr Psychiatry, 2010, 25（4）：395-402.

[18] KIM M, SHIN E, KIM S, et al. The effectiveness of multicomponent intervention on daily functioning among the community-dwelling elderly: a systematic review[J]. Int J Environ Res Public Health, 2022, 19（12）：7483.

[19] YANG H L, CHU H, KAO C C, et al. Development and effectiveness of virtual interactive working memory training for older people with mild cognitive impairment: a single-blind randomised controlled trial[J]. Age Ageing, 2019, 48（4）：519-525.

[20] PATEL D, STEINBERG J, PATEL P. Insomnia in the elderly: a review[J]. J Clin Sleep Med, 2018, 14（6）：1017-1024.

[21] FU C, LI Z, MAO Z. Association between social activities and cognitive function among the elderly in China: a cross-sectional study[J]. Int J Environ Res Public Health, 2018, 15（2）：231.

[22] SENDEROVICH H，BAYEVA N，MONTAGNESE B，et al. Managing fall prevention through exercise in older adults afflicted by cognitive and strength impairment［J］. Dement Geriatr Cogn Disord，2021，50（6）：507-518.

[23] HUANG X，ZHANG S，LI B，et al. The feasibility and efficacy of the home-based exercise programs in patients with cognitive impairment：a pilot study［J］. Geriatr Nurs，2022，45：108-117.

[24] YEH T T，CHANG K C，WU C Y. The active ingredient of cognitive restoration：a multicenter randomized controlled trial of sequential combination of aerobic exercise and computer-based cognitive training in stroke survivors with cognitive decline［J］. Arch Phys Med Rehabil，2019，100（5）：821-827.

[25] WANG J，XIE J，LI M，et al. Finger exercise alleviates mild cognitive impairment of older persons：a community-based randomized trial［J］. Geriatr Nurs，2022，47：42-46.

[26] LIN Y F，LIU M F，HO M H，et al. A Pilot study of interactive-video games in people with mild cognitive impairment［J］. Int J Environ Res Public Health，2022，19（6）：3536.

[27] KHOO I，CLOSE J C T，LORD S R，et al. Relationship between depressive symptoms and cognitive，psychological，and physical performance in community-dwelling older people with cognitive impairment［J］. Dement Geriatr Cogn Disord，2021，50（5）：482-490.

[28] ULLRICH P，WERNER C，BONGARTZ M，et al. Increasing life-space mobility in community-dwelling older persons with cognitive impairment following rehabilitation：a randomized controlled trial［J］. J Gerontol A Biol Sci Med Sci，2021，76（11）：1988-1996.

[29] POWELL C，TOMLINSON J，QUINN C，et al. Interventions for self-management of medicines for community-dwelling people with dementia and mild cognitive impairment and their family carers：a systematic review［J］. Age Ageing，2022，51（5）：afac089.

[30] PETERS R，PETERS J，WARNER J，et al. Alcohol，dementia and cognitive decline in the elderly：a systematic review［J］. Age Ageing，2008，37（5）：505-512.

[31] 孙彬彬，张媛媛，贾建军. 老年认知障碍可控危险因素的研究进展［J］. 中华老年多器官疾病杂志，2022，21（12）：888-891.

[32] 张蕴伟，牛玉宏. 中国老年人认知障碍患病率的系统评价［J］. 老年医学与保健，2021，27（2）：375-380.

[33] 于恩彦. 中国老年期痴呆防治指南（2021版）［M］. 北京：人民卫生出版社，2021.

[34] CHEN J C，ESPELAND M A，BRUNNER R L，et al. Sleep duration，cognitive decline，and dementia risk in older women［J］. Alzheimers Dement，2016，12（1）：21-33.

[35] ZHANG H，GREENWOOD D C，RISCH H A，et al. Meat consumption and risk of incident dementia：cohort study of 493，888 UK biobank participants［J］. Am J Clin Nutr，2021，114（1）：175-184.

[36] VALLS-PEDRET C, SALA-VILA A, SERRA-MIR M, et al. Mediterranean diet and age-related cognitive decline: a randomized clinical trial[J]. JAMA Intern Med, 2015, 175(7): 1094-1103.

[37] 周香莲, 周媛媛, 王丽娜, 等. 老年性轻度认知障碍患者运动干预策略的研究进展[J]. 中国全科医学, 2018, 21(12): 1408-1412.

[38] TSAI C L, PAI M C, UKROPEC J, et al. Distinctive effects of aerobic and resistance exercise modes on neurocognitive and biochemical changes in individuals with mild cognitive impairment[J]. Curr Alzheimer Res, 2019, 16(4): 316-332.

[39] MARTÍNEZ-VELILLA N, CASAS-HERRERO A, ZAMBOM-FERRARESI F, et al. Effect of exercise intervention on functional decline in very elderly patients during acute hospitalization: a randomized clinical trial[J]. JAMA Intern Med, 2019, 179(1): 28-36.

[40] 张琪, 宋慧敏, 曹睿, 等. 太极拳对轻度认知障碍老年人认知功能干预效果的 Meta 分析[J]. 中国护理管理, 2020, 20(6): 865-871.

[41] BADEMLI K, LOK N, CANBAZ M, et al. Effects of physical activity program on cognitive function and sleep quality in elderly with mild cognitive impairment: a randomized controlled trial[J]. Perspect Psychiatr Care, 2019, 55(3): 401-408.

[42] MA Y, LIANG L, ZHENG F, et al. Association between sleep duration and cognitive decline[J]. JAMA Netw Open, 2020, 3(9): e2013573.

[43] BARTHÉLEMY N R, LIU H, LU W, et al. Sleep deprivation affects tau phosphorylation in human cerebrospinal fluid[J]. Ann Neurol, 2020, 87(5): 700-709.

[44] LO J C, GROEGER J A, CHENG G H, et al. Self-reported sleep duration and cognitive performance in older adults: a systematic review and meta-analysis[J]. Sleep Med, 2016, 17: 87-98.

[45] SAKURAI K, SHEN C, EZAKI Y, et al. Effects of matcha green tea powder on cognitive functions of community-dwelling elderly individuals[J]. Nutrients, 2020, 12(12): 3639.

[46] 中国老年医学学会精神医学与心理健康分会. 早期阿尔茨海默病诊疗路径的精神科实践指导[J]. 中华精神科杂志, 2024, 57(07): 407-413.

[47] 于恩彦, 朱俊鹏, 谭云飞, 等. 阿尔茨海默病的早期全面系统长期防治新观念[J]. 中华老年医学杂志, 2018, 37(11): 1299-1304.

[48] WEGMANN S, BIERNAT J, MANDELKOW E. A current view on tau protein phosphorylation in Alzheimer's disease[J]. Curr Opin Neurobiol, 2021, 69: 131-138.

[49] CALSOLARO V, FEMMINELLA G D, ROGANI S, et al. Behavioral and psychological symptoms in dementia(BPSD) and the use of antipsychotics[J]. Pharmaceuticals(Basel), 2021, 14(3): 246.

[50] LUO G, ZHANG J, SONG Z, et al. Effectiveness of non-pharmacological therapies on

cognitive function in patients with dementia: a network meta-analysis of randomized controlled trials[J]. Front Aging Neurosci, 2023, 15: 1131744.

[51] DEVRANIS P, VASSILOPOULOU E, TSIRONIS V, et al. Mediterranean diet, ketogenic diet or MIND diet for aging populations with cognitive decline: a systematic review[J]. Life (Basel), 2023, 13(1): 173.

[52] LIVINGSTON G, HUNTLEY J, SOMMERLAD A, et al. Dementia prevention, intervention, and care: 2020 report of the lancet commission[J]. Lancet, 2020, 396(10248): 413-446.

[53] KOCH G, CASULA E P, BONNÌ S, et al. Precuneus magnetic stimulation for Alzheimer's disease: a randomized, sham-controlled trial[J]. Brain, 2022, 145(11): 3776-3786.

[54] LAM K, CHAN W S Y, LUK J K H, et al. Assessment and diagnosis of dementia: a review for primary healthcare professionals[J]. Hong Kong Med J, 2019, 25(6): 473-482.

[55] REN R, QI J, LIN S, et al. The China Alzheimer Report 2022[J]. Gen Psychiatr, 2022, 35 (1): e100751.

[56] Alzheimer's Disease International. World Alzheimer Report 2022: Life after diagnosis: Navigating treatment, care and support[R/OL]. (2022-09-21)[2023-04-28]. https://www.alzint.org/resource/world-alzheimer-report-2022/.

[57] JUNG S, SONG J A, KIM J, et al. Family caregiver competence in managing behavioral and psychological symptoms of dementia: a concept synthesis[J]. Jpn J Nurs Sci, 2022, 19(2): e12462.

[58] FREDERIKSEN K S, COOPER C, FRISONI G B, et al. A European Academy of Neurology guideline on medical management issues in dementia[J]. Eur J Neurol, 2020, 27(10): 1805-1820.

[59] HARRISON K L, RITCHIE C S, HUNT L J, et al. Life expectancy for community-dwelling persons with dementia and severe disability[J]. J Am Geriatr Soc, 2022, 70(6): 1807-1815.

[60] LIVINGSTON G, HUNTLEY J, LIU K Y, et al. Dementia prevention, intervention, and care: 2024 report of the Lancet Standing Commission[J]. Lancet, 2024, 404(10452): 572-628.

[61] 国家卫生健康委, 教育部, 科技部, 等. 关于印发"十四五"健康老龄化规划的通知: 国卫老龄发〔2022〕4号[A/OL]. (2022-02-07)[2025-03-22]. https://www.gov.cn/zhengce/zhengceku/2022-03/01/content_5676342.htm.

[62] 国家卫生健康委办公厅. 国家卫生健康委办公厅关于开展老年痴呆防治促进行动(2023-2025年)的通知: 国卫办老龄函〔2023〕190号[A/OL]. (2023-05-26)[2025-03-22]. http://www.nhc.gov.cn/lljks/tggg/202306/08c886def458469c8ff84e6dd6f2f7e0.shtml.

[63] 李文杰, 吕继辉. 痴呆患者的多学科管理[J]. 中国临床保健杂志, 2020, 23(2): 4.

[64] 陈可冀, 唐希灿, 何新贵, 等. 中国应对阿尔茨海默病战略行动计划建议书[J]. 阿尔茨海默病及相关病杂志, 2021, 4(2): 91-97.

[65] ZUCCHELLA C, SINFORIANI E, TAMBURIN S, et al. The multidisciplinary approach to Alzheimer's disease and dementia. A narrative review of non-pharmacological treatment[J]. Front Neurol, 2018, 9: 1058.

[66] ÖSTERHOLM J, NEDLUND A C, LARSSON RANADAÅ. Collaboration and coordination of health and care services for older people with dementia by multidisciplinary health and care providers: a scoping review protocol[J]. BMJ Open, 2022, 12(12): e066578.

[67] GRAND J H, CASPAR S, MACDONALD S W. Clinical features and multidisciplinary approaches to dementia care[J]. J Multidiscip Healthc, 2011, 4: 125-147.

[68] WOLFS C A, DIRKSEN C D, SEVERENS J L, et al. The added value of a multidisciplinary approach in diagnosing dementia: a review[J]. Int J Geriatr Psychiatry, 2006, 21(3): 223-232.

[69] ANDRIEU S, COLEY N, GARDETTE V, et al. Representations and practices of prevention in elderly populations: investigating acceptance to participate in and adhesion to an intervention study for the prevention of Alzheimer's disease(ACCEPT study): the need for a multidisciplinary approach[J]. J Nutr Health Aging, 2012, 16(4): 352-354.

第三篇

老年认知功能社区健康管理的实施

这部分是本指南的核心内容，介绍了老年认知功能社区健康管理的具体实施方案，包括实施流程、场地设施与社区环境设置要求、人员(社区医生、照料者、护理人员、社工、志愿者、社区工作者等)的基本要求、体检与筛查、神经心理评估、健康教育、咨询、管理与培训。

在神经心理评估方面，介绍了各种常用的评估工具并附录了操作手册与评分标准，也介绍了评估的注意事项。这些内容都是长期从事该领域工作的权威专家的宝贵经验结晶。利用上述体检、筛查和神经心理评估资料建立认知障碍的健康档案，就像高血压、糖尿病的健康档案一样，不仅有利于早期诊断与干预，也有利于更好地管理共病与合并用药。

在认知功能正常者的管理方面，首先是健康教育，定期的健康教育能让老年人接受相关知识，优化生活方式，减少风险因素。其次是健康咨询，能为认知正常的老年人、认知障碍者、照料者或家属提供咨询服务。健康促进部分介绍了促进认知功能的各种活动及其有效依据。自我管理部分鼓励老年人进行日常生活的自我管理，积极参加社交活动和感兴趣的活动，充分利用人工智能(AI)及信息技术设备等工具，提高自我管理水平。

针对老年认知障碍患者的健康管理，包括生活能力评估、认知障碍严重度的判断、痴呆的精神行为症状(BPSD)的判定、老年认知障碍常见共病的处理、药物与非药物治疗、衣食住行等生活管理、安全管理、护理管理、会诊与转诊、随访与监测，以及经费管理等。

一 实施流程

老年痴呆防治促进行动是健康中国建设的重要内容,《健康中国行动(2019—2030年)》指出,预防和减缓老年痴呆发生,开展老年人认知功能筛查、转诊和干预服务,提高老年痴呆就诊率,实现早筛查、早发现、早干预,减少或延缓老年痴呆发生意义重大。老年认知功能社区健康管理是实现这一目标的基础,为落实好这项任务,须制定切实可行的程序化、制度化、规范化工作实施流程。该流程包括:科普宣教、早期筛查、早期干预、康复训练、随访管理等环节。流程见图3-1。

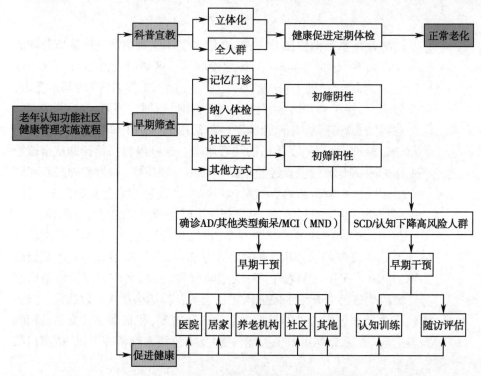

图3-1 老年认知功能社区健康管理实施流程

AD,阿尔茨海默病;MCI,轻度认知障碍;MND,轻度神经认知障碍(在DSM-5中等同于MCI);SCD,主观认知功能下降。

(一)科普宣教

认知功能减退的早期,最常见的症状为记忆减退,然而这样的症状却往往被老年人和其家属认为是"年纪大了就是这样的""老了就是会记不住"等,没有认识到可能是患病了需要就诊治疗,任由记忆减退等症状持续进展,从而错过最佳的干预时期。因此,开展老年认知功能的社区管理,要营造全社会关心关爱老年人的氛围,通过线上线下的方式,打造立体化、全人群的科普宣教模式,帮助老年人和家属了解认知功能损害最早、最常见的表现。

立体化宣传是指运用多种宣传方式占据人们的生活空间,增加宣传气氛,从而提升宣传效果的一种方法。其特点是宣传渠道的多元性,包括从文字、图片到音频、视频,从广播、电视到手机、互联网,从专家讲座到群众讨论会,从平时常态的科普宣传到"世界阿尔茨海默病日""重阳节"等纪念日的集中宣传,从单纯的宣传到义诊、筛查等一切可利用的宣传途径;另外一个特点是时间和空间上产生持续影响,如通过日常的读报、听广播、看电视占领人们的时间,利用宣传橱窗、黑板报、宣传画、宣传标语等占据街头巷尾的空间。此外,也可以在合适的场地和时间运用气球、宣传单及其他空飘物在空中进行宣传;还可以举行各种宣传造势和文艺活动等,以期达到最佳的宣传效果。

全人群参与科普宣传,能使各群体及各年龄段的人均接受相关知识,而不仅仅是中老年群体。如可以通过绘本和讲故事的方式,给中小学生进行科普,让他们在获得知识的同时关注家中老年人的认知健康状况,帮助老人学会认知健康自我管理。通过立体化、全人群的健康教育,既能提高公众对疾病的知晓率,改善老年人的生活方式、降低风险因素,促进老年人自觉接受定期的认知功能筛查,促进老年人的心身健康,又能早期发现老年人的认知功能问题,以便及时进行干预,延缓痴呆的发生。第三篇的第五部分有健康教育的详细介绍。

通过表 3-1 的老年认知障碍知晓率测试题,可以了解大众对老年认知障碍的知晓状况。

表 3-1　老年认知障碍知晓率测试题

序号	内容	正确	可能正确	错误	可能错误	不知道
1	认知障碍是正常衰老过程的一部分					
2	高学历或高文化程度的人更容易罹患老年认知障碍					
3	最常见的老年认知障碍是阿尔茨海默病					
4	老年认知障碍患者一般都有大脑的病变					
5	相比过去发生的事情,大多数老年认知障碍患者更容易记得最近发生的事情					
6	抑郁症症状有时会被误认为是老年认知障碍症状					

续表

序号	内容	正确	可能正确	错误	可能错误	不知道
7	老年认知障碍患者可出现一种症状，即认为有人偷他东西					
8	有规律的锻炼对于预防老年认知障碍是有益的					
9	中晚期老年认知障碍患者的活动通常受到影响					
10	老年认知障碍目前是无法被治愈的					

（二）早期发现

早期发现是早诊断、早干预的前提，要在医院、社区、养老机构等提供便捷的认知功能筛查方法，常规对老年人（建议包括男性 55 岁、女性 50 岁的老年前期人群）进行认知功能测试。三级医院应开设记忆门诊，对就诊的老年人进行认知功能的评估。鼓励有条件的二级医院及社区卫生服务中心开设记忆门诊，为社区老年人提供认知障碍的早期筛查和社区随访服务。结合老年人的健康体检，将认知功能评估列入常规项目，作为家庭医生签约服务内容。对于不愿进行体检或不便出门的老年人，须入户居家进行评估。同时，推广线上自助的认知测试，尤其需要开发具有测试功能的游戏，让老年人在轻松的游戏过程中完成测试，提高老年人参加测试的兴趣。向老年人解释测试的目的时须注意避免说"测试您是否有老年痴呆或老年认知障碍"，这样容易引起老年人的反感，也不要说是测试"认知功能"，因为有的老年人可能不理解，可以跟老人说"看看您的记忆好不好"，以取得老年人主动配合。

根据国家重大公共卫生服务精神卫生项目实施工作的要求，须每年对社区≥65 周岁的老年人开展认知功能筛查，大致分为三个阶段。

第一阶段为信息采集，包括：①性别、年龄、文化程度、婚姻状况等基本情况。②疾病史，包括曾经患过的疾病，传染病史及传染病接触史；目前身体功能状况；有无精神症状（谵妄、幻觉、妄想、惊恐、失眠等）；情感状态（焦虑、抑郁等）；记忆相关症状的发生、发展和演变过程。③生活质量，包括日常生活能力、饮食、运动情况、社交活动等。

第二阶段为筛查，采用痴呆早期筛查问卷（AD8）、简版社区痴呆筛查表（CSI-D）作为老年期痴呆筛查工具。AD8 总分≥2 分或 CSI-D≤7 分，界定为筛查阳性；AD8 总分 <2 分并且 CSI-D>7 分，界定为筛查阴性。也可用其他工具进行评估。

第三阶段为转介。对筛查阳性的老年人，由社区卫生中心协助评估并给出照护建议；及时转介至当地精神卫生医疗机构，进一步明确诊断，早期干预。关于如何转介在第三篇中的第六部分老年认知障碍患者的健康管理章节有会诊与转诊的详细介绍，可参阅。

（三）早期干预

1. 高风险人群　对认知障碍的高风险人群及 SCD 期的老年人要重点关注，因为他们是 AD 的高危人群。因此，对这些老年人除定期进行认知功能测试外，还要对其进行健康宣教，根据老人的爱好、性格特征、家庭状况等，提供个性化的认知功能训练方案，可延缓认知功能的减退。

例如，72 岁的陈阿姨，退休前是一位事业单位负责人，退休后因为没有什么兴趣爱好，加上老伴已过世，常常是一个人待在家里，心情也不好，爱唠叨，女儿发现其最近容易忘事，带其到记忆门诊就诊，发现其处于 SCD 期。在医生的指导和女儿的建议下，陈阿姨规划了养老生活。陈阿姨年轻的时候喜爱戏剧，女儿就为其在家附近的一家剧团找了一份简单的工作，每天过去帮助剧团做点小事情，没事就看演员们彩排。半年下来，陈阿姨变得开朗了许多，记忆力也有所好转。

2. 有明显认知障碍症状的人群　针对有明显认知障碍症状的老年人，应劝说及早就诊，目前对 MCI 或轻度 AD 患者已经有药物可以针对病因进行治疗，而不仅仅是改善症状。对不愿意就诊的患者，要寻求其家人的帮助，耐心详细地讲解治疗的好处和不治疗的后果，尽力帮助患者接受治疗。同时，建立社区与综合医院、老年专科医院之间的转诊通道，在社区就能帮助老年人预约专科门诊，为患者就诊提供方便。关于治疗部分在第三篇中的第六部分老年认知障碍患者的健康管理章节有药物治疗和非药物治疗内容，可参阅。

（四）康复训练

1. 社区康复　不管是处于 SCD 期的老年人或者是确诊的老年认知障碍患者（含 MCI），都需要社区提供康复服务，以改善老年人认知功能，帮助老年人提高生活质量，减轻老年认知障碍患者家庭照护负担。

（1）开设社区健脑课堂：可以依托社区居家养老服务中心，以购买第三方服务的形式，针对不同认知功能水平和兴趣爱好的老年人，开设不同的健脑课堂，如怀旧课堂、手工艺课堂、智力游戏课堂、学习新事物课堂等。课程设计要结合老年人的能力，确保参与的老年人通过努力能达成目标，避免过于简单，让老人感觉是在上"幼儿园"；也要避免课程太难，使老人产生挫败感。课程设置 3个月为一期，每周一次，每期 12 次。每期结束时可以根据课程内容进行成果展示，由老年人邀请其家人共同参与，提高老人的成就感。

（2）提供丰富的社区活动：除了健脑课堂，居家养老服务中心还应提供社区老年人感兴趣的各类活动，如集体生日会和各类节日庆祝活动等，提高社区老年人的参与度，改善社会功能，促进认知。

（3）社区喘息服务：看护者长期照护认知障碍老年人，会导致抑郁、焦虑情绪及耗竭感，难以持久地维持工作，因此经常看到认知障碍老年人或家属频繁更换看护者。强烈建议政府与社区养老卫生服务中心设置一块功能区域来提供短时间的喘息服务，当居家照护的老年人在看护者感到心身疲惫时，可将认知障碍老年人托付给社区养老服务中心，让看护者能暂时从繁重的照护工作中脱离，做些自己的事情或短暂休息，让照护之路能长久地走下去。

2. 居家康复 为居家的认知障碍老年人提供个性化的康复服务。建议将居家的认知障碍老年人康复服务纳入医保支付范畴，由经过专业训练的护士、社工上门开展康复服务，根据老年人现有的能力、认知水平、兴趣爱好等制定康复计划，并取得家属支持。每周上门服务不少于 1 次，其余时间由家属或照护者根据康复计划完成每日的康复训练。另外，还要根据认知障碍老年人现存的能力，改造居住环境，避免因环境不适当而降低生活自理的能力，加快疾病的发展。

3. 医疗机构康复 各级医疗机构对住院的老年认知障碍患者均有康复任务，不同级别的医疗机构承担的康复任务有所区别，三级医疗机构以急重症康复为主，基层医疗机构或专科康复机构以慢病康复为主。各级医疗机构均应按患者的不同情况制定相应的康复计划并组织实施。

4. 养老机构康复 很多患者生活在养老机构，但未必能够接受认知康复训练、治疗等干预措施，主要原因是养老机构不能识别认知障碍，也缺乏对认知障碍患者的照护技术。因此，养老机构要高度重视老年认知障碍的康复工作，将此项工作列入工作计划并纳入日常管理中。要对养老机构的所有入住人员进行认知筛查，对阳性者及时确诊，不具备治疗条件的及时将患者转介到相关的医疗机构，或请专科医师前来会诊，指导制定康复计划。

（五）随访管理

随访管理包括对健康老年人的定期认知筛查、对认知下降高危老年人的定期认知筛查和认知训练、对 MCI 及痴呆患者的康复干预。此外，还要将老年认知障碍患者确诊后的信息推送给社区卫生服务中心，由家庭医生督促其定期去相关的专科就诊，定期随访。随访内容主要有评估目前的认知功能、躯体疾病、服药、康复训练、照护情况，以及是否有走失的发生等。家庭医生根据患者的总体情况给予家庭照护的建议。以宁波市为例，目前宁波市依托全市慢病管理系统，搭建了老年认知障碍患者平台系统，从全市 8 家主要确诊老年认知障碍的医院抓取首诊数据,根据患者就诊填写的地址,生成疾病报卡推送给相应区(县、县级市),由区级管理员推送给患者所在的社区卫生服务中心,再由家庭医生对患者进行居家随访管理,提供康复训练指导,双向转诊等服务,并填写随访表单。这部分内容在本篇的第六部分老年认知障碍患者的健康管理章节有详细介绍。

目前,老年认知功能社区健康管理的工作主要针对确诊的痴呆患者,还不包括 MCI 患者,而对健康老人和认知障碍高危老人的管理几乎是空白,因此,应该制定计划,建立制度,一并纳入随访管理。

———• 推荐意见 •———

建立包括科普宣教、早期发现、早期干预、康复训练、随访管理等环节的老年认知功能社区健康管理流程并予实施,可以有效提高老年人认知功能,预防或延缓痴呆的发生,减缓痴呆的进展。(Ⅱ级证据,A 级推荐)

（徐松泉）

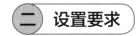

二　设置要求

（一）场地设施设计原则

老年认知功能社区健康管理中的场地设施以老年人及老年认知障碍者为核心主体,充分考虑个人及家庭的多元化需求,从熟悉度、清晰度、舒适度和安全性等多个维度设计,以促进老年认知障碍友好社区的建设。

无论农村社区还是城市社区,都建议建立老年人及老年认知障碍者的活动区和认知功能训练点。可以在现有的社区活动中心、老年活动中心、助老驿站或村委会活动室等场所内根据老年认知障碍者的需求进行改造,以增加老年认知障碍者活动区域。利用社区或邻近社区的卫生服务中心、心理咨询中心、体检中心和康复站等,通过改造发挥认知功能训练点的功能。

老年认知功能社区健康管理场所的设施设计过程应参照和遵循如下原则。

1. 降低潜在的风险　为所有老年人创造一个安全和易于活动的室内、室外和周围环境,消除潜在风险,如及时修理和整平凸凹不平的地板、安装浴室扶手等。对户外的人行道的裂缝、不平处和坑洞及时进行修整。在步行路径的末端放置一条长凳或椅子。这些椅凳可以用于休息和社交,也可以用来阻止走过头。所有提供的安全设施都要人性化、与环境和谐。为老年认知障碍者安装安全设施,要尽可能不被察觉,否则会导致老年人愤怒、激动、冷漠或沮丧,建议安装明显的栅栏或可上锁的门。

2. 设计熟悉的环境　老年人,特别是患有认知障碍的老年人,可能更适应熟悉的环境和过去的物品。当认知障碍者看到熟悉的地方,如客厅、餐厅、卧室、厨房和户外景致时,就会降低陌生带来的紧张感,减少激越、冲动、发脾气等的发生。为老年人提供易于理解和辨认的环境,可使他们能够认清自己身在何处,可以到何处去。

3. 减少不必要的刺激 认知障碍患者辨别能力和关注重要事物的能力降低,他们会因长时间接受大量刺激而产生压力和疲劳,因此要尽量减少各种不必要的刺激,如去除墙壁上多余的挂件和装饰品,精简室内物品和减少噪声,把落地灯换成墙壁灯,这样房间变得比较整洁。日光是认知障碍者感觉最舒服的光线,因此,应尽量选择发光接近自然光的灯泡。

4. 增加有益的刺激 老年人看到、听到和闻到的东西可以帮助他们知道自己在哪里,也可以通过这些感觉知道自己可以做什么,这将会减少他们的困惑和不确定性。对同一事物尽量提供多个提示,因为不同的人有不同的习惯和要求。在标识中使用图像是一种简单有效的方法,通过家具、墙壁的颜色和床上用品来帮助他们辨认自己的卧室,墙壁的颜色要尽量与室内物件的颜色形成反差。在不同的区域和空间使用特殊的颜色,可以提高患者的定向力。

5. 提供独处或与他人相处的条件 认知障碍者也需要独自生活或与他人共处,因此在房间设置上要考虑这一因素。例如,一个单元内有多个功能分区,可用于阅读、眺望窗外、独处或与人交谈,以及小组活动。认知障碍者经常与朋友、亲戚和社区工作人员交流互动,有助于他们增强自信和改善情绪。

6. 依据实际状况的设计 在设施设计过程中,既要考虑老年人的需求,也要综合考虑当地的实际情况和条件。首先应当满足基本设计要求,并提供安全、便利和易行的改造方案。在有条件的地方,应进一步改善设施,提升服务品质,进一步改善老年人及老年认知障碍患者的生活质量。

(二)设施基本要求

1. 社区卫生服务中心 是老年人及老年认知障碍者的认知功能训练点,社区卫生服务中心的基本要求也适用于其他社区卫生服务机构,如心理咨询中心、体检中心、康复站等。

(1)基本要求

1)入口处的标志清晰。

2)走廊和楼梯等区域有良好的自然光线。

3)地板的颜色与墙壁、踢脚线和家具颜色形成对比。

4)避免墙面装饰物、窗帘、家具和屏风等使用强烈的图案。

5)扶手的颜色与墙壁形成鲜明对比,扶手方便使用。

6)每层有一个足够大的厕所,可以容纳轮椅和护理人员。

7）患者区域的路线指示清晰可见。

8）如果安装了电梯，其控制装置易于理解且清晰可见，并适合坐轮椅者。

（2）在社区卫生服务中心基本要求基础上，有条件的地方可参考以下建议完善和提升设施。

1）入口处附近有明显的接待处／咨询台。

2）带扶手的坡道，且没有引起混乱的障碍物或物品。

3）足够的空间放置轮椅、助行器，患者能与陪伴者坐在一起。

4）照明或自然光均匀。

5）使用调光开关来满足护理需求。

6）方便进入外部空间，如花园、庭院或露台、带遮蔽的休息区等。

7）地板哑光、不反光、无图案和不滑，不要设置门槛。

8）避免自然光或照明灯在地板或墙壁上形成阴影。

9）通过呼叫系统照顾有感觉障碍的人，如听力和视力下降及认知障碍患者。

10）在较安静的地方设置认知障碍患者专门的检查室。

11）饮用水方便获取。

12）厕所的标志包括清晰可辨的图像和文字。

13）如果安装了感应灯，要留有足够的照明时间让老年人使用。

14）马桶座圈、冲洗把手和栏杆的颜色与墙壁和地面形成对比。

15）水龙头清楚标明冷热水。

16）卫生纸架设置在马桶的左或右的前方，可以轻松拿到。

17）患者区域安装清晰可见的大型、准确且静音的时钟。

18）地板和天花板等使用噪声吸收表面，以帮助降低噪声。

2.居家环境　老年人住在家里可以更加独立。通过对居家环境进行改造，患有认知障碍的老年人可以居家康养，保持熟悉的日常活动和规律，可以帮助他们保持安全、身体活跃、精神活跃，以及与朋友和家人联系。

2023年5月，住房和城乡建设部城市建设司编制了《城市居家适老化改造指导手册》，推动居家适老化改造，让老年人住得更放心、更舒心。《城市居家适老化改造指导手册》针对城市老年人居家适老化改造需求，在通用性改造、入户空间、起居（室）厅、卧室、卫生间、厨房、阳台共7个方面形成了47项改造要点，举例见图3-2，详见附录2，附录3。

（1）针对老年认知障碍患者的居家生活，本指南对居家环境提出如下基本要求。

1）不要经常移动家具，保持老年人熟悉的环境。

2）家具颜色与墙壁和地板形成明显对比。

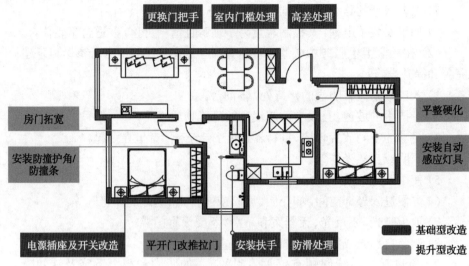

更换门把手　室内门槛处理　高差处理

房门拓宽

安装防撞护角/
防撞条

平整硬化

安装自动
感应灯具

电源插座及开关改造　平开门改推拉门　安装扶手　防滑处理

基础型改造
提升型改造

图 3-2　居家适老化通用性改造平面示意

3）通过物品帮助老年人找到周围的路，例如室内植物可以指明通往花园或户外的道路。

4）移除地垫和垫子，因为它们会导致老年人绊倒和跌倒。

5）在浴缸和淋浴间使用防滑垫。

6）更换门锁，在紧急情况下可以从外面打开。

7）确保紧急情况下使用的电话号码清晰且容易看到。

8）铺路或台阶安全平坦，消除任何绊倒危险，例如潮湿的树叶或破碎的铺路石。

（2）在居家环境基本要求基础上，有条件的地方和家庭可以参考以下建议完善和提升设施。

1）家中有一些带扶手的椅子，避免使用无靠背和低矮的椅子。

2）家中的图片和镜子如果让老年人感到困惑，请遮盖或移除。

3）电灯和电器开关的颜色与墙壁形成明显对比。

4）床单和桌布要分别选择素色和鲜艳的颜色，与墙壁和地板形成明显对比。

5）在整个家庭铺设纯色亚光地板。

6）用颜色鲜艳的胶带、油漆清楚地显示楼梯和台阶的边缘。

7）使用与食物、桌子或桌布形成明显对比的彩色餐具。

8）使用透明塑料容器储存食物，用记号笔在上面写字或使用黏性纸记录它们放入冰箱或冰柜的日期。

9）使用与墙壁或支架颜色对比明显的毛巾和卫生纸。

10）将带有厕所图片和"厕所"字样的标志贴在容易看到的高度。

11）移除杂乱和未使用的物品（如旧报纸）。

12）在朋友或家人的电话号码旁边放一张他们的照片，以提醒老年人正在给谁打电话。

13）尽量确保可以透过窗户看到外面。

14）居家的大门要容易与道路或街区中的其他门区分开来。

3．社区活动中心（老年人及老年认知障碍者的活动区）、老年活动中心、助老驿站或村委会活动室是老年人、残障者和认知障碍患者参与社区活动的重要场所，创造一个支持性的物理环境，有助于社区居民积极生活和社会参与。

（1）社区活动中心设施的基本要求如下。

1）入口容易找到和方便进出。

2）走廊的光线充足，走廊整洁。

3）桌椅、其他家具、窗帘、地板、墙面等的颜色之间保持明显对比。

4）急救或安全设备要有明确的标志。

5）厕所要足够大，可以容纳轮椅和照顾者。

（2）在社区活动中心基本要求基础上，有条件的地方可参考以下建议完善和提升设施。

1）通往社区活动中心的道路友好且受欢迎。

2）入口附近有供人们等待的长凳或座位。

3）如果提供接待台，方便且容易找到。

4）布告栏保持整洁和内容更新。

5）确保白天拉开窗帘或百叶窗能够最大限度地利用自然光。

6）所有区域的照明水平良好，光照水平一致以减少聚光、阴影或眩光。

7）椅子扶手的颜色与墙壁形成对比。

8）如果大厅容易产生回声，使用吸音墙面、地面或窗帘等材料降低噪声。

9）如果需要，远离主厅的安静空间有供人们休息的地方。

10）标志和任何艺术品都要足够大，并悬挂在容易看到的高度。

11）消防和紧急出口的标志要完好。

12）主要区域要有容易看到的大型时钟。

13）进出厕所要有明显标识。

14）马桶座圈和栏杆与洁具和墙壁形成对比。

15）厕所门锁容易找到和使用。

16）抽水马桶和水龙头等固定装置和配件采用传统设计且易于使用。

17）地板是哑光、防滑的。

18）卫生纸的位置要容易拿到。

（三）社区环境

2005 年世界卫生组织（WHO）启动了全球老年友好城市项目（Age Friendly Cities，AFC）。2010 年 WHO 在城市的后面加上了社区，项目更名为全球老年友好城市和社区项目（Age Friendly Cities and Communities，AFCC），其目标是促进无障碍和包容性社区的发展，以支持积极老龄化。2020 年 12 月国家卫生健康委员会启动了全国示范性老年友好型社区建设，在老年人居住环境、日常出行、健康服务、养老服务、社会参与、精神文化生活等维度发挥示范引领作用。在改善老年人社区生活环境、方便老年人日常出行、扩大老年人社会参与、丰富老年人精神文化生活、提升老年人满意度和幸福感等方面成效明显。2021—2022 年间，经过逐级推荐申报、专家评审、上网公示，在全国命名了近 2 000 个城乡示范性老年友好型社区。

老年认知障碍友好社区更应具备包容和方便生活的社区环境，为所有人提供健康、参与和安全的最佳条件，以便确保认知障碍患者、其护理者和家人的尊严与生活质量。提高社区对认知障碍的认识有可借鉴的经验，包括创建"认知障碍者之友（Dementia Friends）"活动，使社区成员对认知障碍者的生活经历和其家人、照料者有了更多了解，从而产生同理心；提高专业人员与认知障碍者、家人沟通的意识和技巧，以更好地提供诊断、告知和治疗等服务；为认知障碍者提供参与社区活动的机会，可以按照个人意愿在社区中提供志愿服务并发挥自己的才能，如"认知障碍者才艺秀（DemenTalent）"项目；创建"记忆咖啡馆（Memory Cafes）"已成为一种全球行动，其目的是提高对认知障碍的认识，同时培养关怀和支持性的社区关系，认知障碍者和护理人员获得了在交往、建立友谊和支持服务等方面的经历。

老年认知功能友好社区环境应从多维度、多方面设计。《上海市民政局关于本市开展老年认知障碍友好社区建设试点的通知》于 2019 年 10 月 16 日发布，在其附录 2 中对上海市老年认知障碍友好社区建设指引（试行）中对社区环境提出如下要求。

1. 建立基础平台

（1）应建立服务数据库，管理分析认知障碍家庭支持服务的相关信息与数据。

（2）应在社区内统一认知障碍友好标识、友好色彩，帮助老年人认识周围环境，提升视空间辨识度。

（3）应在社区公共服务设施中加入认知障碍友好化元素，使得诸如居住、交通、公共空间等方便认知障碍老年人使用。

（4）应建立社区认知障碍老年人应急机制，防范认知障碍老年人走失等相关风险。

2. 健全支持网络

（1）应在老年认知障碍友好社区文化的框架下，构建社区认知障碍友好支持网络。

（2）应拓展"认知障碍好朋友"，传播认知障碍友好化理念。

（3）应建立认知障碍友好使者团队，通过邻里结伴等形式，帮助认知障碍老年人在社区安心生活、安全活动。

（4）应拓展认知障碍友好单位，对企事业服务机构、窗口服务机构、商业服务机构开展认知障碍基础知识培训，建立认知障碍家庭服务绿色通道。

（5）应定期组织召开社区支持网络联席会议，推进认知障碍友好社区的共同建设。

3. 维护合法权益

（1）应充分保障认知障碍老年人合法权益，发展老年社工服务团队，在社区建立认知障碍老年人人身照护、财产保护等方面的有效保障机制。

（2）应充分听取认知障碍家属的意愿及需求，引导家庭照料者参与友好化社区建设。

（3）应充分肯定认知障碍老年人在力所能及范围内为社区所做出的贡献，激发认知障碍老年人的潜能。

（四）人员基本要求

2020 年 9 月发布的《国家卫生健康委办公厅关于探索开展抑郁症、老年痴呆防治特色服务工作的通知》（国卫办疾控函〔2020〕726 号）中，对建立老年痴呆防治协作服务团队强调，"在县级及以上综合医院由精神（心理）科、神经科或老年科开设记忆门诊，鼓励在精神专科医院开设老年精神科，提供专业诊断治疗服务。建立全科医生、志愿者、社工、心理治疗师等多学科协作的轻度认知障碍及老年痴呆诊疗与照护服务团队。基层全科医生监测治疗依从性，指导社区志愿者、社工提供患者认知训练和家属辅导；心理治疗师、社工提供老年心理辅导；各类社会组织工作人员提供科普宣传、患者关爱服务等。"为了开展好相关工作，老年认知功能社区健康管理中心应设有全科医生、护理人员、志愿者、社工等，有条件的应设有康复医师、心理治疗师、社会心理志愿者及相关的工作人员。

相关工作人员的资质要按照国家的岗位要求，经过教育、培训、考核并获取相应的证书，并具有社区实践工作经验。相关工作人员工作内容和工作职责如下表3-2所列。

表 3-2 老年认知功能社区健康管理相关工作人员工作内容和职责

序号	工作内容	工作职责	工作人员
1	科普宣教	开展科普讲座 运用传统媒体和新媒体开展社区健康教育 发放宣传折页或播放科普视频 纪念日和节日开展专项科普行动、义诊 对中小学生进行科普	志愿者 有特长的志愿者 社工 健康教育工作人员 全科医生
2	早期发现	认知功能筛查 健康体检 入户定期进行测试 线上自助的记忆测试	全科医生 家庭医生 精神科、神经科或老年科专业医生
3	早期干预	健康科普 认知功能训练 建立转诊通道、预约专科门诊 心理咨询 药物干预	有特长的志愿者 精神科、神经科或老年科专业医生 心理治疗师
4	早期康复	社区康复 社区健脑课堂、社区活动 社区喘息服务 居家康复 随访管理、数据管理	社会心理志愿者 护理人员 家庭医生 康复医师

● 推荐意见 ●

这部分内容并不涉及医学研究,故不适合提出证据等级,建议实施的依据均为国家的政策文件,应强烈推荐。

老年认知功能社区健康管理中的场地设施以老年人及老年认知障碍者为核心主体,充分考虑个人及家庭的多元化需求,从熟悉度、清晰度、舒适度和安全性等多个维度进行设计(A 级推荐)。

促进老年认知功能友好社区的建设,满足老年人居住环境、日常出行、健康服务、养老服务、社会参与、精神文化生活等维度的需求(A 级推荐)。

老年认知功能社区健康管理中心应设有全科医生、护理人员、志愿者、社工等,有条件的应设有康复医师、心理治疗师、社会心理志愿者及相关的工作人员(A 级推荐)。

(何景琳)

三　体检与筛查

(一) 精神检查

1. 采集病史　对认知障碍者进行精神检查 (psychiatric interview) 前最重要的是采集病史,同时也可以融入精神检查内容,二者不能截然分开。病史资料中可以判断出其认知功能的动态变化过程,是诊断的重要依据。不同原因引起的认知障碍临床表现差异很大,包括起病形式、首发症状、表现突出的症状、伴随症状、持续时间、病程经过、进展情况、持续时间、严重程度和病情波动等方面各有特点。因此详细的病史对做出正确诊断具有重要意义,同时也对疾病管理和预后的判断有重大意义。

(1) 采集病史的项目及顺序: 病史包括一般资料、现病史、既往史、个人史、家族史等几个方面。病史的询问顺序无严格要求,可根据患者实际情况而定。因供史者最关心的是现病史,故一般情况下宜先询问现病史。

1) 一般资料包括姓名、性别、年龄、籍贯、婚姻、民族、职业、文化程度、宗教信仰、住址、就诊日期、病史报告人及与被报告者的关系、病史的可靠程度。

2) 主诉,是指就诊者的主要症状、起病急缓及病程,应简洁明了。

3) 现病史,按时间先后顺序全面、详细客观记录筛查前的症状表现。包括起病有无明确原因或诱因、起病形式 (急性、亚急性、慢性),首发症状 (最早出现的症状、体征),持续存在的症状表现,最突出的症状表现,病程特点 (缓慢进展型、发作 - 缓解 - 复发型、波动型),伴随症状,导致症状加重或缓解因素,发病后的一般情况,如学习能力、工作能力、既往掌握技能的应用能力变化、饮食起居及睡眠情况等。也应包括既往检查、诊疗情况及对治疗的反应情况。对于有鉴别意义的其他躯体疾病也应询问,例如有无发热、有无癫痫发作等表现及其诊疗情况,以及有无物质滥用。

4) 既往史,应包括认知障碍发病前各种疾病史,如有无脑卒中、脑外伤、昏迷、抽搐、中枢神经系统感染等神经系统疾病史。有无严重躯体感染、重大手术、各类传染病、高血压、糖尿病或其他代谢性疾病、慢性肝肾疾病、精神疾病 (如精神分裂症、抑郁症等) 等病史,也应包括过敏史。

5) 个人史,尽量了解母孕期胎儿发育和分娩情况、出生后发育和应激事件、性格特点及应对风格。还要了解既往认知情况,如起始于幼年的认知发育情况、惯用手、受教育年限及学习情况、职业,有无特殊嗜好 (如吸烟、饮酒、吸毒或其他药物滥用情况)、饮食生活习惯、冶游史等。

6) 家族史,应详细询问父母两系三代中有无类似疾病患者,有无遗传性疾病史。许多认知障碍疾病与遗传相关，例如约5%的AD患者，约50%的FTD患者可能有家族史，痴呆家族史也是AD的危险因素。因此，对于所有认知障碍患者，一定要详细询问家族史，若阳性，一定要详细追问患病人数及关系，要画出家系图，有助于确定遗传方式。

（2）病史采集注意事项：①尽量选择安静并且光线明亮的房间，以认知障碍者为中心，建立融洽的关系，采取开放与封闭问答相结合的交流方式，交流时与患者保持适当的眼神交流，温和、自然，减轻患者的紧张情绪。观察、倾听、适当地提问是常用的沟通技巧，对认知障碍患者的发问应简明，不要复杂，语音要高，语速要慢。②必须同时询问认知障碍者和知情者，相当部分的认知障碍患者存在自知力不完整、理解判断障碍、语言交流障碍等，不能够完整准确客观地叙述病史，有时甚至存在遗忘、虚构、错构等。因此，对于认知障碍患者，除了向本人询问相关病史外，必须向知情者确认，由知情者补充和纠正。知情者可以是认知障碍者的配偶、子女、照料者等，应是日常与患者接触紧密、了解认知障碍者的现病史、既往史、个人史、家族史的人。睡眠障碍、夜间行为异常等是认知障碍者的常见表现，精神行为症状常于夜间加重。因此，知情者最好与认知障碍者居住一室，以便了解其夜间情况。在对知情者进行访谈时应尽量避开患者。

2. 认知障碍的精神状况检查 认知障碍者的症状表现复杂多样，严重程度不一，特别是对重度认知障碍者的精神检查更为困难。主要症状可以归纳为三大类：认知功能减退症状、精神行为症状、日常生活能力减退症状。全面了解其发病的原因或诱因、症状的具体表现和严重程度，对于做出正确的诊断及判断预后具有重要指导意义，也是痴呆合理诊疗的基础。所以认知障碍的精神检查一般从以下几方面着手。

（1）意识状况（consciousness）：认知障碍者的意识障碍常不易被察觉，所以应仔细观察有无意识清晰度下降、注意力不集中、定向障碍、表情茫然、整体精神活动迟钝等表现。同时注意判断意识障碍的严重程度，以及对认知障碍者的影响。

（2）认知功能减退（cognitive decline）：认知功能减退是此类患者的核心症状，其发生发展过程及严重程度的改变是指导诊断的必备条件。认知功能主要包括学习记忆能力、视空间能力、语言能力、执行功能、注意力、社会认知等方面。询问病史的过程中应该注意与患者既往的认知水平进行纵向对比，同时与同年龄和受教育水平相近的人进行横向对比，综合考量患者认知受损情况。

1）记忆能力减退：通常是最早出现的症状，特别是近期记忆受损，随病情加重逐渐出现远期记忆受损，表现为忘记自己家庭地址，甚至忘记亲人和自己的名字等。

2）执行功能障碍：随着疾病的进展，患者的决策能力、解决问题的能力和进行复杂任务的能力会受到影响。例如做家务、管理财务或规划活动时遇到困难。

3）语言理解和表达障碍：在疾病的早期出现找词困难，至中期或晚期，认知障碍者的语言能力受损加重。语言表达或理解语言时遇到困难，这被称为失语。

4）视空间功能障碍：在识别对象或面孔、理解图像，或进行需要空间感知的任务（如穿衣或导航）时遇到困难，这被称为视空间认知障碍。

5）注意力障碍：虽然不如其他症状那么突出，但是在任务切换或持续注意力时，患者可能会有困难。

6）社会认知障碍：在一些病例中，可能在理解和处理社会信息时遇到困难，例如理解他人的情绪或意图出现困难，会影响患者的社交技能和行为。

对认知障碍的各个领域进行精神检查一般采取较为客观的认知评估方式，可以相对全面、客观地反映认知损害特点、损害程度以协助临床诊断。常用的认知评估量表可以分为认知筛查量表、单认知域评估量表和综合评估量表。本篇第三部分体检与筛查章节中的认知测评内容，有常用的认知评估量表和详细介绍，可参阅。

（3）BPSD：常常是多种认知障碍的伴随症状，但有时以首发症状的形式出现在认知障碍之前，如某些认知障碍的早期临床表现为焦虑和抑郁症状。BPSD也可能是认知障碍的主要临床表现，如AD患者常出现淡漠、冲动、被窃妄想，DLB和PDD患者常有视幻觉，FTD患者人格改变、行为异常突出等。BPSD常与认知功能减退互相影响，显著降低患者生活质量，增加照料者负担。大部分BPSD对认知障碍类型不具有特异性，表现多样，几乎涵盖所有的精神症状，大致分为四类。

1）精神病性症状：幻觉、妄想是认知障碍常见的精神病性症状。但不同类型的痴呆表现略有不同。AD患者常因记忆力下降找不到物品而认为被偷窃，出现被窃妄想。也常常认为配偶对自己不忠（嫉妒妄想）导致冲动言行。但这些妄想内容时有时无，缺乏系统性，在旁观者看来荒诞离奇，如某位96岁高龄的认知障碍者反复说其100岁的不能独立行走的老伴时常与自己94岁的妹妹行"苟且之事"。各种形式的幻觉也时常出现在认知障碍患者的临床症状中，如视幻觉是DLB的最常见的精神症状，患者的描述鲜明生动，多为昆虫等小动物，亦可能描述细节的人物，并伴有相应的情感反应。视幻觉具有波动性，可反复出现，约一半的患者在疾病早期就可出现，并持续到晚期，对诊断具有重要的提示作用。PDD也同样会表现出视幻觉。

2）情感症状：情感淡漠是认知障碍患者最为常见和典型的情感障碍症状，如AD的情感淡漠发生率在70%左右，并持续整个病程；抑郁和焦虑也是在认知障碍患者中非常常见的情感症状。部分认知障碍患者会易怒和冲动,还有部分患者表现为情感脆弱、情感爆发、强制性哭笑及欣快等情感症状。

3)人格和行为改变:认知障碍患者常伴有人格改变及行为异常,如 FTD 患者早期就可出现人格及行为改变,并成为其临床主要表现。患者常表现出怪异、不恰当的言行举止,与患者既往性格、教育背景极为不符。AD 常见的行为问题包括漫无目的地游走、反复无意义的行为(如重复同样的问题或动作)、睡眠障碍,以及在不适当的时候变得兴奋(如在夜间)。收集无用的废品、本能亢进也较常见。并非所有认知障碍者都会出现这些症状,每个认知障碍者的症状可能会因疾病的不同、疾病的不同阶段及患者的个性特点等而有所不同。

4)其他症状:认知障碍者还会表现出饮食障碍,如少食、贪食及异食;睡眠障碍发生率也较高,包括入睡困难、易醒、日间过度嗜睡、昼夜节律失调、快速眼动睡眠障碍等。部分患者会出现日落综合征(sundown syndrome),患者的认知障碍和情绪症状会在傍晚时段明显加重。

注意点:①应详细询问 BPSD 的表现、严重程度、持续时间;②客观地描述和记录,应该具体、生动,避免空洞、抽象的描述;③应详细询问 BPSD 有无规律(如昼轻夜重、波动性),有无导致加重的因素。在本篇第三部分认知测评中有相应的评估量表介绍。

(4)日常生活能力减退(activity of daily living decline):日常生活能力减退是随着病情的进展而逐渐加重的。SCD、MCI 患者日常生活能力基本保持完好,即使是轻度痴呆患者的日常生活能力有明显损害,但也能够独立生活,而达到中度痴呆程度的患者由于日常生活能力下降明显,个人生活有部分需要他人帮助,而严重痴呆患者则完全需要他人的照料。日常生活能力减退是痴呆诊断的必备条件。评估患者日常生活能力时要纵向对比患者既往和目前的生活能力。

3. 精神检查时应注意的问题

(1)仔细询问患者记忆减退的特点,尤其是与患者一起生活的照料者反映的情况,判断是否因为严重记忆受损引起的日常生活能力减退,而非躯体功能残疾导致。

(2)注意患者日常功能质和量的细微变化,不能以简单的可以和不可以来衡量。如患者原来熟悉的工作、日常活动等,现在有无困难。

(3)注意甄别各种提示认知功能受损造成的日常功能减退的信息,采用患者和家属愿意接受的方式告知病情现状,建立良好的医患关系,妥善处理问题。

(4)与同年龄、同文化程度的正常人比较,患者的日常生活能力是否降低。

4. 精神检查应关注的重点

(1)是否能继续原有工作:工作是个体存在感和价值感的体现,认知障碍患者可能会出现随意放弃工作或者已经不能胜任工作却认为自己没有问题而不愿意承认；放弃工作与工作的种类、难度、安全性有关。

（2）是否能管理财务：认知障碍达到一定严重程度后会出现财务管理困难的情况，可能将钱财随便存放、随意赠送，有时候会因忘记钱财存放在何处而认为是被偷了。

（3）是否还能掌握既往技能：如驾车、烹饪、使用电器等。

（4）是否能单独生活：当患者出现以下症状时，提示患者需要他人帮助。①性格、习惯或爱好改变；②个人卫生习惯变差；③交流方式、表达能力改变，进食、服药不规律或不正确；④出门不知回家、忘记赴约；⑤不能根据天气状况更换衣物等。

本篇在后续的认知测评部分中会详细介绍评估日常生活能力的常用工具。

━━● 推荐意见 ●━━

对于所有认知障碍患者，医疗人员必须严格遵从精神检查的基本原则来询问病史，同时获得认知障碍患者的照料者或知情者的证实，进行详细记录。（Ⅰ级证据，A级推荐）

意识状况的检查尤为重要，是进行有效精神检查的前提。（Ⅰ级证据，A级推荐）

精神检查中的语言、注意、视空间能力和执行功能等高级认知功能对判断早期病情很重要，检查的过程应该全面，应使用量表进行测评。（Ⅱ级证据，B级推荐）

（吕 伟）

（二）躯体检查

躯体检查（physical examination）包括一般检查和神经系统检查，主要有助于认知障碍等疾病诊断与鉴别诊断，有助于认知障碍共病现象的识别。

1. 一般检查　一般检查包括一般情况（性别、年龄、发育情况、体型、营养状况、面容表情等）、生命体征（体温、脉搏、心率、呼吸、血压）、意识状态、精神状态、语言与构音、体位、姿势与步态，以及各系统的检查（包括皮肤黏膜、头面部、胸腹部和脊柱四肢等，按内科望、触、叩、听的检查要求进行）。要注意患者服饰仪容、个人卫生、体味或呼吸气味等。

2. 意识状态检查

（1）意识障碍以觉醒度改变为主，可分为以下三种状态：嗜睡（somnolence），表现为持续的困倦和睡眠增多，但能被外界刺激唤醒；昏睡（stupor），表现为意识水平降低，对强烈的刺激才有反应，唤醒后反应迟钝；昏迷（coma），表现为意识完全丧失，对任何刺激均无反应。

（2）意识障碍以意识内容改变为主，主要包括以下两种状态：意识模糊（confusion），表现为患者对时间、地点、人物的认识混乱，思维迟钝；谵妄（delirium），表现为注意力分散、思维紊乱、情绪波动等症状。

（3）意识障碍以意识范围改变为主，可分为多种不同状态：朦胧状态（twilight state），表现为意识范围狭窄，对外界刺激反应迟钝；漫游性自动症（wandering automatism），表现为无目的的漫游、行为刻板、缺乏自知力等。

认知障碍患者早期意识清醒，随病情发展可出现意识障碍，主要表现为以意识内容或意识范围改变为主，进行躯体检查时要注意区分。

3. 精神状态检查和高级皮质功能检查　精神状态检查和高级皮质功能检查详见本篇前文的精神检查部分。

4. 颅神经检查　共十二对颅神经，重点检查下面的内容。

（1）嗅神经（olfactory nerve）：询问患者有无嗅幻觉等主观嗅觉障碍，然后让患者闭目，先后堵塞一侧鼻孔，用带有香味（非刺激性气味）的物质，如香皂、牙膏和香包等置于患者受检鼻孔，然后询问患者是否闻到气味并描述具体是什么气味。

（2）视神经（optic nerve）：检查包括视力检查、视野检查和眼底检查。重点是眼底检查，检查者持眼底镜检查，患者背光而坐，眼球正视前方。检查后应记录视乳头的形状大小、色泽、边缘，以及视网膜和血管情况。同时观察有无角膜缘绿褐色的色素环。

（3）动眼神经（oculomotor nerve）、滑车神经（trochlear nerve）、展神经（abducent nerve）：共同支配眼球运动，合称眼球运动神经。观察眼裂是否对称，有无上睑下垂，眼球有无前突或内陷、斜视和同向偏斜、眼球震颤等。观察眼球运动情况，有无复视。观察瞳孔大小、形状、位置及是否对称。检查对光反射、调节反射情况。

（4）三叉神经（trigeminal nerve）：主要支配面部感觉和咀嚼肌运动，参与角膜反射。检查面部感觉、咀嚼肌运动、角膜反射等。

（5）面神经（facial nerve）：支配面部表情肌肉运动和舌前 2/3 部分味觉，参与角膜反射、眼轮匝肌反射等。检查面肌运动，进行味觉检查，副交感神经、膝状神经节或其附近病变可导致同侧泪液减少，膝状神经节远端病变可导致同侧泪液增多。

（6）位听神经（vestibulocochlear nerve）：分为蜗神经和前庭神经两部分。蜗神经常用耳语、手表声或音叉进行粗略检查。前庭神经检查时观察患者有无自发性症状，如眩晕、呕吐、眼球震颤和平衡障碍等，也可通过冷热水试验和 / 或转椅试验进行检查。

（7）舌咽神经（glossopharyngeal nerve）、迷走神经（vagus nerve）：支配口咽

部运动、两侧软腭及咽后壁黏膜感觉、咽反射、舌后 1/3 部分味觉。检查患者发音有无声音嘶哑、带鼻音或完全失音，有无饮水呛咳；嘱患者发"啊"音，观察双侧软腭抬举是否一致，悬雍垂是否偏斜；一侧麻痹时，病侧腭弓低垂、软腭上提差，悬雍垂偏向健侧；双侧麻痹时，悬雍垂虽居中，但双侧软腭抬举受限，甚至完全不能。观察咽反射是否灵敏。舌咽神经支配舌后 1/3 部分味觉。

（8）副神经（accessory nerve）：参与转颈及耸肩。检查时让患者对抗阻力耸肩并向两侧转颈，查胸锁乳突肌和斜方肌上部功能，比较双侧的肌力和坚实度。

（9）舌下神经（hypoglossal nerve）：观察舌在口腔内的位置及形态，观察有无伸舌偏斜、舌肌萎缩和肌束颤动。嘱患者做舌的侧方运动，以舌尖隔着面颊顶住检查者手指，比较两侧舌肌肌力。

5. 运动系统检查

（1）肌容积（muscle bulk）：对比观察双侧肢体相同部位肌肉体积，查看有无肌萎缩、假性肥大；可测量双侧肢体对称部位的周径，相差 1cm 以上为异常。

（2）肌张力（muscle tone）：嘱患者放松肌肉，检查者根据触摸肌肉的紧张度及伸屈其肢体时感知肌肉对被动伸屈的阻力来判断有无肌张力增高或减低，其中肌张力增高分为折刀样肌张力增高（clasp-knife rigidity）、铅管样肌张力增高（lead-pipe rigidity）、齿轮样肌张力增高（cogwheel rigidity）。

（3）肌力（muscle strength）：嘱患者以肢体关节为中心，做伸、屈、外展、内收、旋前、旋后等动作，以观察肌群的收缩能力，包括上肢、下肢和肢体近端、远端，必要时对单块肌肉进行检查。肌力分级为 0～5 级。

（4）共济运动（coordination movement）：检查患者的协调性。常用方法包括指鼻试验（finger-to-nose test），方法为嘱患者先以示指的指腹接触距其前方 0.5m 检查者的示指，再以示指的指腹触碰自己的鼻尖，由慢到快，由睁眼到闭眼，观察动作稳定性。轮替试验（alternating movement test）：嘱患者伸直手掌并以前臂做快速旋前旋后动作，观察动作协调性和有无动作缓慢。反击征（Holmes rebound test）：嘱患者收肩屈肘、前臂旋后、握拳、肘关节悬空，检查者用力拉其腕部，患者屈肘抵抗，检查者突然松手，正常者屈肘动作立即停止，阳性者不能迅速调整而使前臂或掌部碰击自己面部或肩部。跟 - 膝 - 胫试验（heel-knee-shin test）：嘱患者仰卧位，上抬一侧下肢，将足跟置于另一下肢膝盖，再沿胫骨前缘向下移动，观察动作稳定性。闭目难立征（Romberg test）：嘱患者双脚并拢站立，双手向前平伸，先睁眼，后闭眼，若出现身体摇晃或倾斜则为阳性。

（5）不自主运动（involuntary movement）：观察患者有无不能随意控制的震颤（静止性、动作性和姿势性）、舞蹈样动作、手足徐动、肌痉挛、肌束震颤、肌张力障碍等，同时观察出现的部位、范围、程度及规律，以及与动作、情绪、寒冷、饮酒等因素的关系。

(6) 姿势和步态（stance and gait）：检查者从前、后和侧面分别观察患者的姿势、步态、起步情况、步幅和速度等。步态异常包括痉挛性偏瘫步态、痉挛性截瘫步态、慌张步态、摇摆步态、跨阈步态、蹒跚步态等。

6. 感觉系统检查

（1）浅感觉（superficial sensation）：分为痛觉、触觉、温度觉。痛觉：检查者用大头针的尖端和钝端交替轻刺患者皮肤，询问有无痛感。触觉：嘱患者闭眼，用棉花捻成细条轻触皮肤，询问触碰部位有无感受到。温度觉：用装 0～4℃冷水和 40～50℃热水的玻璃试管触碰患者皮肤，观察患者能否辨别冷热。

（2）深感觉（deep sensation）：分为运动觉、位置觉、振动觉。运动觉：检查者轻轻夹住患者的手指或足趾两侧，上或下移动，患者根据感觉说出"向上"或"向下"。位置觉：检查者将患者的肢体摆成某一姿势，让患者描述该姿势或用对侧肢体模仿。振动觉：用振动着的音叉柄置于患者骨突起处，询问有无振动感觉。

（3）复合感觉（synesthesia sensation）：分为定位觉、两点辨别觉、图形觉、实体觉。定位觉：检查者以棉签轻触患者皮肤某处，让患者指出被触部位。两点辨别觉：轻轻刺激皮肤上的两点，检测患者辨别两点的能力。体表图形觉：在患者的皮肤上画图形或写简单的字，询问其能否识别。实体觉：让患者闭眼单手触摸物体，并说出物体的名称。

7. 反射检查 包括生理反射和病理反射。

（1）生理反射

1）浅反射（superficial reflex）：包括腹壁反射、提睾反射、跖反射、肛门反射。腹壁反射（abdominal reflex）：嘱患者仰卧下肢稍屈曲，使腹壁松弛，然后用钝头竹签分别沿肋缘下、脐平面及腹股沟上的方向，由外向内轻划两侧腹壁皮肤。提睾反射（cremasteric reflex）：竹签由下而上轻划股内侧上方皮肤，可引起同侧提睾肌收缩。跖反射（plantar reflex）：仰卧下肢伸直，检查者手持患者踝部，用钝头竹签划足底外侧，正常反应为足跖屈曲（即巴宾斯基征阴性）。肛门反射（anal reflex）：用竹签轻划肛门周围皮肤，肛门外括约肌收缩。

2）深反射（deep reflex）：包括肱二头肌反射、肱三头肌反射、桡骨膜反射、膝反射、踝反射。肱二头肌反射（biceps reflex）：患者卧位或坐位，屈肘成直角，检查者将左侧拇指放在患者肘前窝的肱二头肌腱上，叩击左拇指，会感受到肌腱收缩和前臂屈曲。肱三头肌反射（triceps reflex）：患者卧位或坐位，上臂外展，肘部半屈曲，叩击鹰嘴上方肱三头肌肌腱，引起肱三头肌收缩和前臂伸展。桡骨膜反射（radial reflex）：患者卧位或坐位，前臂半屈半旋前，叩击桡骨下端，引起肱桡肌收缩、肘部屈曲和前臂旋前。膝反射（patellar reflex）：患者卧位或坐位，用叩诊锤叩击髌骨下股四头肌肌腱，引起股四头肌肌腱收缩、小腿伸展；踝反射（ankle reflex）：患者仰卧位，屈膝外展，检查者用左手使患者足背屈成直角，叩击跟腱，引起足跖屈。

（2）病理反射（pathologic reflex）：下肢病理征阳性反应均为姆趾背伸，余趾呈扇形展开。巴宾斯基征（Babinski sign）：取位与检查跖反射一样，用竹签沿患者足底外侧缘，由后向前至小趾近跟部并转向内侧。奥本海姆征（Oppenheim sign）：检查者用拇指及示指沿胫骨前缘用力由上向下滑。戈登征（Gordon sign）：检查时用手以一定力量捏压腓肠肌。查多克征（Chaddock sign）：由外踝下方向前划至足背外侧。霍夫曼征（Hoffmann sign）：上肢的锥体束征，用左手托住患者一侧的腕部，检查者以右手示、中两指夹住患者中指远侧指间关节并稍向上提，并使腕关节略背屈，各手指轻度屈曲，以拇指迅速向下弹刮患者中指甲，观察拇指有无内收。

脑膜刺激征（meningeal irritation sign）：包括颈强直、克尼格征、布鲁津斯基征。颈强直通过屈颈试验检查：嘱患者仰卧、放松，检查者以手托患者枕部，使其头部前屈，如这一被动屈颈检查时感觉到抵抗力增强，即为颈强直。克尼格征（Kernig sign）：患者仰卧，一侧下肢髋、膝关节屈曲成直角，检查者将患者小腿抬高伸膝，若伸直受限且出现疼痛，大小腿夹角<135°为异常。布鲁津斯基征（Brudzinski sign）：仰卧，下肢伸直，检查者一手托起患者枕部，另一手按于其胸前。当头部前屈时，双髋与膝关节同时屈曲为阳性。脑膜刺激征阳性是脑膜炎、蛛网膜下腔出血等脑部疾病的关键体征。

8. 自主神经检查　除皮肤黏膜、毛发、指甲等形态学检查和出汗功能、瞳孔反射等自主神经功能检查外，还包括内脏及括约肌功能检查，如胃肠功能（如腹胀、便秘等）和排尿障碍及性质（尿频、尿急、尿潴留、排尿困难、尿失禁等）。自主神经反射是评估自主神经系统功能状态的一组临床检测方法。竖毛试验：观察冰块刺激下毛发是否竖立，评估交感神经功能。皮肤划痕试验：通过划痕后皮肤颜色变化，检测血管舒缩功能。眼心反射：眼球受压观察心率变化，检查迷走神经功能。卧立位血压测试：测量从卧位到立位的血压变化，评估血压调节能力。汗腺分泌发汗试验：检测刺激后出汗情况，了解交感神经对汗腺的控制。

───•　推荐意见　•───

　　躯体检查有助于认知障碍等疾病诊断与鉴别诊断，有助于认知障碍共病现象的识别，是疾病诊断的关键环节。（Ⅰ级证据，A级推荐）

（唐北沙）

（三）实验室及影像学检查

1. 实验室检查　实验室检查在痴呆的筛查、预警、诊断和治疗等方面起着很重要的作用,是诊疗过程中不可分割的组成部分。其目的包括揭示痴呆的病因、发现潜在的危险因素、发现存在的伴随疾病或并发症、指导药物的应用,等等。同时随着社会第三方检验检测机构的发展,以及医疗卫生共同体和医疗联合体的建立与拓展,既往仅能在大型医疗机构开展的项目在社区中也能开展,大大拓宽了社区医疗服务机构的业务范围,给广大的患者带来便利。

(1)血液学检查:痴呆的发生发展与内环境有密切关系,如代谢、感染、中毒等全身或脑部疾病。血液学检查可能为病因诊断、治疗等提供重要的参考价值,包括血常规、红细胞沉降率(血沉)、血糖、血电解质、血钙、肾功能和肝功能、维生素 B_{12}、叶酸、同型半胱氨酸、甲状腺素水平,以及肿瘤指标、副肿瘤抗体、免疫全套等,这些检查可以明确导致和诱发认知障碍的疾病。在治疗过程中监测相关指标,可以为治疗的选择提供帮助,避免药物的严重不良反应。对高危人群或有临床症状的人群进行梅毒、HIV 相关检测可以帮助医生鉴别病毒导致的痴呆综合征。

在治疗过程中,除了关注认知功能的变化,还可行药物浓度检测,以了解药物的代谢,同时可以观察患者的服药依从性。

外周血生物标志物的测定具有广阔的前景。随着技术的发展,外周血中浓度较低的神经病理相关物质也能够被准确定量,血浆中淀粉样前体蛋白(amyloid precursor protein,APP)、$A\beta_{42}$、$A\beta_{40}$ 水平可以作为 AD 的生物标志物,用于预测 PET 显示的 $A\beta$ 沉积时,准确率可达到 90%。磷酸化的 tau 蛋白也是 AD 的重要的病理表现,对其在外周血中的浓度变化的研究也相继开展,P-tau181 水平与 tauPET 示踪剂滞留程度和脑脊液中 P-tau181 水平高度相关,可以鉴别 AD 和其他退行性疾病,并可预测 MCI 的预后。研究显示血浆 P-tau217在 AD 诊断、早期预测、疾病监测等方面优于 P-tau181,是最具潜力的 AD 血浆生物标志物。然而,这些生物标志物的检测技术目前还在不断成熟的过程中。

(2)尿液检测:对认知障碍的患者应进行尿液的检查。除进行常规检测外,如尿中的红细胞和白细胞、尿糖、尿蛋白等,尿中的电解质水平,如钙、磷,毒物检测和重金属浓度的检测也是非常有意义的,可以发现病因或者伴随疾病。

(3)基因检测:基因检测目前已充分市场化,费用有所下降,可以联合相关实验室进行基因检测,目前分别位于 14、1、21 号染色体上的 *PSEN1*、*PSEN2*、*APP* 基因已被确认为家族性 AD 的致病基因。另外位于 19 号染色体上的 *APOE4* 等位基因是 AD 的风险基因,其纯合子则为致病基因,被认为与散发性 AD 及 MCI 向 AD 转化有关系。

(4)其他体液的检查:脑脊液(CSF)常规检查及其中生物标志物的检测对AD 的诊断及进展的评估具有重要意义,尤其是 $A\beta_{42}$、$A\beta_{40}$、$A\beta_{42}/A\beta_{40}$、P-tau、T-tau 等核心标志物的特异度达 80%~90%。脑脊液的获取比较困难,即使是大医院也是如此，在基层医疗机构就更加困难，但如果条件允许，仍应该进行脑脊液生物标志物检测，因为其对认知障碍的诊断及转化判断具有较高的准确率。

2. 影像学检查　影像学检查在认知障碍诊断及鉴别诊断中具有重要的意义，是临床最常用的检查方法之一。

（1）脑结构影像：头颅 CT 和 MRI 最常用于大脑的影像检查。MRI 的分辨率更高，对脑血管病变、脑萎缩、脑积水、占位性病变等具有很高的诊断价值，对于神经系统变性疾病的鉴别诊断具有重要价值，因此建议作为认知障碍的常规检查。因冠状位可以观察颞叶内侧及海马萎缩程度，故对进行 MRI 检查的患者，应增加冠状位扫描。

脑结构影像常用的评估方法列举如下。

1）视觉评估颞叶内侧萎缩（medial temporal atrophy，MTA）：通过目测海马高度、颞角宽度、脉络膜裂宽度等，反映颞叶内侧萎缩程度。

0 级：无萎缩。

1 级：轻微萎缩，仅脉络膜裂增宽。

2 级：轻度萎缩，脉络膜裂增宽，伴侧脑室颞角扩大，海马高度降低。

3 级：中度萎缩，脉络膜裂明显增宽，伴侧脑室颞角明显扩大，海马中度降低。

4 级：重度萎缩，脉络膜裂严重增宽，伴侧脑室颞角严重扩大，海马重度降低。

判读标准：≤75 岁，MTA 评分≥2 分，提示可能 AD；>75 岁，MTA 评分≥3 分，提示可能 AD。

2）全脑皮质萎缩（global cortical atrophy，GCA）的平均评分：评估大脑的萎缩程度。

0 级：无皮质萎缩。

1 级：轻度萎缩，可见脑沟增宽。

2 级：中度萎缩，可见脑回体积减小。

3 级：严重（末期）萎缩，"刀刃"萎缩。

3）Fazekas 分级：该分级在脑白质病变中的应用提供了整个大脑中脑白质高信号（white matter hyperintensity，WMH）存在的总体印象，通常被视为小血管疾病的证据，分级如下。

0 级：无点状或单一点状 WMH。

1 级：多发点状。

2 级：病灶开始融合。

3 级：大融合病灶。

Fazekas 1 级在老年人中被认为是正常的。Fazekas 2 级和 Fazekas 3 级是病理性的，但可以在正常功能的个体中看到，可能提示更高的风险。

4）Koedam 评分：除了内侧颞叶萎缩外，顶叶萎缩对 AD 的诊断也有积极的预测价值。楔前叶萎缩是 AD 的特征。

0级：无皮质萎缩，顶叶、楔沟正常。

1级：轻度顶叶皮质萎缩，后扣带沟、楔沟轻度增宽。

2级：中度顶叶皮质萎缩，后扣带沟、顶枕沟明显增宽。

3级：严重（末期）萎缩，"刀刃"萎缩，后扣带沟、顶枕沟极度增宽。

（2）脑分子影像：随着脑分子影像学技术的发展，AD 诊断的准确率不断提高，尤其是 PET 显示脑内 Aβ 沉积显像及 tau 沉积显像作为病理生理标志物已经成为 AD 诊断的重要依据，诊断 AD 或 DLB 具有很高的特异度和灵敏度。^{18}F-FDG 目前仅作为疾病进展的标志物，因为其通过评估脑葡萄糖代谢区分 AD 和非 AD 的灵敏度较低。在 AD 患者，FDG-PET 可以显示颞顶区和/或后扣带回的低代谢，这可能有助于区分 AD 和 FTD，FTD 显示 FDG-PET 的额叶代谢低下。

（3）脑功能影像：脑功能影像在认知障碍的诊断中越来越受到重视，其中脑静息态 MRI、任务态 MRI、DTI 等方面的研究比较多。此外还有 ASL、MRS 等的研究，这些技术可以在一定程度上反映脑的功能状态和认知功能，对于认知障碍的诊断有一定帮助，但对认知障碍的病因诊断价值有限，主要用于临床研究。

━●推荐意见●━

基因检测对 AD 的患病具有预测作用。（Ⅱ级证据，B级推荐）

有条件的地区可以进行脑脊液生物标志物检测，对 AD 的诊断及转化判断具有较高的准确率。（Ⅰ级证据，A级推荐）

结构影像学检查对于认知障碍病因诊断具有重要意义，建议可疑认知障碍者均应常规进行脑结构影像学检查，尤其是 MRI，同时做冠状位扫描。（Ⅰ级证据，A级推荐）

在条件许可的情况下，建议进行 Aβ-PET，tau-PET 等分子影像学检查，对 AD 的诊断及鉴别诊断具有重要意义。（Ⅰ级证据，A级推荐）

（吴万振）

（四）认知测评

心理测评量表是评估大脑功能尤其是认知功能的重要工具。虽然神经影像技术的进步已经能够直接观察大脑的结构、血流、代谢功能和异常蛋白质的沉积，但仍然没有办法直接观察认知功能。因此，认知功能评估对于社区筛查、临床诊断、疗效观察、科学研究和患者护理仍然至关重要。

1. 推荐原则

（1）各取所需原则：以社区筛查为主，兼顾各级医院门诊、住院、体检机构、医养结合机构、科研活动的使用，可以各取所需。

（2）早诊早治原则：按照干预"时间窗"前移的原则，除了推荐与介绍经典的痴呆筛查量表，还将全面介绍主观认知下降（SCD）与轻度认知损害（MCI）的筛查与诊断工具。

（3）信效度优原则：测验的品质，主要是信度、效度2个指标。社区认知功能筛查的信度是指该量表的稳定性和可靠性；效度是指该量表判断认知障碍的准确率，具体而言，首先是观察量表协助临床诊断的灵敏度与特异度，其次是量表与经典认知评估、社会功能评估、AD生物标志物的相关性。信效度皆优的量表才可推荐。

（4）耗时分类原则：常用的神经心理测验有几百种，一般是按照评估的认知领域（知觉、记忆、注意、语言、空间、执行、运用、社会认知等）进行分类的，但在社区认知障碍筛查中，面对大量老年人，又可能没有安静的测量室及严格培训的评估师，测验所需时间就显得特别重要，所以，本指南的推荐量表按其测评所需的时间进行归类。

2. 使用注意事项

（1）测验版本选择：目前国内使用的大部分测验是从西方国家引进的，导致存在多种不同的编译版本。比如，蒙特利尔认知评估量表（MoCA）至少有7个中文版本（依据MoCA网站介绍）。本指南推荐国内专家公认的版本。

（2）测试误差：在所有的认知功能测验中，受试者的年龄、性别、文化背景、教育程度、城乡地域差异、时代背景、社会经济状况、测试时的心理状态（如睡眠障碍、应激、焦虑或抑郁导致注意力不集中）和施测者的技术水平都会影响测验结果。由于神经心理测验在不同地区和不同文化背景中使用时的正常值差异颇大，使用者不能仅仅根据他人提供的正常值或划界分，机械地作出诊断性结论。

（3）病前认知功能状况：受试者的认知评估得分有时得不到家属的赞同，医生解读时要考虑受试者的病前认知功能状况，如只懂方言的患者，评估师以普通话进行交流，往往会高估受试者的损害程度。所以，要了解受试者病前智力水平，其评估包括晤谈印象、家庭成员和朋友的描述、语言听说读写能力、既往职业能力和受教育水平等。

（4）选择固定量表还是灵活组合：神经心理测验在临床中须根据不同的需要选取固定量表或灵活组合。灵活组合是根据不同的受试者特点，因人而异地选择各种相应的测验，灵活搭配。这种方法是在对受试者的年龄、教育、认知障碍的类型与严重度等进行了充分的分析后有的放矢地进行测验，能较好地反映出受试者的脑损伤部位与程度。固定量表是一律采用相同的测验项目。这样做使不同单位、不同年代的评估有可比性与连续性，有利于统计分析，但这种方式最大的缺点是忽略了人的特殊性（如失语、文盲、听障等）。

（5）结果解释：临床医生不能仅依据低于某个量表得分的分界值而作出认知障碍诊断，临床诊断必须结合受试者的病史、社交与日常活动能力变化、非认知行为症状及脑影像学、电生理学、血液和脑脊液检查结果，根据相应诊断标准作出，最后确诊还有赖于随访、生物标志物检查和病理检查。

（6）纵向评估：观察测试分数变化，首先要考虑练习效应，2 次评估的时间间隔通常在半年以上；其次要考虑病情本身的波动性与疾病进展不同阶段的非线性变化率。所以，在认知正常个体，1 年时间间隔内重复测试简易精神状态检查（Mini-Mental State Examination，MMSE）和蒙特利尔认知评估量表（Montreal Cognitive Assessment，MoCA），其个体内差异，只有相对较大的下降（MMSE≥3 分，MoCA≥4 分）才可能是有意义的。与总分范围小的 MMSE、MoCA 等的 30 分制不同，Addenbrooke 认知检查（the Addenbrooke's Cognitive Examination，ACE）等百分制量表的得分范围大，可更精细地确定每个认知领域的表现，可能对认知缺陷的纵向发展更灵敏。

（7）版权问题：下文推荐的量表，除了 MMSE，都是免费的。MMSE 已广泛应用，尽管有争议，MMSE 用户现在必须在 PAR 注册获得使用许可并支付费用。在发表英文论文时，应注意版权问题。

（8）收费问题：目前大部分地区并没有把测验评估纳入医保范围，或者制定的收费标准非常低，这影响了系统的成套神经心理测验的开展，所以，本指南侧重介绍自评问卷或耗时较短的量表。

（9）场合问题：不同的场合采用不同的量表，如社区健康档案、专科门诊、养老机构、脑科学研究队列，应该采用不同的量表。

3. 筛查问卷

（1）筛查问卷（线上线下均可）

优点：①教育程度影响少；②反映日常生活表现，简单明了，与 AD 生物标志物有一定相关性；③简单、费用低，可以纸质版自评，也可以在移动设备（如手机和平板电脑）上填写，或通过电话、视频、电子邮箱邮寄。

缺点：①影响因素比较多，尤其是情绪与个性影响自评；②有时找不到知情者，因为知情者必须密切了解就诊者目前和多年前的情况；③知情者的立场不够客观，甚至存在利益冲突，从而影响评分。

1）记忆自评量表（Self-report Memory Questionnaire，SMQ）：见附录 4，是郭起浩教授编制的记忆简易筛查量表。SMQ 的项目包括回顾性记忆功能、前瞻性记忆功能、记忆策略、伴随情绪、纵向比较、横向比较 6 个项目，3 分钟左右即可完成。项目第一个字是为了便于记忆而设定的。SMQ 已经在中国人群中进行效度验证，其得分与脑 Aβ 沉积相关，如果结合年龄、家族史，则这种相关性更高。

2）主观认知下降晤谈量表（Subjective Cognitive Decline-Interview，SCD-I）：见附录 5，德国波恩大学神经变性病与老年精神病学 Michael Wagner 教授编制，于 2019 年发表。在非营利性的科研用途中使用 SCD-I 无须支付版权费用。

SCD 是作为 MCI 前期的概念提出来的，而 MCI 患者是 AD 的危险人群，所以，SCD-I 与 AD 生物标志物的关系最为重要。其中，SCD 的诊断标准为：①存在主观感觉记忆下降而非其他认知功能减退；②发病时间 <5 年；③对认知减退的担忧；④自我感觉记忆力较同年龄人差；⑤缺乏神经心理学评估的客观证据。

SCD-I 的 2 个量化指标是：①符合 SCD 诊断标准的条目数；②下降的领域数（记忆、语言、注意、计划、其他共 5 个领域）。结果表明，自我报告记忆与语言能力下降、起病在 5 年内、缺乏神经心理学评估的客观证据、对认知减退的担忧都与脑脊液 $Aβ_{42}$ 水平比较低有关。进一步分析，SCD 的 2 个定量指标都与 $Aβ_{42}$、$Aβ_{42}/tau$ 比值比较低有关，而与 T-tau 或 P-tau181 无关。这说明，当前归纳的 SCD 特征或 SCD 认知领域数据指标作为 AD 病理的预测指标是有效的。

3）痴呆早期筛查问卷（AD8）：AD8 是 8 项知情者半结构性晤谈量表，是一项询问知情者的认知损害筛查工具，见附录 6。华盛顿大学 Galvin 等 2002 年根据文献归纳出 55 个问卷项目，经过 290 例验证，于 2005 年发表正式版本，共 8 个条目，评估受试者因认知问题导致的改变，耗时 <2 分钟。值得注意的是，AD8 通常不能区分正常衰老与 MCI，只能用于痴呆的筛查。如果知情人认为 2 个以上的项目有缺陷，则认为受试者可能有显著的认知障碍。

4）认知功能减退知情者问卷（Informant Questionnaire for Cognitive Decline in the Elderly，IQCODE）：见附录 7，是澳大利亚的 Jorm 等于 1989 年发表的，由与受试者关系密切的知情者完成的量表。完整版本 26 项，简化版本 16 项，2 个版本有高度的相关性与相似的效度。IQCOD 反映的记忆功能包括情景记忆、语义记忆、远期记忆与学习能力 4 个方面。与 MMSE 相比，IQCODE 不受受试者病前智力、教育水平、职业能力的影响，但受年龄影响。此外，情感状态、人格特征、知情者与患者的关系也会影响 IQCODE 的评定。识别痴呆的最佳分界值范围为 >3.3。

（2）智能化认知筛查：传统的纸质神经心理评估的局限性主要是：需要大量经过专业培训的评估员，可能忽略测验过程中的许多有价值的信息，如决策延迟、补偿策略和心理运动问题等。目前国内外不断涌现智能化认知筛查与评估量表。

1）基于游戏的3分钟认知测评（Game-Based Cognitive Assessment 3-Minute Version，G3）：是一款3分钟游戏化认知评估工具，包括3个游戏化测试。①"数字大小"：按数字从小到大的顺序点击数字方块（计算力和执行力）。②"趣味分类"：识别抽象化图片并分类（抽象力和视知觉）。③"西部淘金"：识记多个金块的位置（记忆力和注意力）。每个游戏固定1分钟，根据受试者表现作自适应调整，依据受试者答题数量、反应时间和准确率综合评估认知功能，且与MoCA-B有良好的相关性。G3作为微信小程序，有操作简单、测试便捷的特点，中老年人也可以全程自主操作，游戏化设计兼具趣味性、挑战性和个性化。也可通过数据平台管理分析，非常适合社区、居家和远程的认知功能快速筛查和动态监测。截至2023年8月，已经有2千万用户完成这一测试。

2）上海认知功能筛查量表（Shanghai Cognitive Screening，SCS）：是一款智能语音交互认知功能评估工具，支持受试者在系统语音引导下，以语音交互的形式自主完成标准化测试流程，包括图片命名、即刻回忆、自由回忆、数字符号转换、延迟回忆、图片再认，全程约7分钟。此工具重点检测工作记忆，并结合语音数字生物标志物，通过人工智能模型输出评分结果。临床研究发现，SCS具有良好的诊断性能，SCS总分及记忆子测试得分与经年龄、性别、教育水平矫正后的全海马体积及大部分亚区的相对体积呈正相关。它同时评价了注意力、执行力和语言功能等认知域，与相应的金标准测试表现出中高度相关性。

3）特霍芬自我认知筛查工具（Thoven Cognitive Self-Assessment Tool，TCSA）：是基于配备触控屏幕的平板电脑的两步渐进式认知评估工具。该工具对于认知功能的检测分为两步，第一步初测区分出健康老年人与认知功能异常者，对于发现的认知功能存在异常者，推荐完成进一步的认知功能检测。这样可以明显缩短测试时间，大大提高了筛查效率。该测试内容包括：①工作和情景记忆测试，包括视觉、音频的视听检查，包括情景图像识别、翻转卡和记忆加油站；②注意力和反应时间测试，包括音乐节拍器和封闭网格；③计算力；④名为刮票的语言测试；⑤时间、地点定向力。初步测试表明TCSA对于MCI和健康老年人有良好的区分度。

（3）简短认知筛查

1）简易精神状态检查（Mini-Mental State Examination，MMSE）：见附录8，为张明园修订的中文版，是由Fostein等编制的用于评估认知功能的简易工具。由于MMSE容易操作、耗时少、信效度良好，自1975年问世以来在国内外得到推广普及。

MMSE分析指标为总分。英文版的最佳划界分比较常用的是25/26分，也就是<26/30分。中文版MMSE通常依据不同教育程度制定划界分。张明园于

1990 年调查年龄在 55～80 岁城市社区人群,制定的划界分是:文盲组≤17 分、小学组≤20 分、中学或以上组≤24 分,低于划界分为认知功能受损。随访发现,正常衰老人群的 MMSE 每年减少约 0.25 分,病理衰老人群的 MMSE 每年减少 3～4 分。

MMSE 总分与影像学脑萎缩程度、SPECT 反映的脑灌注缺损及事件相关电位的潜伏期延长有显著相关性。MMSE 项目内容易受到受试者教育程度的影响,对文化程度较高的老人有"天花板效应",即可能出现假阴性,容易忽视轻度认知损害,而对低教育和受方言影响者则有可能出现假阳性;偏重语言功能,对右半球功能失调和额叶功能障碍不够敏感;用于不同病因所致痴呆的鉴别诊断的价值有限。

2)蒙特利尔认知评估基础量表(Montreal Cognitive Assessment Basic,MoCA-B):见附录 9。MoCA 是一种用来对轻度认知损害(MCI)进行快速筛查的评定工具,已在高教育程度老年人(平均教育年限 13 年)中验证其发现 MCI 患者及鉴别患者与健康老年人的能力,但其中许多项目受教育程度影响较大。故 MoCA 编制者 Nasreddine 等设计了可以同时用于筛查文盲和低教育程度人群 MCI 的新版量表,即 MoCA-B,评估相同的认知领域:执行功能、语言、定向、计算、抽象思维、记忆、视知觉(不是视结构技能)、注意和集中。MoCA-B 总分 30 分。其中文版识别 MCI 的分界值是:小学教育≤19 分、中学教育≤22 分、大学教育≤24 分。

MoCA-B 的优点包括:签订了免费使用协议,有不同国家语言版本便于国际比较,现有多种中文版。项目"被试友好"、易于理解、乐于回答,尽可能排除了执笔项目,教育程度的影响尽可能低,与 MMSE 重复的项目也比 MoCA 少,项目更敏感。MoCA-B 的耗时数约 10 分钟,明显短于 MoCA(北京版)的约 15 分钟。

蒙特利尔认知评估基础量表简化版(Montreal Cognitive Assessment Basic Simplified Version,MoCA-BSV)包括 5 个词语学习 2 次(不计分)与延迟回忆(5 分)、分心采用水果流畅性(2 分)与重叠图命名(3 分),满分 10 分,耗时在 3 分钟以内。以全套神经心理测验为效标,小学教育者≤5 分、初中及以上者≤6 分为分界值,诊断 MCI 的曲线下面积(AUC)为 0.87,而同期的 MoCA-B 为 0.85、ACE 第 3 版(ACEⅢ)为 0.86。

3)轻度认知损害筛查量表(sMCI):是陈炜教授编制的筛查对象为低受教育程度老年人的中轻度认知损害筛查量表,于 2022 年发表。sMCI 以受教育程度较低的农村社区老年人为研究对象,其截断值分别为评分 23(受教育程度 4～6 年)和 22(受教育程度 0～3 年),满分 30 分。

(4)综合性认知评估:ACE 是 John R Hodges 等于 2000 年开发的认知筛查

工具。ACE 吸收了 MMSE 所有项目，根据测验项目的文化公平原则，2006 年发布了修订版（ACE-R）。2012 年，因为版权原因移除了 MMSE 项目，代之以难度与意义相近的项目，形成第 3 个版本，即 ACE-Ⅲ。ACE-Ⅲ有 19 个项目，15～20 分钟完成，满分 100 分，得分越高受试者的认知越接近正常水平。

2018 年修订的 ACE-Ⅲ中文版，其总分为 100 分，得分受教育程度的影响明显，而年龄的影响没有显著的统计学意义，所以，按照教育程度分组，识别 MCI 的分界值是：小学组≤72 分、中学组≤78 分、大学及以上组≤80 分。识别 MCI 的灵敏度与特异度均在 80% 以上，对比曲线下面积，其与 MoCA-B 总分并无显著差异，而明显优于 MMSE 总分。

ACE-Ⅲ的优点是针对高教育老人没有天花板效应，有 5 个因子分，可以评估不同认知领域的损害、绘制不同脑部疾病的认知廓图。

（5）疗效评估量表

1）阿尔茨海默病相关结果评价量表（Relevant Outcome Scale for Alzheimer's Disease，ROSA）：是基于临床表现对 AD 病程严重程度进行动态评估的工具。ROSA 不依赖测验材料，但需要经过培训的心理测验评定员执行评估。ROSA 估计疾病程度时，按照疾病的严重程度（早、中、晚三个阶段），使用了 14 个项目，并设计了患者生活质量的评估和照料者生活负担评估，共 16 个项目。患者能力评估分为四个方面：①认知（项目 1～3）；②沟通（项目 4～6）；③行为（项目 7～11）；④日常生活活动（项目 12～14）。这 14 个项目都是日常情景描述。评估方法是相同的，都是按照严重性进行分段来区分疾病的严重程度和预测患者的能力 / 行为，依据患者的能力 / 行为在数值范围 10 到 0 之间选择相应的数值（如很好、很差）。最终，评估者得出总分并给予患者相应的评价结果。ROSA 可以快速地、较好地反映药物治疗的效果。

2）临床痴呆评定量表（Clinical Dementia Rating Scale，CDR）：由 Hughes 等于 1982 年发表，1993 年 Morris 等进一步规范了其评分方法。CDR 需要有经验的临床医生对患者和知情者分别进行半结构式访谈，用时约 40 分钟，对患者的 6 个领域进行评估，分别是：记忆、定向、判断和解决问题、工作及社交能力、家庭生活和爱好、独立生活能力。前 3 个领域包括知情者访谈和患者评估，后 3 个领域只进行知情者访谈。对认知障碍的严重程度进行 5 级评分：0 分为认知正常，0.5 分为可疑痴呆，1 分为轻度痴呆，2 分为中度痴呆，3 分为重度痴呆。CDR 根据来自知情者信息和对患者的评估做出综合判断，与患者自身对照，可将练习效应、教育和社会文化对测查结果的影响降到最低。

3）阿尔茨海默病评估量表（Alzheimer's Disease Assessment Scale，ADAS）包括认知行为量表（ADAS-cog）与非认知行为量表。认知行为量表包括定向、语言、结构、观念的运用、词语即刻回忆与词语再认，共 11 题，用时约 15～30 分钟，满分 70 分。未经治疗的中度 AD 患者每年 ADAS-cog 总分下降 7～10 分。通常将改善 4 分（相当于 6 个月平均自然下降分数）作为临床上抗痴呆药物显效的判断标准。与安慰剂对照组相差 2.5 分以上才能证明治疗组有效。ADAS 是美国食品药品监督管理局（FDA）批准的目前应用最广泛的抗痴呆药物临床试验的疗效评价工具。

（6）特殊人群（文盲、视障、听障、失语、肢体瘫痪）的评估：我国人口众多，有大量的文盲老人，以及有视障、听障的老人，尤其是在农村地区。神经内科卒中后遗症患者，大约有 30% 存在语言功能障碍（失语或构音障碍）和肢体功能障碍（瘫痪或共济失调）。

文盲与低教育老人成套神经心理测验（Neuropsychological Battery for Elder of Illiteracy and Low Education，NBEIL）是 2010 年郭起浩教授等为上海市静安区 MCI 流行病学调查设计的，并作为文盲与低教育老人的 MCI 与痴呆的诊断依据。

NBEIL 的 4 个分测验均不需要动笔，也不需要认字阅读，覆盖了 MCI 核心的 4 个认知域（记忆、执行、空间、语言），而以最容易受损的记忆与执行功能的评估得分的占比最大。

（7）研究用成套神经心理测验：尽管社区认知障碍评估不需要耗时 1 小时以上的成套神经心理测验，但相关工作人员对研究用成套测验有所了解也是有用的，如转诊时向患者及家属解释其必要性。

研究用成套神经心理测验有助于 MCI 分型与随访分析，常用的有 NINDS-CSN 美国 - 加拿大血管性认知损害（VCI）专家共识推荐的成套神经心理测验与 AD 神经成像计划（ADNI）成套神经心理测验。

NINDS-CSN 美国 - 加拿大血管性认知损害专家共识推荐的成套神经心理测验有如下 12 项分测验。分别是：①动物流畅性测验；②音位流畅性（phonemic fluency）；③ WAIS Ⅲ - 数字符号替换测验（DSST）；④连线测验（TMT）；⑤波士顿命名测验（BNT）第二版（简式）；⑥简单和选择反应时测验；⑦ Rey-Osterrieth 复杂图形测验（RCFT）；⑧ Hopkins 词语学习测验修订版（HVLT R）或加利福尼亚词语学习测验第二版（CVLT Ⅱ）；⑨神经精神问卷（NPI-Q）；⑩流行病学研究中心抑郁量表（CESD）；⑪认知功能衰退老人的知情者问卷（IQCODE）；⑫简易精神状态检查（MMSE）。

国内已经有不少修订版本并进行验证研究，总结起来，汉化版的修订包括：①听觉词语学习测验采用的词语版本各有不同；②把"简单和选择反应时测验""字母流畅性（列举 F 或 P 开头的单词）"都直接删除，没有对应版本；③连线测验 B 部分的处理各不相同，有直接删除的，有修订为不同颜色的跨文化版本的，也有采用天干地支代替字母表的。

• 推荐意见 •

总体认知评估是认知障碍的社区调查与临床筛查必不可少的环节。（Ⅰ级证据，A级推荐）

推荐AD8、IQCODE用于知情者筛查认知障碍。（Ⅰ级证据，B级推荐）

智能化认知筛查推荐G3，进一步筛查MCI可以采用上海认知功能筛查量表（SCS）与特霍芬自我认知筛查工具（TCSA）。（Ⅱ级证据，B级推荐）

推荐MMSE用于痴呆阶段的简易筛查。（Ⅰ级证据，A级推荐）

推荐MoCA-B、ACE-Ⅲ中文版用于MCI的常规筛查。（Ⅰ级证据，A级推荐）

推荐ADAS-cog用于认知障碍的疗效评估。（Ⅰ级证据，A级推荐）

（郭起浩）

（五）非认知症状测评

精神行为症状可见于认知障碍的各个时期，甚至可能发生在认知障碍较轻或尚未出现时。轻度认知损害阶段最常见的症状为淡漠、抑郁和焦虑。随着病情逐渐发展，患者会出现精神病性症状、激越和攻击行为及夜间行为紊乱。额颞叶痴呆（FTD）患者早期即可出现社交行为不恰当。路易体痴呆（DLB）早期可出现视幻觉和快速眼动睡眠行为障碍（RBD）。评估认知障碍患者的非认知症状，尤其是精神行为症状（BPSD），对其诊断与干预有重要意义。推荐对所有认知障碍的患者进行BPSD评估，包括对情感症状、精神病性症状、脱抑制及冲动攻击行为、睡眠等多方面。

评估过程包括多种方式：①通过直接观察对患者的言行举止进行观察和记录；②采用评估量表或症状清单，通过询问患者本人和照护者，了解症状的出现频率和严重程度，以及症状对患者和照护者造成的影响。

下文将介绍几种较为常用的评估工具。

1. 总体评估

（1）神经精神问卷（Neuropsychiatric Inventory，NPI）：该量表已在临床研究中广泛应用，见附录10。NPI共对12种状进行评估，包括妄想、幻觉、激越、抑郁、焦虑、淡漠、激惹、欣快、脱抑制行为、异常动作、睡眠和进食障碍。评定时限为最近一个月。评定的内容包括症状发生的频率、严重程度和照料者的主观痛苦程度。其中，发生频率按4级评分标准，即：1为偶尔，2为经常，3为频繁，4为非常频繁；严重程度按3级评分标准，即：1为轻度，2为中度，3为重度。频率和强度的分数相乘即每个症状行为的整体得分，只要任何一项NPI条目得分>0，则为阳性；任何一项NPI条目得分≥4，则被定义为临床症状显著；得分≥9

分提示存在明显的问题。照护者的主观痛苦体验按照 6 级标准评定,即:0 为没有,1 为轻微,2 为轻度,3 为中度,4 为严重,5 为很重或极重,独立评分,不计入总分。

此外,该问卷还有知情者问卷版本(NPI-Q),即 NPI 的简明版。资料主要来自患者的直接照护者。在评价痴呆常见的 12 个精神行为症状时,每项仅对所调查的症状进行一次提问,之后没有子问题。若受试者存在该项症状,则对该项症状的严重程度和照料者的痛苦程度进行评分。病情严重程度按 3 级评分,1 分为轻度(症状可被观察到,但改变不明显),2 分为中度(症状明显,但改变不显著),3 分为重度(症状极其显著,显著性改变)。得分越高,说明患者精神行为症状越严重。照护者的痛苦度按 6 级评分,0 分为无(对照料者没有造成痛苦),1 分为极轻(对照料者造成轻微痛苦,但不需要解决),2 分为轻度(对照料者造成轻度痛苦,通常容易解决),3 分为中度(对照料者造成中度痛苦,不大容易解决),4 分为重(对照料者造成重度痛苦,很难解决),5 分为极重(对照料者造成极重度痛苦,无法解决)。在 NPI-Q 中,对症状严重程度与照料者痛苦程度分别计分,计分结果各自独立。

(2)轻度行为损害症状清单(Mild Behavioral Impairment Checklist,MBI-C):MBI-C 包含 34 个条目,从 5 个维度评价轻度行为损害,包括:①兴趣、动机和动力;②情绪或焦虑症状;③延迟满足和冲动控制能力;④社交适切性;⑤异常的观念和感知觉。MBI-C 使用了简单的计分系统,每个条目的回答选择"是"或"否"(只有当患者出现持续或间歇的精神行为症状至少 6 个月,才选择"是")。如果选择"是",则再选 1~3 反映严重程度,1 代表轻度(可被察觉,但不是显著的变化),2 代表中度(显著变化,但不是剧烈的变化),3 代表重度(非常明显或突出、剧烈的变化),总分在 0~102 分。MBI-C 主要通过患者的家属或临床医生评价,使用简单,适合于社区早期识别轻度行为损害的个体。

(3)阿尔茨海默病行为病理评定量表(the Behavioral Pathology in Alzheimer's Disease Rating Scale,BEHAVE-AD):该量表共由 25 项组成,分为症状评定和总体评定两部分。按其症状的不同共分为 7 个症状群,分别是偏执和妄想观念、幻觉、行为紊乱、攻击行为、日夜节律紊乱、情感障碍、焦虑和恐惧。每项为 4 级评分,分别是:无(0 分)、轻(1 分)、中(2 分)、重(3 分)。通过对每位患者交谈和向知情者了解日常情况后进行评分。总体评定是评估给照护者造成的麻烦及给患者带来的危险,也按 4 级评分。症状评定总分为 BEHAVE-AD 总分,总体评定得分为 BEHAVE-AD 总评分。

2. 抑郁情绪

(1)患者健康问卷(Patient Health Questionnaire-9,PHQ-9):PHQ-9 量表内容简单,可操作性强,成为应用最广泛的抑郁自评量表之一。PHQ-9 量表包括 9

个项目，分别针对：①愉快感丧失；②心情低落；③睡眠障碍；④精力缺乏；⑤饮食障碍；⑥自我评价低；⑦集中注意力困难；⑧动作迟缓；⑨消极观念。由受试者根据过去 2 周的表现进行打分。每个条目的分值如下：0 为完全不会，1 为有几天，2 为一半以上的天数，3 为几乎每天。量表总分为 0～27 分。PHQ-9 量表的常用评分标准为：0～4 分表明无抑郁；5～9 分表明有抑郁症状；10～14 分表明具有明显抑郁症状，15 分以上表明有重度抑郁。

PHQ-9 量表的前 2 项组成 PHQ-2 量表，常常作为抑郁症状的初步筛查量表，由于其简单快捷，在部分研究中也采用该量表进行抑郁的初步筛查。PHQ-2 主要评估过去 2 周内出现兴趣缺乏和情绪低落的频率，评分标准如下：0 为完全不会，1 为有几天，2 为一半以上的天数，3 为几乎每天。该量表总分为 0～6 分，得分≥3 分的受试者被认为具有抑郁症状。

（2）流调中心抑郁量表（the Center for Epidemiologic Studies Depression Scale，CES-D）：该量表是目前国际上最广泛用于抑郁症状筛查的量表之一，用于评定过去一周内与抑郁相关的症状或感觉出现的频率，包括躯体化症状、抑郁情绪、积极情绪和人际问题 4 个维度。该量表共 20 题，可分为 16 个消极情感项目和 4 个积极情感项目，4 级评分，0 为"偶尔或无"，3 为"多数时间或持续"，所有题分数相加为抑郁总分，总分范围为 0～60，分数越高，代表抑郁程度越高。30 项 CES-D 量表（CES-D-30）的常用评定标准为：0～15 代表无抑郁症状，16 及以上代表受试者具有抑郁症状。部分研究中，认为得分为 20 及以上的受试者具有中度及以上抑郁症状。

（3）老年抑郁症状问卷（Geriatric Depression Inventory，GDI）：GDI 是基于中国文化背景开发的老年人群抑郁筛查工具，包括评估者版本（GDI-physician-interview，GDI-RI）及自评版本（GDI-self report，GDI-SF），GDI-RI 和 GDI-SF 之间一致性良好。该症状问卷包含 12 种老年抑郁的常见症状：①食欲或体重改变；②睡眠紊乱；③躯体不适；④疲乏感；⑤懒散迟缓；⑥焦虑不安；⑦郁闷；⑧无助绝望；⑨自责；⑩轻生观念或行为；⑪缺乏愉快体验；⑫兴趣减退。受试者根据过去两周的状态对是否存在上述 12 种表现进行回答，每种症状有若干种表现，问卷均予以描述。只要存在任何一种表现，则提示存在该症状，评定为 1 分，若无症状则评为 0 分。问卷总分为 12 种症状的总评分，得分为 3 或以上则提示该老人存在抑郁症状，建议到专业机构进一步诊断。该问卷评估者无须专门培训，适合于在社区或非精神专科机构筛查老年抑郁患者。

（4）老年抑郁量表（Geriatric Depression Seale，GDS）：GDS 用于识别老年抑郁症状的筛查工具。原始量表（GDS-30）共有 30 道是非题，可评估老年人是否有空虚、担心未来、哭泣、无望感等情感与行为方面的抑郁症状。评估时，老年人根据评估过去一周的感觉回答"是"（计 1 分）或"不是"（计 0 分）。常见的评分标准为：0～10 分为正常，11 分及以上为具有抑郁症状，部分研究将 11～20 分归类为轻度抑郁，21～30 分则表示有中度至重度的抑郁。

简版老年抑郁量表（GDS-15）从情绪低落、活动减少、易激惹、退缩痛苦的想法，对过去、现在与将来的消极评价等维度，评估过去一周内是否出现相应症状。受试者针对每个条目回答"是"（计 1 分）或"不是"（计 0 分），总分为 0～15 分，常见的评分标准认为：0～4 分代表无抑郁症状，5 分及以上代表受试者具有抑郁症状。但尚未有公认的用于区分轻度抑郁和中重度抑郁的分界值，较常见的区分方法为：5～8 分代表轻度抑郁，9～11 分代表中度抑郁，12～15 分代表重度抑郁。

3. 焦虑情绪

（1）广泛性焦虑量表（Generalized Anxiety Disorder Scale，GAD-7）：GAD-7 用于评价过去两周内的焦虑症状，该量表包括 7 个条目，用于焦虑症状的自评，每条按照 0～3 分进行评估，总分为 0～21 分，常用的焦虑评价标准为：0～4 分代表没有焦虑，5～9 分代表轻度焦虑，10～14 分代表中度焦虑，15 分以上为重度焦虑。轻度、中度和重度焦虑的分界点分别设为 5 分、10 分和 15 分。此外，GAD-7 的简化版本 GAD-2 可以用于快速评估受试者是否具有核心焦虑症状：①感到紧张、焦虑或不安；②无法停止或控制忧虑。

（2）广泛性焦虑症状清单（Geriatric Anxiety Inventory，GAI）：GAI 量表是专门针对老年人的焦虑评估工具，由 20 个"是"或"否"条目组成，旨在评估受试者是否具有常见的焦虑症状。该量表在不同研究中可见多种分界值，包括 8 分、9 分、11 分以及 13 分。其中，11 分及以上是针对广泛性焦虑症的筛查常见的分界值。GAI 量表的自评简化版（GAI-self-report，GAI-SF）在临床应用中较为少见，共包括 5 个条目：①我经常担心；②很少有事情能过多地打扰我；③我认为自己是一个容易焦虑的人；④我总是很紧张；⑤我自己的想法通常使我很紧张。GAI-SF 量表总分 0～5 分，界值分≥3 时灵敏度为 70.4%，特异度为 75.0%，AUC 为 0.73，具有较好的信度和效度，能够区分老年广泛性焦虑问题。

（3）老年焦虑量表（Geriatric Anxiety Scale，GAS）：GAS 量表是一项用于筛查老年人焦虑症状的自评量表，包含 30 个条目，要求受试者根据过去一周内出现每条症状的频率进行评分，使用 0～3 分的 4 级评分法，分数越高代表焦虑程度越高。GAS 包括躯体症状、认知症状及情感症状 3 个维度，每个维度相关的分量表数目为 8～9 条不等。GAS 的总分由前 25 项决定，另外 5 个条目用于评估对老年人重要的特定焦虑内容领域（即财务问题、健康问题、对孩子的关注、害怕死亡、害怕成为家庭成员的负担），用于临床评估，但不纳入总分范畴。此外，GAS 的简化版 GAS-10 也常用于筛查老年人焦虑症状。

4. 激越行为症状　科恩 - 曼斯菲尔德激越问卷（Cohen-Mansfield Agitation

Inventory，CMAI）：该量表主要评价患者的激越行为，涉及的问题更多和照护者的负担有关。评价包括躯体非攻击行为、躯体攻击行为、语言激越行为 3 个方面，共 29 个小条目。评定按 7 级评分标准，分别为：1 为无；2 为每周少于 1 次；3 为每周 1～2 次；4 为每周数次；5 为每天 1～2 次；6 为每天数次；7 为每小时数次。分值越高提示激越行为的发生越频繁。

5. 睡眠相关问题

（1）匹兹堡睡眠质量指数量表（Pittsburgh Sleep Quality Index，PSQI）：PSQI 是目前用于社区老年人睡眠质量评价和失眠判定最常用的工具，在全球都被广泛应用，也是国内最常用的睡眠质量评价工具之一。PSQI 共 18 个条目，涵盖主观睡眠质量、睡眠潜伏期、睡眠时间、睡眠效率、睡眠障碍、睡眠药物使用及日间功能障碍 7 个维度，每个项目以 0～3 分进行评分，总分为 0～27 分，得分越高表示睡眠质量越差。实际睡眠时间除以在床上花费的时间可用于计算睡眠效率。大部分的研究采用的截止值为 6。

（2）阿森斯失眠量表（Athens Insomnia Scale，AIS）：该量表是国内最常用的失眠评价工具之一，其他地区使用较少，其包含 8 个条目，每个项目以 0～3 分进行评分，总分为 0～24 分，得分越高，表明睡眠质量越差。常用的评分标准为：当总分<4 分为无睡眠障碍，4～6 分为可疑失眠，>6 分为失眠。

（3）失眠严重程度指数（Insomnia Severity Index，ISI）：用于衡量受试者主观感受到的失眠严重程度，重点关注睡眠模式的紊乱程度、失眠的后果，以及与睡眠障碍相关的担忧程度。它由七个项目组成，每个项目以 0～4 分进行评分，总分在 0～28 分之间，常用的评分标准为：总分<8 分为无睡眠障碍，8～14 分为失眠，15～21 分为中度失眠，≥22 分为重度失眠。

（4）艾普沃斯嗜睡量表（Epworth Sleepiness Scale，ESS）：被全球的研究广泛使用于日间嗜睡的判定中，该量表中文版已在国内完成信效度检验，其共有 8 个项目，用于测量受试者在各种日常情况下的白天嗜睡程度，每项分数范围为 0～3 分，总分在 0～24 分。分数越高，表明白天嗜睡程度越高。大部分研究以 ≥10 分作为判定日间嗜睡存在的标准。

（5）快速眼动睡眠行为障碍量表 - 香港版（Rapid Eye Movement Sleep Behavior Disorder Questionnaire of Hong Kong，RBDQ-HK）：该量表是最常用的 RBD 筛查工具之一，也被用于严重程度评价，已在国内被广泛使用，其包含 13 个项目，每项问题分别包括终身发病情况和最近一年发作频率两方面内容，量表分为梦境及睡眠行为两部分，包括终身发生率的得分（0～20 分）和最近 1 年发作频率的得分（0～80 分），总分共计 100 分，一般采用截止值 20 作为判定存在 RBD 可能的标准。

（6）快速眼动睡眠行为障碍单个问题筛查（A Single-Question Screen for

Rapid Eye Movement Sleep Behavior Disorder，RBD1Q）：其由一个问题组成，问题为"您是否曾被告知或怀疑自己，您似乎在睡觉时'完成了自己的梦境内容'（例如，拳打脚踢、在空中挥舞手臂或做出跑步动作等）?"受试者以"是"或"否"回答，当回答为肯定时认为存在 RBD 可能，常用于电话调查或谈话较为简短的场景中。

6. 淡漠症状　淡漠评估量表（Apathy Evaluation Scale，AES）：AES 是目前较为广泛应用的专门评估淡漠程度的量表，包括 18 个条目，涉及评定行为、认知及情感等方面，适用于多种疾病的筛查，如 AD、FTD、VCI 等。主要针对过去 4 周内患者的兴趣、活动和日常生活，每个项目包括 4 个等级，分数相加，得分介于 18～72 分之间，总分愈高，淡漠程度愈重。

● 推荐意见 ●

NPI 可用于社区老年人精神行为症状的总体评估。（Ⅰ级证据，A 级推荐）

MBI-C 可用于社区老年人轻度行为损害的总体评估。（Ⅰ级证据，A 级推荐）

CES-D-30 可作为社区老年人抑郁症筛查以及抑郁严重程度评估工具。（Ⅰ级证据，A 级推荐）。

GAD-7 可作为社区老年人焦虑症筛查以及焦虑严重程度评估工具。（Ⅰ级证据，A 级推荐）

CMAI 可用于社区老年人激越行为症状评估。（Ⅱ级证据，A 级推荐）

PSQI 和 AIS 可用于中国社区老年人失眠的判定和睡眠质量评价。（Ⅰ级证据，A 级推荐）

ESS 可作为社区老年人日间嗜睡症状筛查工具。（Ⅱ级证据，B 级推荐）

RBD1Q 可作为社区老年人 RBD 简易筛查工具。（Ⅱ级证据，B 级推荐）

AES 可用于社区老年人淡漠症状的评估。（Ⅱ级证据，B 级推荐）

（王华丽）

四　健康档案

（一）认知正常老年人的健康档案

建立老年人健康档案可以对老年人进行个体化的健康管理，制定更为科学合理的保健方案。根据健康档案中的资料，医生可以进行全面健康评估，通过定期的健康检查，及时发现潜在的健康问题，并提供最合适的干预措施，有效预防和控制老年人的疾病，同时可以增加老年人对自身健康和疾病的认识，提高老年人的健康素养,增强老年人的自我保健意识,从而更好地保障老年人的健康。

1. 基本个人信息　是老年人健康档案的基础内容。包括人口学、社会经济学、家属和社保信息等内容。

(1)人口学信息包括姓名、性别、年龄、出生日期、受教育程度、职业、民族、宗教信仰等方面。部分神经心理学测评结果与文化程度有关,其分值的界定因受试者的文化程度而有所不同,因此,应记录文化程度以免通过分数进行"一刀切"诊断。

(2)社会经济学信息包括职业、婚姻状况等。

(3)家属信息包括子女联系方式等。

(4)社保信息包括保险险种,医疗费用报销比例等。

基本信息可以为老年人提供更全面的健康支持,有助于制定个体化的健康管理方案。

2. 躯体及神经系统检查

在本篇的第三部分(体检与筛查)中有躯体及神经系统检查的详细介绍,其中神经系统检查、感官测试、平衡功能检查对老年人非常重要,应仔细检查。

3. 病史资料　对于认知正常的老年人,病史资料主要记录慢性病病史、传染病病史、手术史、过敏史、疫苗接种史、烟酒与催眠药物使用史等。其中,对可能导致认知障碍的疾病,如血管性、感染性、神经退行性疾病的发病情况及是否存在合并症应进行详细记录。病史资料主要包括以下几个方面。

(1)疾病诊断记录:应重点记录后续可能导致认知障碍的原发病情况,内容包括诊断的疾病与确诊的时间、诊断疾病依据的标准诊断、生物标志物或影像学标志物的具体数值、治疗情况,以及是否存在持续的症状、病情的变化情况等。

(2)辅助检查:主要是常规体检项目包括实验室检查及影像学检查,本篇第三部分(体检与筛查)中有实验室检查及影像学检查等内容,可参阅。

(3)药物应用情况:老年人承担了更多的疾病风险,因此需要长期使用多种药物治疗,尤其是某些疾病的治疗用药可能引起急性认知损伤。应记录用药名称、用药时间、用药剂量等信息。通过记录老年人用药情况,可以避免药物之间的相互作用,有助于老年人合理用药,并减少潜在的健康风险。

4. 神经心理学评估

(1)认知功能评估:认知测量是评估老年人心理健康的重要方法,可以使用具有一定标准的认知测评工具,对于认知正常的老年人可以选择简单快速的心理测评如简易精神状态检查(MMSE)、蒙特利尔认知评估量表(MoCA)等来进行评估。本篇的第三部分有认知测评章节,可参阅。

（2）日常生活能力评估：日常生活能力的减退是容易被忽视的，记录日常生活能力情况不能仅以简单地可以或不可以自行完成来进行评估。除询问知情者外还要通过量表评估，本篇第三部分非认知症状测评章节有详细介绍。

（3）心理健康状况评估：评估老年人的心理健康状态非常重要，包括焦虑、抑郁等负面情绪和兴奋、幸福等积极情绪。焦虑抑郁等均为认知障碍的危险因素，评估工具在本篇第三部分非认知症状测评章节有详细介绍。

5. 健康生活方式　包括饮食习惯、睡眠质量、社交情况等。记录相关情况可以便于后续针对档案中记录的信息进行针对性的健康管理服务，如健康咨询、健康指导、健康干预，这是老年人保健的核心内容。在进行健康管理服务后，应在健康档案中记录健康咨询的问题及需求。医生给老年人提出的一些针对其现状的健康建议，包括保持规律的运动、良好的饮食习惯也可能涉及用药规范指导，进而对选用药物、用药时间、用药剂量等方面进行专业评估和调整，以确保老年人药物的安全性和有效性等。还应记录下一步行动计划，如下一步需要进行的医疗检查或复诊，以及注意事项等。

（1）运动锻炼：评估个体的运动习惯、强度、频率和时长等，是否达到了身体需要的运动量和强度。

（2）吸烟饮酒：评估个体的吸烟和饮酒习惯，了解是否存在过量饮酒、频繁吸烟等不良行为。

（3）饮食习惯：评估个体的日常饮食习惯，包括饮食种类、数量、频率及营养成分的摄取量，如摄入咖啡因、油炸食物、膳食补充剂等的情况。是否存在营养失衡等问题。

（4）睡眠质量：评估个体的睡眠质量，包括每天的睡眠时间、睡眠质量，是否存在失眠、是否因失眠而用药及疗效等问题。

（5）社交情况：评估老年人的社交能力和社交支持。评估社交能力包括了解是否加入了社会团体、是否有参加社交活动、是否有社交网络等、是否参与志愿服务及服务的类型和频率等。评估社交支持包括了解老年人在社会网络和社会关系方面获得的支持和支持的质量。

6. 长期随访　对于认知正常老年人应定期随访，评估认知功能变化情况，尤其是对于存在认知障碍家族史的老人，要及时抓住病理变化的初期信号进行干预与治疗。主要随访内容包括如下。

（1）定期的认知功能评估：定期进行认知功能评估，包括测试记忆、计算、语言、注意力及执行功能等，以便及早发现认知问题的发生和进展。

（2）个体化的认知功能训练：为认知功能正常的老年人量身定制个体化认知功能训练方案，以维持或提高认知功能水平。

（3）健康风险因素的意识：定期了解老年人的生活方式、营养健康状况、体力活动、社交情况等，了解老年人是否意识到因年龄逐渐增大而可能出现的健康风险因素并积极预防。

（4）生活调整指导：帮助老年人逐渐从退休生活角色中寻找、重新建立个人价值，调整生活节奏和方式，以适应生活中的变化。

7. 健康管理建议 对于认知功能正常的老年人，管理建议应着重于维持和提升现有的认知功能，预防认知能力下降。具体建议如下。

（1）生活方式调整：鼓励健康饮食、定期体育活动、充足睡眠和社交活动，以促进脑健康。

（2）心理健康：提供策略以应对压力、焦虑和抑郁等情绪问题，如参与社交活动、兴趣小组和心理咨询服务。

（3）认知训练：建议定期进行认知训练活动，如记忆游戏、语言学习和其他大脑训练练习，以保持大脑活跃。

（4）健康检查：定期进行全面的身体和认知功能检查，及时发现和处理可能影响认知功能的疾病。

（5）教育与支持：提供有关健康生活方式、疾病预防和认知保健的教育，以及如何应对老龄化过程中可能遇到的挑战等方面的信息。

以上内容能够全面了解认知正常老年人的疾病、认知及生活状况，及时发现可能出现的健康风险因素，通过定期的随访、培训和管理，提高老年人的生活质量，预防出现认知障碍等问题。

认知正常老年人的健康档案见附录 11。

（二）老年认知障碍患者的健康档案

1. 基本个人信息 除认知正常老年人健康档案记录相关基本个人信息外，还应记录患者是否独居，因为患者与熟悉的家庭成员共同生活可以减少刺激，诱发正性的情感反应。若老人非独居，应该记录子女状况及陪护情况，也便于后续进行随访。

2. 躯体及神经系统检查 除认知正常老年人健康档案提及的内容外，以认知障碍病情为中心的体格检查可能发现认知障碍病情进展原因并及时干预。但进行体格检查时必须考虑到患者因认知障碍相关病情而出现的躯体、神经、高级皮质功能的改变。例如，皮质基底节变性会导致肢体失用，神经梅毒导致阿 - 罗瞳孔，进行性核上性麻痹导致音量减小，优势半球的卒中导致的失语等。

3. 病史资料 认知障碍的主要表现是进行性或波动性认知功能下降，病史资料可以提供患者认知功能变化程度及时间，是诊断认知障碍的重要依据。不同原因导致的认知障碍在起病方式、首发症状、主要损害认知域、病程进展等方面存在差异,因此详细的病史记录对认知障碍的诊断及鉴别诊断具有重要价值。并且认知障碍患者可能存在自知力、逻辑、语言等功能障碍,患者准确叙述病史困难,甚至出现虚构、错构等,因此,除了向患者本人询问病史外,还应向知情者确认,首选的知情者应为与患者长期共同生活的家属,病史资料主要包括以下几个方面。

（1）疾病诊断记录

1）症状描述:应该详细描述患者出现的认知障碍症状,如记忆力下降(近期/远期)、语言障碍、情绪变化等,主要包括日常生活能力减退、精神行为症状、认知功能减退,并记录这些症状的持续时间、严重程度、先后次序、症状进展经过、加重或缓解因素等。对于所有的症状均应进行横向及纵向比较,横向比较即与性别、年龄、教育程度与之相匹配的认知正常老年人对比,纵向比较即与患者此前认知情况对比。

2）诊断结果:应该记录医生进行认知评估和测试后所得到的诊断结果,包括可能的认知障碍类型、程度等。

3）既往史:应包括认知障碍发病前的疾病史,如卒中、占位性疾病、癫痫、中枢神经系统感染、脑外伤、糖尿病、抑郁症等。

4）个人史:如幼年认知发育情况,有无特殊嗜好,如酗酒、药物滥用、吸毒、冶游等。

5）家族史:许多认知障碍与遗传相关,且存在明确的遗传基因,因此对于认知障碍的患者应询问家族中有无类似疾病表现者,若有,应详细追问患病人数、患者亲缘关系、发病年龄、性别等,尽可能绘制家系图,这有助于通过遗传方式进行诊断及鉴别诊断。

（2）辅助检查

1）实验室检查:除前述认知正常老年人的常规体检项目外,还应重点询问记录与认知障碍相关的感染、代谢、营养指标,如同型半胱氨酸,甲状腺功能、微量元素、白蛋白,维生素 B_{12}、梅毒螺旋体抗体、HIV 抗体等。以上检查除了可以揭示认知障碍的病因、发现潜在危险因素及伴随疾病或并发症外,还可能有助于进行及时的补充治疗,这些补充治疗有时会延缓认知障碍的发展。

2）影像学检查:主要是脑结构成像,包括 CT 和 MRI 检查,其中 MRI 可以提供患者颅脑脑血管病情况,如部位、大小、数目、白质改变,脑萎缩情况等。

3）生物标志物:主要包括脑脊液(CSF)或血浆生物标志物及 PET/CT 分子成像生物标志物。CSF 或血浆特殊蛋白的检测如 AD 中 $A\beta_{42}/A\beta_{40}$ 比值、T-tau、P-tau181、P-tau217 等,PD 中的 α- 突触核蛋白等。分子成像包括糖代谢,AD 中的 Aβ 显像,PD 中的多巴胺转运体 PET 成像等。

4）基因检测:基因突变常为导致家族遗传型认知障碍的主要病因,例如

PSEN1 和 *PSEN2* 基因等。基因检测不仅适用于有明确家族史的情况，如散发型AD中，*APOE4* 是重要的风险基因。若病史记录中有此类情况，应告知基因检测的必要性。若有结果回报应详细记录。

（3）治疗方案：应该记录医生提供的药物治疗、非药物治疗和其他支持性治疗的方案并记录每种治疗方案信息。除认知正常老年人档案中已述项目外，应重点记录认知药物及认知训练等非药物治疗的开始时间、剂量加减、持续时间、依从性、效果等。

4. 神经心理学评估

（1）认知功能评估：认知功能的评估可以在患者或家属主观叙述病史后，客观地测量认知障碍的损害程度、损害认知域等来协助临床诊断。已诊断认知障碍的患者绝大多数都应在医院内进行全面的认知评估，建议至少每年都进行全套完整的神经心理学测评，评估认知障碍进展情况，便于及时调整治疗方案。社区应对评估结果进行详细记录。评估工具在本篇的第三部分认知测评章节有介绍，可参阅。

（2）精神行为症状（BPSD）评估：认知障碍的患者除了出现认知功能损伤外，在疾病的不同时期还可能出现不同的BPSD，如AD患者会出现淡漠、幻觉、妄想等，FTD患者在疾病早期常以BPSD为首发症状。社区应对评估情况进行详细记录，并且应记录BPSD的出现时间，先后次序，必要时针对性地使用药物治疗。在本篇的第三部分中有非认知测评（包括BPSD的评估量表）内容的介绍，可参阅。

（3）日常生活能力（ADL）评估：日常生活能力减退是认知障碍的核心症状，了解患者既往及目前的日常生活情况，即完成基本日常生活活动的能力，如进食、个人卫生、穿着、如厕等，以及社区内生活能力，如购物、做饭、做家务、使用电话、乘坐公共交通工具等活动是否需要他人辅助，对随访认知障碍的发生发展极为重要。在本篇第三部分中有非认知测评（包括ADL的评估量表）内容的介绍，可参阅。

（4）心理健康状况评估：认知障碍老年人多因记忆力、日常生活能力下降等原因出现焦虑、抑郁的情况，应定期对其情感状况进行详尽评估，以便及时进行心理疏导和药物干预。在本篇第三部分中有非认知测评（包括焦虑、抑郁的评估量表）内容的介绍，可参阅。

5. 健康管理建议

（1）对于认知障碍的老年人，管理建议应侧重于缓解症状、提高生活质量和支持家庭护理者。具体建议如下。

1）个性化治疗计划：根据患者的具体病情制定个性化的治疗方案，包括药物治疗和非药物治疗（如认知治疗、行为管理）。

2）日常生活支持：提供日常生活支持，如个人护理、家务管理和安全措施，确保患者的生活质量。

3）社会和情感支持：鼓励参与社会活动，提供情感支持和社交机会，减轻孤独感和社会隔离。

4）家庭护理者支持：为家庭护理者提供教育、资源和支持服务，帮助他们应对护理责任，减轻压力。

5）安全与预防：采取预防措施，减少跌倒和意外伤害的风险，提供安全的生活环境。

6）长期监测和评估：定期评估患者的认知功能和健康状况，根据病情变化调整治疗计划。

（2）另外根据 2024 年发布的《国务院办公厅关于发展银发经济增进老年人福祉的意见》的内容，还应考虑以下方面。

1）强调健康教育与预防措施：针对老年人的健康教育内容应更加突出预防措施，如认知障碍预防、营养与运动指导、心理健康维护等，与健康促进和疾病预防服务相连接。

2）整合社区资源：在健康档案管理建议部分，建议加强社区资源的整合，如提供社区内外部资源的连接，促进老年人参与社区活动，提高其社交互动，这不仅有助于老年人的身心健康，也符合"银发"经济发展的目标。

3）提升健康档案的数字化水平：鼓励使用电子健康档案系统，便于老年人及其家属远程访问健康信息，同时也方便社区健康管理机构实时更新健康管理计划和提供个性化服务。

4）关注老年人家庭和社会角色的变化：在健康档案中加入老年人家庭和社会角色的评估，探讨退休生活、家庭关系变化等对老年人心理健康的影响，并提供相应的心理健康服务和社会参与建议。

其余健康教育资料、健康管理服务记录、其他相关信息等与认知正常老年人大致相同。但应加强对认知障碍老年人的长期随访及频次，便于及时发现病情变化。

老年认知障碍患者的健康档案见附录 12。

▶ 推荐意见 ◀

利用健康档案进行健康管理，行为干预治疗，可以降低疾病发病率，延长患者生命，提高生活质量。（Ⅲ级证据，B级推荐）

对于认知障碍的患者，应遵循诊断学的基本原则，详细询问并记录病史，并经知情者证实。（专家共识）

（杨　宇）

五　认知正常老年人认知功能的管理

（一）评估

对老年人开展认知状态评估需要多学科、多维度地开展，旨在了解老年人的功能状态、身体健康状况、认知和心理健康及社会环境情况。认知状态评估通常在发现老年人的潜在问题时启动，近年来则进一步强调对存在危险因素的人群进行评估。身体健康的评估包括营养、听力、视力、尿失禁、运动功能（包括平衡能力）、日常生活能力等。老年认知状态评估不同于一般医学评估，还包括非医学领域、老年人的功能状态和社会心理问题的评估。老年人对疾病的非典型反应很常见，且社会和心理因素也可能掩盖疾病的典型表现。通过综合评估，可识别和控制与认知障碍相关的风险因素。因此对老年人的综合评估有助于发现问题、早期诊断疾病、制定治疗和随访计划、协调护理管理、评估长期护理需求和最佳管理方式。

建议老年认知状态评估的实施由具备老年综合评估技术开展资质的人员或老年科特有的多学科团队成员如老年科医师、精神卫生科医师、神经科医师、临床营养师、康复治疗师、临床药师、护师、心理测量师等分别进行。老年认知状态评估工作目的在于通过不同的评估工具，多方面、多维度帮助老年人发现是否有认知损害，以及影响认知功能的因素，同时在综合管理中可作为观察效果的指标。在社区进行老年认知状态评估以简捷实用为主，多学科参与的要求很难落实，因此围绕下述重点内容开展评估工作。

1. 老年人能力评估　为养老护理服务等级划分标准内容，其中老年人能力评估的主要评估指标包括自理能力、基础运动能力、精神状态、感知觉与社会参与等，通过评估老年人的生活自理能力，判断其独立生活能力是否缺失，能否自理，是否需要照顾及在哪些方面进行照顾。按 2023 年国家市场监督管理总局和国家标准化委员会发布的《老年人能力评估规范》（GB/T 42195—2022）进行评估，评分的得分范围为 0~90 分，分数越高说明能力水平越好，最终按得分分为 5 个等级（由轻到重分为 0~4 级）：总分 90 分定义为能力等级 0 级，表示能力完好；总分 66~89 分定义为能力等级 1 级，能力轻度受损，为轻度失能；总分 46~65 分定义为能力等级 2 级，能力中度受损，为中度失能；总分 30~45 分定义为能力等级 3 级，能力重度受损，为重度失能；总分<30 分定义为能力等级 4 级，能力完全丧失，为完全失能。

2. 身体健康状况评估　对身体健康状况的评估是老年人认知状态评估的重要方面，可以发现导致认知损害的病因及危险因素，包括了传统病史的所有方面，如现病史、既往史、家庭和社会史、人口统计信息及系统回顾。病史和体格检查的方法应该是针对老年人的，评估还应包含营养、视力、听力、尿失禁、平衡和预防跌倒与多重用药等方面的内容。

（1）多重用药：一般认为应用 5 种及以上的药物为多重用药。多重用药是老年人中常见的情况，不同卫生保健人员常常会为老年人开具多种不同药物，导致发生药物相互作用和不良反应的事件风险增加。在老年人中，30% 的住院和许多可预防的问题被认为与药物不良反应有关。美国老年医学会（American Geriatrics Society，AGS）Beers 标准列出了一些关于老年人潜在不合理用药，必须定期重新评估用药的药物包括抗胆碱药物、阿片类药物、苯二氮䓬类、苯二氮䓬受体激动剂、肌肉松弛剂、三环类抗抑郁药等，以减少多药治疗并避免不良结果，除非有特殊适应证。

（2）营养：老年人的生理储备减少，他们在急性疾病或住院期间面临营养不良的风险增加。一项研究显示，体重指数低于 23kg/m² 与死亡率增加相关。对老年人进行营养筛查有助于发现老年人营养不良，但对于老年人的长期结局改善缺乏充足证据。基于 24 小时的饮食可以评估老年人的日常食物摄入情况，一些客观的营养指标包括体重指数、身高和体重，实验室检测也可用于老年人的营养评估。

目前临床上提倡应用系统评估法，结合多项营养指标评价患者营养状况。以下是常用的评估工具。

简易营养评价法（Mini Nutritional Assessment，MNA）：MNA 是最常用的老年人营养风险评估工具之一。它包含了一个问卷和体格检查，用于评估老年人的营养状态和潜在的营养风险。通过评估老年人的体质指数、摄食量、运动能力、自我评价等指标来判断老年人是否存在营养不良或潜在的营养风险。

此外，还有营养不良通用筛查工具（Malnutrition Universal Screening Tool，MUST）、老年营养风险指数（Geriatric Nutritional Risk Index，GNRI）、营养风险筛查（Nutritional Risk Screening 2002，NRS 2002）等评估工具。

（3）视力障碍评估：老年人视力损害的常见病因包括远视、黄斑变性、白内障、糖尿病视网膜病变和青光眼。视力减退可能影响生活质量和日常生活活动，进而降低独立生活的机会，但目前尚没有充足的证据表明视力筛查可以改善无症状老年人的视力结局、功能状态或生存质量。可以使用 Snelle 视力表进行筛查视力，也可使用简便的筛查方法，如要求老年人在床边阅读书籍标题或文字。

（4）听力障碍评估：年龄相关性听力损失也称为老年性耳聋，可能导致认知评估表现不佳、社交孤立、误解、焦虑或抑郁，以及评估时的认知疲劳、增加听力的努力和虚弱。必须调查听力损失的常见原因，如耳垢堵塞、头部创伤、耳毒性药物使用,以及涉及听觉系统、颅神经或脑膜炎的任何疾病。听力筛查有助于早期发现听力障碍。虽然目前没有充分的证据可以确定对无症状老年人进行听力损失筛查的利弊,但有证据表明,利用耳声发射检测对老年人进行听力筛查是具有成本效益比的。直接询问患者是一种快速而经济的筛查方法,也可以使用指摩擦测试、耳语测试或听力测量来评估听力损失。

(5)尿失禁:尿失禁的发生率随年龄增加而增加,其后果包括尿路感染、压疮、败血症和死亡率的增加,它还会给患者带来尴尬和情绪压力,导致他们在性和社交活动方面受限制。此外,尿失禁也可能是认知障碍的表现。尿失禁的评估应包括液体摄入量、药物、认知功能、活动能力和既往泌尿外科手术史。可以通过简单的问题识别急迫性尿失禁,如询问"您是否有一种突然而强烈的排尿冲动,导致您在上厕所之前就排尿了"。还须询问尿失禁是否与打喷嚏、咳嗽或举重物等情况相关,以识别压力性尿失禁。推荐采用国际尿失禁咨询委员会尿失禁问卷简表(Incontinence Questionnaire Short Form,ICIQ-SF)评估尿失禁的发生率和尿失禁对患者的影响程度。

(6)跌倒、平衡与步态评估:老年人的平衡能力受损往往表现为跌倒和跌倒相关损伤,跌倒与功能恶化和死亡率的增加有关,也是老年人住院的常见原因。然而,老年患者通常向临床医生隐瞒跌倒事件,因此,应在与老年人交流中常规询问跌倒情况。

推荐从一个简单的问题开始,询问患者是否在过去一年内跌倒过。

跌倒风险的进一步评估可以使用相关量表,常使用 Morse 跌倒评估量表(Morse Fall Scale,MFS)对住院患者进行跌倒风险的评估,MFS 从三个月内跌倒史、共病诊断、辅助器具、药物使用、步态与认知状态评估住院患者的跌倒风险,评分>45分提示高跌倒风险。

老年人跌倒风险自评问卷(Self-Rated Fall Risk Questionnaire,FRQ)常用于社区老年人的跌倒风险自评,包含跌倒史、精神状态、用药、感知觉等12项条目,评分≥10分提示高跌倒风险。

推荐通过评估平衡与步态来预测老年人的跌倒风险,存在平衡与步态障碍者跌倒风险增加。评估工具有计时起立 - 行走测试(Timed Get-Up and Go-Test),可用于评估患者的活动能力、姿势稳定性以及步态。如果患者完成测试需要超过12秒,那么跌倒和功能衰退的风险增加。

应用广泛的评定受试者平衡功能的是 Tinetti 步态和平衡量表(Tinetti Performance Oriented Mobility Assessment,TPOM),TPOM 可以评估老年人的步态和平衡能力。它包括了一系列步态和平衡测试项目,如行走姿势、步幅、步态稳定性等。通过对老年人在这些项目上的表现进行评估,可以判断其步态和平衡的功能水平。

老年人可以通过用药管理、锻炼、物理治疗、环境评估和护具使用来降低跌倒风险。

（7）压疮评估：压疮的评估需要进行皮肤状况检查，包括皮肤的完整性、红肿、破裂、潮湿程度等方面。可使用压疮评估量表作为评估与识别工具，通常使用的量表列举如下。

Braden 评分表：Braden 评分表是一种常用的压疮风险评估工具，特别适用于老年人。它包括 6 个评估维度：感觉知觉、湿度、活动、移动能力、营养状况和摩擦/剪切力。每个维度都有特定的评分范围，最终得分可以帮助评估老年人的压疮风险水平。

Norton 评分表：Norton 评分表是另一种常用的评估工具之一，适用于老年人。它包括了 5 个评估因素：一般健康状况、心理状态、活动能力、移动能力和压疮发生风险。每个因素都有相应的评分范围，最终得分可用于评估老年人的压疮风险。

（8）肌少症评估：肌少症（sarcopenia）也称肌肉减少症，是老年人常见的肌肉退化和功能减退问题。肌少症与机体功能障碍、失能、跌倒、死亡的发生率增加相关。评估老年人肌少症的常用方法包括以下几个方面。

肌肉质量测量：通过测量老年人的肌肉质量来评估肌少症。常用的测量方法包括双能 X 射线吸收法（dual-energy X-ray absorptiometry，DXA）和生物电阻抗法（bioelectrical impedance analysis，BIA）。这些方法可以测量全身或特定部位的肌肉质量，从而评估老年人的肌少症程度。

肌力测量：通过测量老年人的肌肉力量来评估肌少症。常用的测量方法包括手握力测试（使用非惯用手）、屈曲肌力测试、站立起坐测试等。老年人正常握力临界值为：女性 18.5kg，男性为 28.5kg。而女性低于 18kg，男性低于 28kg，则是肌少症的诊断标准之一。站立起坐测试是让受试者臀部坐于椅面前 1/2、双手胸前交叉，记录 30 秒内从坐到站的次数，通常老人小于 8 次为不理想。这些测试可以评估老年人不同部位肌肉的力量水平，反映肌少症的程度。

（9）虚弱评估：虚弱（frailty）被描述为生理储备减少的状态，导致易受外部应激因素的负面影响。虚弱涵盖了患者的身体、社交和认知方面。衡量虚弱的两个常见方法是虚弱表型和虚弱指数。虚弱表型评估的 5 个方面包括力量减退、非故意体重减轻、自我报告的耐力和精力不足、行动迟缓和低体力活动水平。简易虚弱问卷（Simple Frailty Questionnaire，FRAIL）用于虚弱筛查，包括疲劳感、力量、步行能力、疾病数量、体重减轻 5 个方面，具备其中 3 项或更多特征阳性者被认定为虚弱。虚弱指数是一个基于功能、心理社会、医疗和与年龄相关缺陷效应的连续量表，可以更好地预测死亡风险，优于虚弱表型。虚弱的治疗包括定期锻炼、营养支持和避免使用多种药物。

3. 认知与心理健康评估

（1）抑郁筛查：老年抑郁症是 AD 的危险因素，抑郁症患者功能下降，食欲缺乏，睡眠质量差，生活质量低下，因此，应对老年人进行抑郁情绪筛查。常用的老年抑郁筛查工具为 CES-D-30、PHQ-9、GDS、GDI 等。这些量表都是自评量表，筛查阳性者需要医生进行诊断确定。本篇第三部分中有非认知测评（包括焦虑、抑郁的评估量表）内容的介绍，可参阅。

（2）认知评估：对于主观报告担心记忆和认知功能下降或被观察到存在认知困难的老年人，以及高危个体，建议进行认知筛查。无症状老年人也应定期进行认知评估，相应的认知评估工具在本篇第三部分体检与筛查中的认知测评章节有详细介绍。

4. 社会支持评估

社会支持评估有助于识别衰退或虚弱的风险因素，评估老年人的社会支持可以帮助了解他们在社会关系方面的状况和需求。除了询问老年人关于他们的社会支持感受和需求，还可以使用量表进行社会支持的评估。以下是一些常用的社会支持评估方法和工具。

（1）社会支持问卷：社会支持问卷是一种常用的评估工具，用于评估个体在不同方面的社会支持水平。这些问卷通常包括对家庭支持、朋友支持、社区支持和情感支持等方面的问题。常用的社会支持问卷包括 MOS 社会支持量表（Medical Outcomes Study Social Support Survey）、Duke 社会支持量表等。

（2）社交网络评估：通过评估老年人的社交网络可以了解他们与家庭成员、朋友和社区的联系和互动情况，这可以通过了解他们与不同人群的联系频率、互动质量和支持程度等情况来实现。

总之，老年认知状态的评估需要综合评估，对于评估发现存在认知功能减退，或者存在老年综合征的个体，如跌倒高风险、躯体活动能力明显下降、焦虑抑郁、谵妄、营养不良、尿便失禁、衰弱或肌少症等，建议启动老年多学科团队管理模式（Geriatric multidisciplinary management of geriatric syndrome，MMGS），制定个性化的治疗和护理计划，为老年人提供全方位、协调一致的服务。

• 推荐意见 •

在为老年患者开具处方时，应进行全面的药物审查，包括审查非处方药和保健品，以避免药物相关的伤害。（Ⅰ级证据，A 级推荐）

对老年人进行营养筛查。（Ⅱ级证据，B 级推荐）

对老年人进行视力筛查。（Ⅲ级证据，A 级推荐）

对于听力受损的老年人，助听器是首选治疗手段，可以最大限度地减少听力损失带来的损害，改善日常功能。（Ⅰ级证据，A 级推荐）

（陈 炜）

（二）健康教育

1. 社区健康教育的定义　社区健康教育指的是以循证医学证据为依据,由社区组织的教育活动,其目的是提高社区居民健康意识、控制疾病危险因素,最终达到预防疾病的目的。同时,社区健康教育还通过对社区特定人群及其健康特征进行分析,制定和实施改善健康的计划和策略,指导并影响社区居民选择更好更健康的生活方式,对不良生活方式和生活条件等给出相应的解决建议。

2. 健康教育的重要性　随着世界人口老龄化的加剧,痴呆已成为 21 世纪全球面临的最严峻挑战之一。这种严峻的形势对国家、家庭以及个人都是沉重的压力。大量的研究显示,约 45% 的痴呆与可改变的不良生活方式有关,即很多引起痴呆的危险因素是可改变的,如缺乏运动、吸烟、饮食不健康和过度饮酒等。某些疾病也可增加痴呆的发生风险,如高血压、糖尿病、高胆固醇血症、高同型半胱氨酸血症、肥胖和抑郁症等。如果能改变这些风险因素,将有助于降低痴呆症的发生风险。

社区健康教育在支持老年人认知方面发挥着至关重要的作用,它提供保健知识和干预措施,提高思维敏锐度并延缓认知衰退。有证据表明,社区教育项目可以通过社会参与、教育和生活方式的改变来增强认知健康。针对老年人需求量身定制的健康教育已被证明可以对记忆力和注意力等认知功能产生积极影响。

社区健康教育也包括对照顾者的培训,通过为照顾者提供认知障碍的知识培训和记忆辅助工具的使用,可显著改善老年人的认知状况。结合认知训练和健康教育项目,不仅能够提升老年人的认知功能,还能够改善他们的日常生活表现。研究表明,如果这些干预方法能够在中长期内保持效果,将有助于社区老年人维持身体和认知能力,尤其是在轻度认知障碍阶段。这些项目促进了老年人维持健康行为并增强了社会互动能力,有助于延长老年人的独立生活时间。

日本的一项研究共招募了 308 名轻度认知障碍患者,并将他们随机分配到综合活动组（n=154）或对照组（n=154）。综合活动计划包括每周 90 分钟的课程,为期 40 周,重点是身体和认知活动。与对照组相比,综合活动组在 MMSE 和韦氏记忆量表修订版逻辑记忆 II 上的得分明显增加,且差异具有统计学意义,在活动能力和非记忆领域也有显著改善。这些研究证实,通过健康教育能够帮助社区成员及其照料者尽早识别认知障碍的早期表现,帮助他们获得及时的医疗干预和支持。通过筛查和教育,社区内的老人可以更早地进行生活规划和医疗决策,并通过合理的干预来延缓认知功能的恶化。

3. 社区认知健康教育设计及内容　认知障碍的社区健康教育旨在提高公众对认知障碍（如 AD、VD 等）的认识,预防其风险因素,并为患者及其家属提供支持。通过全面的社区健康教育,可以帮助降低认知障碍的发生率,提升患者的生活质量,并减轻社会和家庭的负担。

另外,在进行社区健康教育设计时,还要考虑社区的社会经济水平、社区的绿化、建筑及设施情况。一项系统评价显示,社区的社会经济状况以及贫困指数与认知水平显著相关,个人的种族、基因及个人经济状况也起一定的作用。社区健康教育设计涉及以下主要内容。

(1)基础知识普及:介绍认知障碍的定义和类型,如 AD、VD、DLB 等类型,以及它们的症状、进展和诊断;提高公众对早期症状的警惕性,如有怀疑,应及时就诊或咨询专科医生。

(2)风险因素与预防:高血压、糖尿病、高脂血症、高同型半胱氨酸血症、肥胖、吸烟、不健康饮食和缺乏运动等是增加认知障碍风险的因素,这些因素可以通过改变生活方式和药物治疗进行控制,社区健康教育可让更多人了解并重视对这些危险因素的干预,从而达到预防认知障碍发生的目的;精神健康教育如压力管理、社交活动参与、认知训练也有助于降低患病风险。

(3)支持与护理资源:为家庭和照护者提供支持,教育家庭成员如何应对患者的行为变化、情绪波动,并提供护理技能培训;介绍社区内的支持小组、健康服务中心、养老机构等,以便患者和家属获取所需的帮助。

(4)社会共融:减少对认知障碍患者的偏见,促进社区对认知障碍的理解和包容;鼓励社区成员通过志愿者服务支持认知障碍患者和家庭,如提供陪伴、活动组织等。

(5)跨部门协作:与医疗与公共卫生部门协作,定期在社区进行认知障碍的筛查活动,要取得社区及政府层面的政策支持,增加对社区认知障碍健康教育和护理的资金投入。

4. 社区健康教育方法　社区认知健康教育方法应结合多种策略,以确保信息有效传播,并帮助不同年龄、背景和需求的群体理解并应用这些知识。同时健康教育还需要施教者和受众之间的互动,一些健康教育方法由专业人员设计,通过结合系统课程与改善认知的非药物干预,对认知障碍的患者有直接改善作用,并在小样本的双盲对照研究中得到证实。以下为社区健康教育常用的一些方法。

(1)健康讲座与研讨会:①线下讲座。邀请医学专家、神经科医生、心理学家或认知健康领域的专业人员,向社区成员讲解认知障碍、早期预防、诊断和护理等知识。②线上研讨会。通过社交媒体或视频会议平台开展线上健康教育活动,吸引更多的社区成员参与社区健康教育活动,尤其是老年人或行动不便者。

(2)小组讨论和支持团体:为认知障碍患者及其家属建立互助小组,提供相互支持的机会,并分享应对策略和资源信息。同时经常开展社区讨论会,以较为轻松的方式探讨认知健康问题,鼓励社区成员分享经验,了解风险因素并相互支持。

（3）宣传材料与社交媒体：设计简明易懂的传单或手册，放置在社区医疗中心、图书馆、养老机构、药房等公共场所。内容包括认知障碍的基础知识、预防方法及支持资源。同时还可以利用社交网络和短视频等平台发布认知健康的相关内容，定期更新文章、视频、图表，让不同年龄段的社区成员了解相关健康知识。

（4）认知健康筛查活动：定期在社区开展认知功能筛查活动，特别是针对老年人群体，帮助早期发现潜在的认知问题。提供简单的在线自测工具或现场问卷，帮助社区成员了解自身的认知健康状况，并鼓励有疑虑者寻求进一步检查。

（5）与当地相关、机构协作：与当地的医院、诊所、护理中心协作，提供更多专业的认知健康教育和筛查服务。利用政府部门或健康组织的资源，举办大规模的健康教育活动，提供政策支持和专业信息传播。

（6）认知健康宣传日（周）：设立专门的"认知健康日"或"认知障碍宣传周"，集中开展一系列的教育活动，如健康讲座、筛查义诊、认知健康挑战等，借此提高公众意识。

（7）结合社会心理干预的认知健康教育项目：内容包括认知影响因素的介绍、健康生活行为指导和认知相关疾病管理建议。心理社会干预包括游戏疗法、艺术疗法、问题解决疗法、回忆疗法和团体支持疗法等。

（8）互动式认知训练与健康生活实践组：通过举办各种认知训练活动，如记忆游戏、拼图、策略游戏、头脑风暴、趣味性益智活动等，还有教授专门设计的认知训练方法如记忆力训练、执行能力训练、视空间训练以及日常生活能力训练等，帮助社区成员锻炼大脑功能，保持认知活力。建立各种健康生活实践组，组织健康饮食课程、健身课程、压力管理和冥想训练，其他还有模拟生活场景进行购物、旅行规划等，帮助社区成员建立健康的生活方式，从而改善认知健康。团体怀旧、家庭支持、个别心理疏导等均可作为健康教育的内容贯穿其中。

5. 社区健康教育实施原则 针对社区认知障碍的防治进行的社区健康教育应当遵循一些基本原则，以保证社区健康教育得以正确、持久开展，并且获得应有的效果。

（1）以人为本：社区教育应尊重每个人的背景、需求和认知能力，尤其是在面对不同文化、语言和教育水平的人群时，应采取个性化的教育方法。同时，针对认知障碍患者及其家属，教育活动应体现对其感受的理解，避免可能增加病耻感或使用歧视的言语，鼓励社会共情。

（2）科学性与准确性：社区教育的内容应基于最新的科学研究和医学证据，确保提供的信息准确无误，包括认知障碍的原因、症状、预防方法和治疗方案。教育活动应由医疗保健专业人员提供或协助，确保信息权威可靠，同时社区成员可以获得专业的咨询和指导。

（3）通俗易懂：避免使用过于专业的术语或复杂的医学概念，确保信息易于理解。使用图表、视频和演示等方式增强内容的可理解性。尤其是对于老年群体，可通过互动性强的活动（如问答、讨论和实践练习），帮助他们更好地理解和记住关键内容。

（4）文化适应性：认知健康教育需要针对不同文化背景和信仰进行调整，确保信息的传递符合人群的文化习惯和价值观，为不同语言的社区成员提供相应的教育材料和活动，如使用当地通用语言或方言，提高覆盖面。

（5）可持续性：社区健康教育应长期开展，避免一次性活动，通过定期更新的内容和活动来保持公众的参与度和对健康问题的关注。要为社区成员提供持续支持，如线上健康资源、热线电话、诊疗指南等，并通过定期随访或后续活动巩固教育效果。

（6）预防与干预并重：教育不仅应针对已有认知障碍患者，还应强调如何通过健康的生活方式（如合理饮食、运动、心理健康管理等）来预防认知障碍的发生，并帮助家属及照护者学习如何应对患者的行为变化和情绪问题，提供有效的护理技能支持和心理支持。

（7）社区参与和协助：动员各类社区组织（如学校、企业、政府机构、非营利组织等）共同参与健康教育活动，确保信息广泛传播。整合多方资源，要鼓励社区志愿者、年轻人等积极参与认知健康项目，支持老年人和认知障碍患者，通过社区共建提升教育效果。

（8）易于获取与公平性：确保健康教育活动对社区内所有成员都易于获取，无论其经济条件、交通便利性或其他限制因素，都能参与教育活动。特别关注弱势群体、老年人、残疾人、经济条件较差者等，确保他们能够与其他人同等地获得认知健康教育机会。

6. 评估与反馈

（1）评估目标设定

1）知识普及效果：评估获得健康教育人群对认知障碍疾病的基本知识（如症状、病因、预防措施等）的掌握情况；评估参与者采用了预防认知障碍的健康生活方式的证据，如改善饮食、加强锻炼、参与脑力活动等。

2）态度与意识转变：社区居民对认知障碍患者的理解和关爱程度是否有所提高。

3）早期识别与干预能力：社区成员是否学会了识别早期的认知障碍症状，并能在适当的时候寻求专业帮助。

（2）评估方法

1）问卷调查：设计一套包括知识测试、态度变化、行为改变的问卷，分别在教育前后发放并收回，以比较参与者的进步情况。

2）访谈与焦点小组：通过访谈或焦点小组讨论，深入了解参与者的感受、是否应用了所学内容，以及健康教育项目的优势和不足。

3）健康数据分析：如果可能，可以跟踪社区中老年居民的健康数据（如就医率、诊断率等），从而了解健康教育对早期干预是否有帮助。

4）参与度和满意度：记录参与者的出席率，并通过满意度调查了解项目的受欢迎程度。

（3）数据分析

1）定量分析：通过问卷数据的统计分析，了解教育前后的知识、态度和行为的变化程度。可以使用频次分析、均值对比等方法。

2）定性分析：分析访谈和焦点小组的反馈，总结出常见的观点和建议，提炼出有代表性的意见。

（4）反馈和改进

1）社区反馈会议：定期举行反馈会议，向社区居民和相关工作人员汇报评估结果，介绍项目的成效和未来的改进方向。

2）调整内容和形式：根据评估结果，调整教育内容的难度、适用性，以及教育方式（如是否需要增加互动性、使用更多视觉化或本地化的材料等）。

3）持续跟进和支持：可以通过持续的社区活动、健康检查和咨询服务来加强认知障碍的预防和管理，保持健康教育的长期效果。

4）这种评估与反馈机制可以帮助社区管理者和卫生专业人员了解认知障碍健康教育的实施效果，并根据社区实际需求进行调整和优化。

● 推荐意见 ●

社区认知健康教育可减少认知障碍发生率。（Ⅰ级证据，A级推荐）

（李延峰）

（三）健康咨询

健康咨询是指遵循健康原则，为求助者提供有关健康方面的咨询指导服务，通过了解自身状况、制定健康计划、预防疾病发生，达到促进身心健康的目的。内容包括：疾病预防和健康促进、营养和饮食、健康生活方式、疾病管理和治疗、心理健康维护等方面。开展健康咨询应该在全面了解求助者的相关信息的基础上进行，如对求助者进行全面评估、详细的晤谈、认真分析后提供咨询服务，以及对健康风险进行干预的指导意见，通过有效利用目前条件和有限资源达到最大的健康效果。认知障碍因对患者及家庭成员或照料者的生活影响巨大，经济负担沉重，既是重大的医学问题，也是严重的社会问题，因此要及时进行相关健康咨询，提供积极防治的各种可行方法，预防认知障碍的发生，实现健康老龄化。对患者进行科学干预和照料,对提高其生活质量、减轻社会负担具有重要意义。

1. 健康咨询服务的任务 为正常老人、认知障碍高发人群、认知障碍患者、患者家属及照料者等提供健康咨询;基于社区调查和评估发现潜在风险和相关的风险因素,给出有针对性的科学的健康建议;提供"从健康到认知障碍"全过程、全周期、系统化和个体化的咨询服务,做到提前预防,及时指导诊疗,积极促进康复。

2. 健康教育是健康咨询的主要内容 可为求助者进行有针对性的面对面或线上一对一的健康教育,也可定期进行集体健康知识讲座,广泛宣传认知障碍相关知识,内容包括:纠正不良生活方式,建立良好的生活习惯;选择正确的饮食方案和合适的运动方式;进行认知干预,改善认知功能;实施心理干预,进行心理护理,调整患者和家属或照护者的心态,给予适宜的心理支持;安全注意事项、药物应用、生活方式处方和运动处方等。建议给予生活方式干预,加强康复锻炼,最大程度减少病情进展,改善生活质量,减轻个人及家庭负担,节约治疗经费和医疗资源。

3. 健康咨询的方式和方法 一般采取一对一的当面咨询,也可是多人参加的团体咨询,还可以利用网络资源,制作二维码,在社交媒体和网络,以及报纸杂志、广播电视等一切可以利用的资源和平台发布相关科普知识,回答公众关心的健康问题。

4. 健康咨询人员应具备的素质

(1)尽量完善知识储备,提高发现问题的能力,训练较强的总结和类比能力。要把专业知识普及推广,利用科普形式把枯燥的医学知识生动形象、深入浅出地表达出来,便于大众理解和接受。

(2)培养良好的心理素质和较强的沟通能力。在健康咨询中会遇到很多问题,工作人员应真诚耐心地倾听求助者的讲述,善于倾听、善于沟通、善于引导。要换位思考,应感同身受,体谅并给予适当的劝慰和心理支持,增加其对健康咨询服务的信任,消除对疾病的恐惧,增强健康老龄化的信心。

(3)健康咨询人员不仅要有良好的业务能力,能为求助者答疑解惑,恰如其分地做好心理疏导和健康指导工作,还要有高度的责任心和良好的职业道德,才能高质量地解决求助者的实际问题,提供满意的心理保健服务。

5. 健康咨询时的注意事项

(1)确立服务意识:健康咨询的过程就是服务的过程,为求助者提供健康咨询服务是健康咨询工作者的职责,服务意识的确立是做好健康咨询工作的基础。

(2)掌握求助者的应对方式:应对方式是求助者遇到困难时所采取的应对策略,每个人对于相同问题的应对方式可能不同,这与求助者的人格特征有关。消极的应对策略会直接影响求助者的心理健康,如遭遇疾病应激时多采用回避、屈服等消极应对方式,而较少采取勇敢面对疾病的积极应对方式。因此,了解求助者的应对方式对提供准确的健康咨询服务非常重要。

(3)注重性别年龄文化程度的差异:女性负性情绪的概率大于男性,老年人则更多地关注身体健康状况,高学历求助者往往会表现出对身体的过度关注,社会压力及对自身生存状态的不满也是高学历者负性情绪的重要产生因素。同时要考虑不同民族、不同文化背景的影响。

(4)保持热情和蔼的态度:态度越和蔼,沟通效果越好。和蔼应是得体的,自然的,适合环境的,与沟通气氛相协调的。良好的态度不但会增加信任度,还能弥补其他不足。

(5)百问不烦,耐心回答:同情心、宽容心、忍耐力是进行健康咨询的基本要求。合理运用谈话艺术,讲究方式、技巧,尊重求助者隐私,关注感情差异,表现出亲切的态度,使用平和易懂的语言。

(6)言语得当:自然又不失庄重,严谨又充满温情,平和但不冷淡,内容紧扣重点并和当时的环境相协调。

(7)尊重科学:所有的解答、建议、指导均须在尊重科学的基础之上进行,坚持实事求是,这是进行健康咨询的根本要求。

健康咨询人员不仅要有高度的责任心和良好的职业道德,能为求助者和家属及照护者答疑解惑,还要善于倾听,善于引导、沟通,能够恰如其分地做好心理疏导工作,高质量地解决求助者的实际问题,提供心理保健服务,为健康管理工作的顺利开展奠定良好的基础。

本指南提供一些常见的科普知识供读者参考,内容见附录1。

— 推荐意见 •

健康咨询对指导早期症状识别如记忆力减退、执行功能下降等,促进早期筛查、早期干预,降低照料者负担,减少患者住院率具有重要价值。(Ⅰ级证据,A级推荐)

(江文静)

(四)认知促进

认知健康(cognitive well-being/cognitive health)是指个体的认知功能处于正常或良好的状态,能够满足日常生活的需要。认知健康对于维持老年人的生活自主性和主动性有非常重要的作用,而通过使用各种方法和技术来增强和改善个体的认知能力即为认知促进(cognitive promotion)。参与更多的智力活动、身体锻炼和社会活动有助于认知健康。本节重点介绍老年人认知健康促进的方法,对象以正常老年人为主。

1. 认知训练　认知储备指认知过程中大脑的适应性（即效率、能力、灵活性）。具有较高认知储备的老年人能更好抵抗大脑老化所带来的认知损伤。认知训练（cognitive training）可增加认知储备，维持认知功能，减少与年龄相关的衰退，预防或延缓认知障碍的出现。

（1）单一领域认知训练：指针对记忆、注意、执行、感知觉、定向、加工速度、语言、逻辑推理等的单一认知领域进行训练。AD 早期以记忆损害为主要表现，因此认知训练可以首选记忆训练。记忆训练的方法如记忆游戏、分解复杂任务、实验记事工具、练习多任务处理等。经过 5 周记忆训练的老年人，边缘系统的海马区内胆碱与肌酸增高，更有利于突触信号传递。认知的可塑性可能与这些神经递质的增高有关。执行功能训练如注意力训练、记忆训练、决策能力训练、问题解决能力训练，自我控制能力训练等。视觉处理速度训练（包括视觉处理速度和注意力任务的丰富组合）除了训练域的改善，还可改善工作记忆和工具性日常生活能力。传统训练是通过拼图、填色游戏、棋牌游戏、做手工、画钟测试等方法来训练注意力、视觉感知和执行功能等。单一认知域训练重在持续重复训练，不同研究中心设计的训练程序、训练工具、训练时长及频率亦不同。

（2）多领域认知训练：包括推理、记忆、视觉空间、语言、计算和注意力等，可有效改善患者的一般认知功能、记忆执行功能。研究者在社区使用认知训练方式为个人训练与集体训练相结合，个人训练项目包括背古诗、记忆图片、堆积木、打地鼠，频率为每周 5 次，每次 20～30 分钟，时间尽量选在上午；集体训练项目包括顺背和倒背数字、古诗朗诵、记忆图片、逆向思维及注意力训练、文字接龙等活动，活动设计尽可能体现多领域认知训练，频率为每周一次，每次 1 小时，时间选在上午。干预持续进行 3 个月后 MoCA 总分、执行功能、语言能力、抽象能力等均有明显改善，参与训练的老人自述"以往总是记不住事情，忘了东西放在哪里，现在做了这些训练，有的时候想想就想起来了，很有效果"。结果表明，以个体和集体活动相结合的多领域认知训练，符合老人特点，易于被接受，可以考虑在社区养老服务场所开展。

（3）计算机辅助认知训练（computerized cognitive training，CCT）：传统的认知训练是通过人工协助的方式反复练习技能，使神经功能重建，而新的计算机辅助训练是日常生活结合理论，通过游戏的方法对患者进行训练，从简单到困难，通过反复学习和锻炼，使患者接受反复的感觉刺激，从而提升认知能力和日常活动能力。与传统方法相比，CCT 有很多优点：①形式多样且更加具有娱乐性及趣味性；②可自动对患者的认知功能进行评估，然后根据评估结果推送更加适合患者的方法；③减少医护人员及主要照护者的负担；④操作简便，患者容易接受。

近年数字疗法运用于认知障碍的诊疗，产生了认知数字疗法（cognitive

digital therapeutics）。认知数字疗法由在线训练师进行必要的指导，借助系统设计的计算机化认知训练，在移动设备上进行单一领域认知训练或多领域认知训练，可联合使用可穿戴设备通过实时反馈数据分析，对训练剂量进行动态调节，以及对过程和效果进行实时监测，达到预防或治疗认知障碍的效果。认知数字疗法在本篇的非药物干预章节有进一步的介绍，可参阅。

目前国内已有涵盖多领域的综合性认知训练软件，包括一整套完整的认知评估和训练体系，包含记忆、视觉空间、语言、计算和注意力、执行功能等模块，使用认知训练方法、课堂练习加软件强化进行脑功能锻炼。方案为：先对单个受试者进行整体认知评估以了解认知域受损情况，再进行认知训练，每次 1 小时，每周 2 次，连续 3 个月，共 24 次。干预内容包括：记忆力训练、注意力训练、反应速度训练、灵活性训练、综合能力训练。每次课前进行 5 分钟痴呆知识普及与课程回顾。结果显示，认知训练 3 个月后，干预组在视空间与执行功能、注意力、抽象思维、延迟回忆 4 个认知领域的评分及总评分较干预前提高，证明了认知功能训练的有效性，提示认知功能训练可能是老年人应对认知老化伴随功能减退的有效策略。

2. 体育锻炼（physical exercise）　已有大量的研究证实，体育锻炼能够改善老年人的认知功能，是认知功能的保护因素。体育锻炼对老年人的认知减退有一定的预防作用，具有长期运动习惯的老年人认知减退发生率较低，短时间的持续运动也可以提高认知能力，降低 AD 的发生率。

体育锻炼分为有氧训练、牵伸训练、抗阻训练、平衡训练、体育活动等，其中有氧训练的研究较多。研究提示，一年的有氧锻炼和拉伸训练有助于改善久坐健康老年人的认知能力。运动不仅能够改善老年人整体认知能力，还能减弱与认知障碍发生有关系的危险因素，对患者的心肺耐力及平衡、运动能力也有改善作用。有研究发现，通过有氧训练干预，女性比男性在心肺功能与认知改善之间的关联更显著，这种干预能够增加 MCI 老年女性的海马体积，并调节与记忆相关的脑区功能活动。

（1）有氧锻炼（aerobic exercise）：即有氧训练，是指人体在氧气充分供应的情况下，使用身体的大肌肉群进行的有节奏的运动。运动须持续较长的一段时间，并且运动强度在中等或中等以上，常见的有氧运动项目有步行、慢跑、游泳等。国外研究表明，老年人长期进行高强度的有氧运动有助于提高心血管和代谢功能，也可以提高记忆力及执行能力。研究发现，积极进行身体锻炼的老年人与没有进行身体锻炼的老年人相比，出现认知损伤风险更低；长期进行身体锻炼，特别是参加有氧锻炼的个体，其老年期出现认知下降的概率降低 25%，积极参加运动能够显著降低老年人发生 MCI 及降低 MCI 进展为 AD 的概率。

有氧运动能够使患者的交感神经兴奋性下降，同时使迷走神经兴奋性增加,有利于维持交感 - 迷走神经间的动态平衡,减少中枢神经系统的损害,改善认知功能。提高心肺健康的有氧身体活动对健康老年人的加工速度、视觉注意与听觉注意,尤其是执行功能,有积极作用。短期的有氧锻炼也有效,如骑自行车运动 10 分钟后,老年组在斯特鲁普色词测验(Stroop Color-Word Test)的判断速度平均提高了 16%。6 个月的有氧锻炼可减轻老年人脑萎缩,3 个月甚至 1 周的接抛球杂耍训练后,老年人在负责运动信息存储与加工处理的脑区(如颞中区、顶内沟)的灰质容量出现显著的扩展,大脑白质也随训练出现增加。这些研究提示,有氧锻炼的老年人在大脑的结构和功能上均具有更高的可塑性。

(2)体育活动(physical activity):荟萃分析显示积极运动的老年人认知功能下降发生的概率要低于久坐不动的老年人。老年人可以根据自身实际情况进行适度活动,可对认知障碍进行有效预防,同时还可以改善生活质量,延长独立生活的能力。

1)太极拳(Taijiquan):主要通过人体物理、心理资源和疾病状态的调节来促进整体认知功能的改善。太极拳作为中国传统运动的代表,其动作轻缓,强度适中,易于学习且形式多样,适用于老年人锻炼。

研究显示太极拳可有效延缓认知功能的减退。10 周的太极拳练习可增加平衡,提示可增强注意力的维持能力。6 个月的太极拳锻炼可以提高老年人的记忆力,也能够改善 MCI 老年人的认知功能,且具有一定的持续性。每周练习 3 次,每次 20～30 分钟,训练时间 24 周可有效延缓认知功能的减退。太极拳作为一种有氧运动,具有柔和缓慢、连贯圆整、动静结合、逆腹式呼吸的特点,有助于增加脑组织的血液灌注,满足脑组织能量和氧气的供给,减少氧化应激反应,促进神经营养因子的生成。太极拳强调"静心用意""以意随行""手眼协调",意念、呼吸、动作相结合,动作富于多变,要求准确掌握每个动作前后的顺序,连贯地进行动作的转换,有利于不断刺激中枢神经系统,激发神经网络的兴奋性,改善控制记忆的海马、额叶等核心脑区的结构和功能。

现阶段,我国社区的老年人对痴呆的早期识别和干预有强烈的需求,太极拳是一种可靠且低风险的运动,带来的认知效益显著优于其他普通运动,可作为一项在社区推广的早期干预方式。

2)广场舞(square dance interventions):是一种具有简便、易行、趣味性、群体性等特点,较为适合老年群体的舞蹈,可促进个体情感、认知、社交的融合与发展。跳舞对老年人的认知功能有积极影响,尤其是他们的记忆、视觉空间技能、执行功能和注意力。音乐可增加神经兴奋性,提高老年人幸福感和体育活动乐趣,是一种新兴的促认知手段。在社区环境中具有较好的前景。

广场舞是结合中国当代社会文化特点形成的一种特殊的舞蹈方式,在形式上与集体舞相似,带有流行的广播体操元素,基于群体的广场舞可提高老年人的反应时间和操作准确性,延缓老年人认知功能衰退,有助于老年人对抗社会孤立,改善老年人的整体心身健康,包括增强自尊、树立积极的衰老观和改善生活质量。

广场舞可以显著提高老年人的身体素质,特别是静态平衡、下肢肌肉力量和核心力量方面,效果与太极拳相似。目前广场舞项目的设计包括华尔兹、维也纳舞、探戈和伦巴舞的舞蹈模式,以及基本的向前、向后步、侧滑、小马跳跃和弓步。

广场舞的锻炼强度基本是中等水平,但目前缺乏标准化的内容,一般时间控制在30~60分钟,每周进行3~5次,至少持续12周,长期进行效果更佳。

3. 其他日常活动

(1)日常社会性活动的参与:研究发现,老年人参加的社会活动(如访问朋友、参加体育活动、外出旅游等)每增加1项,出现失能的风险降低43%,并且身体的协调性会更好。与朋友互动、参加爱好小组和运动小组者认知功能更好。把协助小学生完成阅读作业、去图书馆当志愿者等作为日常社会活动参与的训练方式,每周15小时,持续1年后,参与训练的老年人在记忆能力和执行功能的测试上成绩均有所提高,特别是那些在初期表现出执行功能下降的老人,在记忆和执行功能任务能力上提高了44%~51%。

(2)日常智力活动的参与:为期4年的追踪研究发现,在生活中参与智力活动(如阅读书籍、报纸等)比较多的老年人日常问题解决能力保持得比较好。让老年人参与到各种问题解决和创造性的智力活动中,经过10~12周的训练,训练组老年人在智力测验上的成绩有了大幅提高,并且在空间短时记忆和问题解决能力等方面的提高也是显著的。

▪ **推荐意见** ▪

多领域认知训练每次20~30分钟,每周3次,总计8周;如使用训练软件,训练安排为每周5次,每次30分钟,共4周。可有效改善认知功能。(Ⅰ级证据,A级推荐)

每次30分钟以上,每周3次,总体持续10个月以上有氧运动有助于提高心血管和代谢功能,也可以改善认知功能,对老年人的认知减退有一定的预防作用。(Ⅰ级证据,A级推荐)

太极拳每周练习3次,每次20~30分钟,训练时间24周,可有效延缓认知功能的减退。(Ⅰ级证据,A级推荐)

至少持续12周,每周3次,每次30~60分钟的广场舞可改善老年人的整体心身健康,延缓老年人认知功能衰退。(Ⅰ级证据,A级推荐)

(吴东辉)

（五）自我管理

认知功能健康自我管理是指个体通过自我管理和认知训练，保持和提升自己的认知功能水平，从而更好地应对日常生活中的挑战和压力，促进健康水平，提高生活质量。老年人的自我认知健康管理，关键在于提高他们对认知健康的认识，使其了解通过科学有效的方法，可以保护和促进认知能力，预防和延缓认知退化，从而提高生活质量和幸福感。随着人口老龄化的加剧，认知障碍已成为老年健康管理的重点问题，预防认知障碍已成为老年人的迫切需求。各种与认知健康相关的活动、大众宣传和健康教育层出不穷，极大提高了公众对认知障碍的认识。在此背景下，利用各种方法和工具推进认知健康宣传、认知评估、诊断、随访和认知健康自我管理是切实可行的，也是非常必要的。

通过整个社会和社区层面推广和普及认知教育并持续倡导，老年人的主动认知健康意识将得到显著提升。他们可以与专业人员进一步讨论并制定适合自己的自我管理方案，并采取措施坚持实施。除了通过专业人员提供的认知健康管理外，数字化认知健康管理也是一个重要的手段。数字化认知健康自我管理工具特别适合那些缺乏固定时间的在职人士，也可以与专业指导的认知健康项目结合使用，提高管理效率。而做好认知健康自我管理的一个首要条件是积极参与感兴趣的社会活动，在主动健康的前提下接受新的知识和理念，与时俱进。

最新研究表明，解决方案需要包括有益身心健康的生活方式、饮食、睡眠、身体和脑力锻炼、社交和兴趣活动、合理用药、合并慢性疾病管理，减压和心理精神调节，利他和正能量的生活方式等等。这些都需要统筹安排，越具体和可执行越好，同时要有发现问题和就医或寻求专业咨询的判断标准。总之，老年人可以通过多种方式进行认知健康自我管理，这些措施都有助于提高他们的认知能力和健康水平。本部分内容主要针对认知正常老年人，其中部分内容在本篇第五部分认知正常老年人认知功能的管理中的认知促进部分有补充。

对计划开展认知健康自我管理的老年人，提出以下建议。

1. 自觉进行认知健康的科普学习　学习与认知相关的科普知识是了解认知功能重要性、增强防病治病意识、提高促进健康自觉性的重要一环。传统媒体在提高认知健康和自我意识方面具有重要作用。电影和电视剧等是老年人群目前主要的娱乐方式和接收外部信息的渠道，一些作品对认知障碍（认知症）的早期症状进行了形象深入的描述。例如，电视剧《都挺好》让观众对苏大强的认知症前期特征印象深刻。电影《依然爱丽丝》《困在时间里的父亲》《妈妈》《我脑中的橡皮擦》等也详细介绍了认知症的知识。本指南还专门有一章节提供认知症的健康教育内容。

新媒体在大众信息传播上也越来越受到老年人群的欢迎，下面推荐一些专业的线上线下机构。

（1）网站和移动应用程序：MemTrax。

（2）英文工具：BrainHQ，Lumosity，HappyNeuron。

（3）公众号：仁济脑健康和认知症之友，DCRC 记忆守护，黄手环行动。

（4）以认知健康管理为特色的体检机构、社区卫生服务中心：通常可提供面对面的认知健康管理咨询和相关问题的解答，适合那些喜欢直接互动而不是在线资源的个人。

（5）图书馆和书店：这些场所通常提供与认知健康和神经科学相关的资源，如书籍和视频光盘。这些资源可以为那些希望自我管理认知健康的人提供有用的信息。

2. 重视体检 建议老年人定期到三级甲等医院进行常规体检，并在专业人员指导下增加与认知健康相关的特色体检项目，拿到体检结果后进一步进行多学科健康管理咨询，包括神经内科、精神科（心理科）、老年科等，并咨询营养和运动专家。在专业人员的指导下，根据自己的目标和身体精神情况，建立一套适合自己的身体情况和生活习惯的覆盖身体、心理和社交等多维度的健康管理方案。

3. 认知训练 老年人可以通过认知康复来改善认知功能。认知的康复训练可以帮助老年人保持头脑清晰，提高思维能力和注意力，改善大脑的认知能力和改善记忆。可参考前文认知促进章节。

4. 饮食管理 老年人应当保证均衡饮食，摄入足够的营养素。叶酸、维生素 B_6 和维生素 B_{12} 在所有年龄段的神经系统中都很重要，特别是在老年人中，缺乏这些营养素会加快大脑老化。此外，要提升对二十二碳六烯酸（DHA）以及二十碳五烯酸（EPA）等营养成分的摄取量，并且要避免食用含有过多脂肪和糖的食品，这对维持心脏、血液与神经系统的健康大有裨益。坚持地中海饮食衍生的地中海 - 防治高血压的饮食方法（dietary approaches to stop hypertension，DASH）及延缓神经退行性病变的地中海 -DASH 饮食干预法（Mediterranean-DASH intervention for neurodegenerative delay，MIND），这种饮食模式以富含蔬菜、水果、全谷类、坚果、豆类、鱼类、橄榄油和葡萄酒为主，同时减少摄入红肉、加工肉类和糖类。研究表明，这种饮食模式可以降低 AD 的发病风险。长期大量饮酒会损伤大脑，也是心脑血管病的危险因素，应该克服。近期的研究显示，不论何种酒，饮多少均无益，建议将葡萄酒从地中海饮食中剔除。

5. 睡眠管理 保证每天 6~8 小时高质量睡眠，充足的睡眠有助于身体和大脑的恢复和修复，提高认知功能和记忆力。睡眠适度最好，过多的睡眠（超过 12 小时）或过少的睡眠（少于 4 小时）都不利于认知健康。需要和有条件时可以适当午睡，可以缓解疲劳，提高注意力和工作效率，但不宜过长，一般建议睡

20～30 分钟。具体的睡眠建议可能因个人情况而异,如果有任何健康问题或疑虑,请咨询专业医生或睡眠专家。

6. 心态和行为管理 主要管理好三个方面:一是良好的心态和豁达的态度。研究表明,积极的信念可以降低老年人患痴呆症的风险,同时,这种积极的信念也有助于轻度认知障碍的康复。二是参与志愿活动和亲子活动,这些活动有助于保持积极的心态,增加社交互动,提高生活质量。三是老年人的自身财务管理,防止由于老年人认知健康问题而导致经济损失。需要强调的是,具体的建议可能因个人情况而异,如果有任何健康问题或疑虑,请咨询专业医生或心理医生。

7. 体力锻炼和脑力锻炼管理 规律的体力锻炼和脑力锻炼可以有效地改善记忆力和认知功能。此外,这些锻炼还可以提高身体代谢水平,增强心肺功能,降低患病风险。研究表明,教育程度与 AD 的发病概率呈负相关,即教育程度越高,患 AD 的概率越低。学习新事物和维护大脑功能密切相关。学习外语、阅读、玩智力游戏,或者进行认知训练等活动,都有助于维护大脑功能。建议每天安排 2～3 种不同的脑力锻炼,每次 30 分钟左右,每种活动每周进行 3～4 次。尤其是 3D 游戏、对抗性棋牌比赛、麻将游戏、阅读和认知训练等,可以刺激大脑的神经网络,提高认知能力。因此,推荐进行规律性的体力和脑力锻炼,以维护大脑和认知功能。总之,保持学习和探索的态度,积极参与各种认知挑战活动,使用认知训练工具有助于维护大脑功能和降低患 AD 的风险。前文认知促进章节有较详细的介绍可参阅。

8. 社交和兴趣活动 老年人应该在日常生活中积极参与社交活动和交往,与家人、朋友、邻居进行互动和交流,参加社区组织的活动、志愿服务、健身和户外活动等,以保持积极的社交生活。参与社会活动有助于大脑功能的活跃和神经突触的生成,可以延缓大脑功能的衰退。

需要注意,每个人的情况都是独特的,所以选择适合自己的活动可能需要根据个人兴趣、能力和社交环境进行定制。此外,如果对这些活动有任何疑虑,建议咨询医生或专业医疗人员。老年人参与社交活动可能会改善认知能力。此外,社交活动也可以提高老年人的自尊心和精神状态,减少孤独感和抑郁情绪,从而对身心健康产生积极的影响。

9. 慢病管理和损害认知问题防控 许多慢性疾病及心理、精神问题都可能对认知功能产生影响,有效管理这些问题可以促进认知健康。对于这些疾病,建议咨询专业医生和药师,不建议老年人自行用药。不同的疾病都有各自的慢病管理应用程序(App)和疾病管理服务商,建议在专业人士的指导下选择使用。重要的是,在医生的指导下按时用药,并尽量降低使用对认知功能有潜在损伤的药物。慢病管理和损害认知问题防控要注重如下几个方面。

（1）大脑保护：研究表明，大脑损伤会增加认知障碍和痴呆的风险，因此，保护大脑免受损伤应高度重视。

（2）听力保护：听力受损会对认知功能产生负面影响。建议避免噪声污染，不要用挖耳勺等硬物掏耳朵，必要时可以使用软棉球清理。65 岁以上老年人如有听力障碍和视力障碍，出现认知障碍的风险会显著增加。然而，积极的社交活动可以克服这种风险。

（3）视力保护：严重的视力受损会导致社会参与度降低，并可能直接或间接引发认知问题。有视力障碍的老年人出现认知障碍的概率是没有视力障碍的老年人的两倍以上。

（4）口腔卫生维护：牙周疾病患者患 AD 的风险更高，因此，维护口腔卫生以预防病原体感染是非常重要的。

（5）肠道健康维护：肠道微生物菌群紊乱已被证实可以导致外周及中枢炎症，损害认知功能。最新研究表明，临床前 AD 患者的肠道微生物由标志性种属组成。因此，维护肠道健康对于认知功能至关重要。

（6）心血管健康维护：有益于心脏健康的地中海饮食和生活方式也有益于认知健康。高脂血症、高血压、糖尿病、肥胖、吸烟、高胆固醇血症、高同型半胱氨酸血症等风险因素如果得到良好的管理和控制，有助于维持认知健康。

（7）补充维生素：维生素 D、维生素 B_1、维生素 B_6 和维生素 B_{12} 缺乏会伴有记忆问题。如果发现这些维生素的缺乏，应及时补充以改善记忆。然而，缺乏这些维生素的群体没有证据表明服用这些维生素对记忆、痴呆症或 AD 有益处。

10. 自我监测 记录和监测老年人的身体状况、饮食习惯、心理状况和疾病记录，发现变化时，及时寻求医生、家庭照顾者和社会工作者的协助。

11. 缺乏专业人员时的方案 对于缺乏专业人员提供自我管理方案并加以监督调整的老年人，可参考上述内容并通过下述方案来实现认知功能自我管理。

（1）制定具有可行性的日常生活及活动计划，可以通过纸质或电子日程表进行每日打卡和打勾记录。

（2）日程表中应包括定期进行认知功能自测，例如每周或每月一次，以及定期体检，频率可遵医嘱。

（3）国内健康服务行业也可以提供相关服务，市场上已出现多款商业产品，包括各类应用程序和网站等数字化产品，可以根据自身特点及需求选购，建议请专业人员推荐。

12. 数字化自我认知健康管理系统和工具

（1）数字化认知功能自我测试和管理系统：认知功能自我管理需要利用便捷、可及、科学、可靠的自评认知功能的工具进行定期连续自评，数字化的工具可以有效地进行反馈和与医务人员互动,并结合体检结果适当调整认知健康自我管理方案。

(2)携带式或居家被动监测系统:有条件和感兴趣的老人,也可以考虑手环、手表等可穿戴和居家监测等被动检测系统,或者使用语音识别的 AI 认知功能检测系统等来辅助认知健康自我管理。

将老年人的认知健康管理方案数字化是一个非常有前景的创意,能够提高管理的效率和效果。认知健康的自我管理是一个系统工程,尽早实施能够帮助人们有尊严地走完一生。

• 推荐意见 •

老年人的自我认知健康管理是促进健康的重要途径。使老年人了解,通过科学有效的方法可以保护和促进认知能力,预防和延缓认知退化,可提高生活质量。(Ⅲ级证据,B级推荐)

通过认知训练以改善认知功能,达到提高生活能力的目标(Ⅱ级证据,B级推荐)。

将老年人的认知健康管理方案数字化是一个非常有前景的创意,能够提高管理的效率和效果(Ⅲ级证据,B级推荐)。

(辛美哲)

六 老年认知障碍患者的健康管理

神经变性认知障碍无法治愈,具有进行性加重的特点,随着疾病进展,从早期的轻微症状到晚期丧失自我照顾能力,需要他人协助或完全依赖他人照顾。为了提供社区分级管理的依据,有针对性地做好照料工作,需要对认知障碍老人进行综合评估,尤其是生活自理能力评估,本部分介绍常用的评估方法和管理建议。

(一)老年认知障碍患者的生活能力评估

1. 失能与日常生活能力

(1)日常生活能力是指一个人在家庭、工作机构及社区里自己管理自己的能力。除了包括最基本的生活能力之外,还包括与他人交往的能力,以及在经济上、社会上和职业上合理安排自己生活方式的能力。日常生活能力减退是老年认知障碍的核心症状之一。

(2)个人生活能力是指人们为了维持生存及适应生存环境而进行的一系列最基本的、最具有共性的活动,包括进食、修饰、洗漱、穿/脱衣裤和鞋袜、大小便控制、如厕等。

（3）失能即丧失独立的生活能力，具体指因伤残、年老、各种慢性疾病等因素导致的生活能力下降或丧失，从而出现生活能力的部分不能自理或者完全不能自理。失能包括由身体状况导致的失能、认知方面的心智失能等。中重度认知障碍者会失能。而轻度认知障碍者则失能不显著。

2. 日常生活能力评估　日常生活能力量表（Activities of Daily Living Scale，ADL 量表）是国际通行的评定老年人能力和认定失能的主要指标，最早于 1963 年由悉尼·卡兹提出。ADL 量表最常用的是 Lawton 和 Brody 于 1969 年制定的版本，由基本日常生活能力（BADL）量表和工具性日常生活能力（IADL）量表组成。评估结果可按总分、分量表分和单项分进行分析。ADL 受多种因素的影响，故对 ADL 量表评分结果的解释应慎重。

ADL 评定的内容包括四个方面，包括肢体运动（床上运动、轮椅上运动和转移、使用或不使用专门设备进行室内或室外行走、使用公共或私人交通工具）、生活自理（进食、更衣、清洁、上厕所）、交流（打电话、阅读、书写、使用计算机和录音机，识别环境标记等）、家务劳动（包括购物、备餐、保管和清洗衣物、清洁家居、照顾孩子、安全使用生活用品和家用电器、收支预算等）。

根据 ADL 量表得分判断照料依赖的程度：ADL 量表得分小于 20 分为日常生活完全需要依赖他人照料；ADL 量表得分在 20～40 分为生活需要很大帮助；得分在 40～60 分为生活需要帮助；>60 分为生活基本自理。

3. 老年人能力综合评估　为养老护理服务等级划分标准，2023 年国家市场监督管理总局和国家标准化委员会发布了《老年人能力评估规范》（GB/T 42195—2022），是对老年人能力的综合评估，主要评估指标包括自理能力、基础运动能力、精神状态、感知觉与社会参与等，通过老年人能力评估，可以全面判断其独立生活能力、活动能力、精神状态、社会活动情况，从而提供更实际、更精准的照料服务。在本篇"认知正常老年人认知功能的管理"中的评估部分有详细介绍。

4. 老年人能力评估与照护需求　北京市民政局发布的 2022 年《北京市老年人能力评估实施办法（试行）》将老年能力评估与照护需求评估形成对应关系：照护需求评估结论分为 0～8 级，共 9 个级别，其中照护需求评估结论 0 级对应能力评估完好，1～2 级对应能力评估轻度，3～5 级对应能力评估中度，6～8 级对应能力评估重度，以此确定所需护理等级。

5. 管理建议　对于高危老年人群，要开展早期筛查服务；对于处于疾病中期和生命末期的老年人群，建议建立跨专业的服务团队，提供身体、心理和生活护理指导，最大限度地保障老年人的身心健康和生活自理能力。

（1）认知障碍"服务规划七阶段模型"：认知障碍患者需要综合、系统、以人为本、可及且可负担的健康服务，所需的照料包括筛查、诊断、治疗、康复、安宁疗护等，其他支持则包括出行、运动、饮食营养及提供轻松愉悦的家庭互动。世界卫生组织（WHO）提出了认知障碍"服务规划七阶段模型"，按照诊断前、诊断后和诊断后支持分为七个阶段（表3-3），涵盖早期筛查、诊断后支持到安宁疗护，通过提供针对性的医疗和护理服务，可以延缓疾病进展，改善患者生活质量。

表3-3　WHO推荐的认知障碍七阶段管理模型

阶段	服务
诊断前	公众教育包括疾病症状识别和寻求帮助的方式
诊断后	接受诊断
诊断后支持	为患者和护理人员提供信息和支持，使他们能够充分利用目前的资源、环境，并为未来做计划
协调与照料	评估并定期重新评估患者的需求
管理	为患者和照料者安排护理
社区护理服务	精神行为症状变得更加严重时，提高家庭或社区护理级别
持续护理服务	持续的护理服务，包括住院治疗
安宁疗护	患者接近生命终点时，提供特殊形式的持续护理和支持

　　（2）分级照护与管理：患者往往需要家庭、社区、养老机构和医院等不同层次的服务，分级照护从日常生活能力、疾病发展规律出发，针对不同阶段患者的实际需要，对老年认知障碍患者进行照护资源配置。目前国内尚无成熟的分级照护标准，本部分参阅国际的指南，为我国社区照护提供参考。

　　1）生活能自理的轻中度认知障碍老人：告知诊断，评估安全风险（如驾驶、财务管理、药物管理、烹饪或吸烟可能产生的家庭安全风险，潜在的危险行为如闲逛），监测药物副反应，评估和管理行为心理症状，监测营养状况并根据需要进行干预，处理医疗状况并提供持续的医疗护理，根据需要调动社区和设施资源，当他们不能再安全有效地参与社会活动时，适当限制活动。

　　2）重度认知障碍老人的重点照护：失能阶段的患者需长期照护，包括提供健康维护、社会护理服务，营造对患者友好的环境。严重认知障碍患者完全依赖他人，往往需要机构护理。管理的目标是改善患者和护理人员的生活质量，保持最佳功能并提供最大的舒适度，专业人员应至少每4个月密切监测患者一次，如果使用药物治疗，则至少每3个月监测一次，监测应包括评估认知、功能、行为、医疗和营养状况，以及护理者的安全和健康，医疗管理包括治疗并发疾病（如感染、帕金森症状、癫痫发作、压疮等）、缓解疼痛、改善营养状况和优化感觉功能。

3）生命末期的安宁疗护：认知障碍患者的安宁疗护目标为改善生活质量、维持功能和最大限度地提高舒适度。WHO指出，目前存在的问题是不必要的干预过多（管饲和实验室检查、使用限制措施和静脉注射药物）而效果甚微，而必要的干预太少（疼痛控制不良、脱水和营养不良、情绪关注不够和社会忽视）。因此，迫切需要调整干预策略，减少不必要的检查和费用。

---• 推荐意见 •---

临床上推荐使用Lawton版ADL量表评估日常生活能力。（Ⅰ级证据，A级推荐）

管理的目标是改善患者和护理人员的生活质量，保持最佳功能并提供最大的舒适度。（Ⅲ级证据，B级推荐）

专业人员应至少每4个月密切监测患者一次，如果使用药物治疗，则至少每3个月监测一次。（Ⅲ级证据，C级推荐）

监测应包括评估认知、功能、行为、医疗和营养状况，以及护理者的安全和健康。（Ⅲ级证据，B级推荐）

医疗管理包括治疗并发疾病（如感染、帕金森症状、癫痫发作、压疮）、缓解疼痛、改善营养状况和优化感觉功能。（Ⅲ级证据，B级推荐）

（吴东辉）

（二）认知障碍严重程度判断标准

认知功能涉及记忆力、注意力、计算力、语言、执行能力和推理能力等多个领域。为老年认知障碍患者进行病情严重程度评估对于制定科学的治疗方案和全面的康复计划至关重要。

判断老年认知障碍病情严重程度需要全面了解病史，结合患者具体的临床表现、神经心理评估结果、影像学表现及实验室检查结果后才能做出。

1. 根据临床表现判断　任何一种认知障碍都存在由轻到重的过程，其不同的临床阶段有其各自特点，根据这些认知障碍所符合的诊断标准，可以判断其严重程度。例如，主观认知下降、轻度神经认知障碍/轻度认知功能损害、痴呆等。

（1）主观认知下降（SCD）：SCD是AD的临床前阶段，早期识别意义重大，如果施以适当的干预则可以延缓进入痴呆的时间。如果存在以下情况，SCD诊断的特异度增加：①有知情者确认认知下降；②携带*APOE4*等位基因；③ AD病理生物标志物阳性。以下特征提示SCD转为MCI的可能性增加：①主观感知记忆力下降；②发病时间<5年；③发病年龄≥60岁；④担心认知能力下降；⑤和同年龄人相比感觉自己的执行能力下降。目前可用于诊断SCD的神经心理学评估量表特异度较低，在此不作推荐。目前认为SCD是AD认知障碍谱系

中的最早状态。

(2) 轻度神经认知障碍(MND)/轻度认知功能损害(MCI):MND/MCI 在 ICD-11 和 DSM-5 中均有诊断分类,从其描述性定义和诊断标准看,两者没有大的差别。导致 MND/MCI 的病因很多,既有 AD 源性,也有非 AD 源性,而 AD 源性的 MCI 是遗忘型 MCI(amnestic MCI, aMCI)。

2013 年美国精神医学学会(American Psychological Association, APA)在 DSM-5 中提出了 MND 的诊断标准,也是目前国际上广泛采用的诊断标准,内容如下。

1) 在一个或多个认知领域内(复杂的注意力、执行功能、学习和记忆、语言、感知运动或社交认知),与先前表现的水平相比有轻微认知下降,其证据基于:①本人、知情者或临床医生担心认知功能出现轻度下降;②认知能力有轻度损害,最好通过标准化的神经心理测评证实。或者当其缺乏时,能被另一个量化的临床评估证实。

2) 认知缺陷不会干扰日常活动的独立能力,即在日常生活中仍能进行复杂的重要活动,如支付账单或管理药物,但可能需要更大的努力、代偿性策略或适应。

3) 认知缺陷不仅仅发生在谵妄的背景下。

4) 认知缺陷不能用其他精神障碍(如严重抑郁障碍或精神分裂症)来更好地解释。

(3) 痴呆:ICD-11 对痴呆的诊断是描述性的,表达了其特征和鉴别要点,其核心内容与 DSM-5 的诊断标准基本相同。

研究发现,与 DSM-Ⅳ 相比,重度神经认知障碍在 DSM-5 中的广泛使用使痴呆的诊断率提高 40%,并有超过 50% 的 MCI 患者的诊断被修改为痴呆,这进一步表明早期痴呆患者有可能被错误诊断为 MCI。DSM-5 重度神经认知障碍的诊断标准如下。

1) 在一个或多个认知领域的认知能力较前显著下降,其证据基于:①本人、知情者或临床医生对认知功能显著下降的担忧;②认知功能显著损害,最好通过标准化的神经心理测评证实。

2) 认知缺陷干扰日常活动的独立能力,即以最低限度而言,日常生活中复杂的重要活动需要帮助,如支付账单或管理药物。

3) 认知缺陷并不仅仅发生在谵妄的背景下。

4) 另一种精神障碍并不能更好地解释认知缺陷(如重性抑郁障碍和精神分裂症)。

DSM-5 还对重度神经认知障碍(痴呆)的严重程度提出了标准。轻度定义为从事日常生活中重要活动时出现困难(例如,做家务,管理钱);中度定义为从事日常生活中基本活动时出现困难(例如,进食,穿衣);重度定义为完全依赖。

2. 根据神经心理评估结果判断　认知障碍严重程度的量表评估涉及多方面，包括记忆力、注意力、定向力、计算力、语言能力、执行力、视空间能力、日常生活能力等，常用的 MMSE、MoCA、CDR、ADL 可满足临床一般评估需要，根据其得分情况可做出相应严重程度的判断。相关的内容在本篇第三部分的认知测评章节有详细介绍。

3. 根据影像学及实验室检查结果进行评估

（1）影像学检查：最常用的脑结构影像包括 CT 和 MRI，用 MTA 评估颞叶内侧（medial temporal lobe，MTL）和海马萎缩程度，GCA 评分评估全脑萎缩程度，Fazekas 量表评估脑白质病变情况，Koedam 评分评估顶叶萎缩程度。脑静息态 MRI、任务态 MRI、DTI 等脑功能影像也有一定的参考意义。Aβ-PET、tau-PET 脑分子影像检查已经成为 AD 诊断的重要依据，^{18}F-FDG 可作为疾病进展的标志物。上述评估标准在第三篇第三部分中实验室及影像学检查章节有详细的介绍，可参阅。

（2）生物标志物：2018 年 NIA-AA 决定结合生物标志物对认知功能进行分期，根据病理过程将 AD 的生物标志物分为三组："A"代表 Aβ 斑块，"T"代表病理性 tau 蛋白，"(N)"代表神经退行性变。可通过血液、脑脊液、靶向 PET 等手段对 A 和 T 进行定性或定量的判别，通过 MRI 判断(N)，可提高对认知能力下降风险的预测价值。2024 年，生物标志物分组标准获得了修订，增加了与 AD 病理有关的非特异性过程的生物标志物（包括炎症 / 免疫机制）及非 AD 病理的生物标志物（血管性脑损伤、α- 突触核蛋白病）。这些生物标志物可以反映疾病的严重程度，见表 3-4。

表 3-4　结合生物标志物的综合认知分期

生物标志物	认知阶段		
	认知功能正常	MCI	痴呆
A-T-(N)-	AD 生物标志物正常认知功能正常	AD 生物标志物正常的 MCI	AD 生物标志物正常的痴呆
A+T-(N)-	临床前 AD 的病理变化	AD 病理改变的 MCI	AD 病理改变的痴呆
A+T+(N)- A+T+(N)+	临床前 AD	AD 源性的 MCI（原发性 AD）	AD 源性的痴呆
A+T-(N)+	AD 和伴随可疑的非 AD 病理变化，认知功能正常	AD 和伴随可疑的非 AD 病理变化的 MCI	AD 和伴随可能的非 AD 病理变化的痴呆
A-T+(N)- A-T-(N)+ A-T+(N)+	非 AD 病理改变，认知功能正常	非 AD 病理改变的 MCI	非 AD 病理改变的痴呆

注："+"表示阳性，"-"表示阴性。

（3）数值临床分期：数值临床分期是根据 NIA-AA 分类系统确立的。与基于生物标志物的综合认知分期不同的是，数值临床分期仅适用于 AD 连续谱中的个体，反映了 AD 的严重程度逐渐增加，而综合认知分期不仅适用于 AD 患者，还包括非 AD 病理改变，见表 3-5。

表 3-5 AD 的数值和临床分期

分期	症状	描述
Stage1	无症状阶段	通过观察者报告或客观认知测试，没有证据表明近期认知能力下降或存在相关神经行为症状
Stage2	过渡阶段	出现主观认知功能下降或不能用生活事件来解释的精神行为症状（如焦虑、抑郁情绪等），客观认知测试的正常表现在预期范围内
Stage3	轻度认知障碍	客观认知测试处于受损/异常范围，本人或观察者主诉认知能力下降，可以独立进行日常生活活动，但认知能力下降可能会对复杂的日常生活活动产生可检测但轻微的功能影响
Stage4	轻度痴呆	影响多个领域的实质性进行性认知障碍，本人或观察者证实认知能力下降，对日常生活有明显的功能影响，主要影响工具性活动，不能完全独立或需要在日常生活活动中偶尔提供帮助
Stage5	中度痴呆	进行性认知障碍或精神行为改变，对日常生活有广泛影响，基本活动受损。不再独立，需要经常协助进行日常生活
Stage6	重度痴呆	进行性认知障碍或精神行为改变，严重影响日常生活活动，包括基本自我护理在内的基本活动受损，导致完全依赖

—•推荐意见•—

建议使用 MMSE、CDR、ADL 作为评定认知障碍严重程度的工具。（Ⅰ级证据，A 级推荐）

MRI 可作为认知障碍的常规检查，有助于鉴别 AD 与非 AD 性痴呆及严重程度。（Ⅰ级证据，A 级推荐）

建议结合生物标志物的综合认知分期及 AD 的数值临床分期判断认知障碍的严重程度。（Ⅰ级证据，A 级推荐）

（于恩彦）

（三）痴呆的精神行为症状（BPSD）的判定

1. 主要表现 精神行为异常是神经认知障碍的核心症状之一，从 MBI 阶段到痴呆伴发的 BPSD，也可统称为神经精神症状（neuropsychiatric syndrome,

NPS)，常见的表现包括 5 个维度。

（1）动机下降：包括淡漠、自发性活动减少、漠不关心。具体表现为：与以前相比，变得不大主动和积极；对那些通常会引起兴趣的话题不再好奇甚至是不再关心任何事；和自己未患病时相比，少了些温情。这些表现在疾病早期常常被忽视。

（2）情绪失调：包括焦虑、抑郁、心境恶劣、情绪不稳、欣快、易激惹、激越等。具体表现为：悲伤或情绪低落，经常流泪，不太能够体验到愉快的感觉；有些人会感觉特别紧张不安，不能放松，发抖或出现惊恐症状；有的患者表现为情绪不稳定，容易发脾气，受不得一点刺激；有的患者给人的印象是"傻呵呵"地开心，其实内心并无相应的感受。

（3）冲动控制困难：包括激越、行为脱抑制、赌博成瘾、强迫症状、刻板行为等。具体表现为：容易激动，具有攻击性、易激惹或者喜怒无常；不讲道理或一反常态地好争辩；变得更冲动，做事情似乎不加考虑后果；用一种与个性不符或者可能冒犯别人的方式触碰、拥抱、偷摸他人等；无法控制吸烟、喝酒、滥用药物、赌博等行为，或者开始偷拿店里的东西；出现一些简单的重复行为，如反复开关抽屉和门锁；变得更加固执或死板，一反常态地坚持自己的方式，或者不愿听取别人的意见。严重者会经常捡垃圾，把腐败的食物捡回家，不讲卫生。性脱抑制行为明显者常被误认为行为不检点，有的甚至被当作犯罪行为。

（4）社交不适切，与人相处格格不入：包括缺乏共情、缺乏自知力、社交礼仪变差、做事死板、原有的性格特征更加凸显。具体表现为不再关心自己的言辞或行为会不会影响他人，变得对他人的感受不敏感；开始公开谈论一些通常不便在公共场合讨论、高度个人隐私的事情；丧失了以前拥有的社交判断力，导致无法在公共场所或私人场所规范自己的言语和行为；与一些完全陌生的人交谈，似乎像认识他们一样，或者打扰他们的活动。

（5）异常的知觉或想法：包括妄想、幻觉。具体表现为有一些难以改变的想法，如坚信自己有危险，或者有其他人正打算要伤害自己，或者要偷他／她的东西；对别人的意图和动机有些多疑；或者是听到一些声音，与一些想象的人物或"幽灵"对话，看到了别人看不到的东西（如人、动物等）。认知障碍患者这类症状尤为明显，如患者表现得疑心重，怀疑老伴与他人有不轨行为，坚信家人、保姆或邻居偷了自己的东西，常常是一些不值钱的日常用品，有的患者甚至认为自己要被家人遗弃。

2. 症状评估结果的判定　不同精神行为症状可采用不同评估工具来进行评价，因此，难以一概而论。依据推荐的评估工具，结果判定方法简介如下表 3-6。

表 3-6 常用精神行为症状评估工具评分判定方法

评估工具	判定为存在精神行为症状的界限分或方法
神经精神问卷（NPI）	任何一项 NPI 条目得分≥4 分，则被定义为临床症状显著；得分≥9 分提示存在明显的问题
患者健康问卷（PHQ-9）	0～4 分表明无抑郁；5～9 分表明有抑郁症状；10～14 分表明具有明显抑郁症状，15 分以上表明有重度抑郁
10 项流调中心抑郁量表（CES-D-10）	10 分及以上代表受试者具有抑郁症状
老年抑郁症状问卷（GDI）	3 分或以上则提示存在抑郁症状
简版老年抑郁量表（GDS-15）	5 分及以上代表受试者具有抑郁症状
广泛性焦虑量表（GAD-7）	0～4 分代表没有焦虑，5～9 分代表轻度焦虑，10～14 分代表中度焦虑，15 分及以上为重度焦虑
广泛性焦虑症状清单（GAI）	11 分及以上提示存在广泛性焦虑
阿森斯失眠量表（AIS）	≥6 分作为判定失眠的标准
失眠严重程度指数（ISI）	总分<8 分为无睡眠障碍，8～14 分为失眠，15～21 分为中度失眠，≥22 分为重度失眠
Epworth 嗜睡量表（ESS）	≥10 分作为判定日间嗜睡存在的标准
快速眼动睡眠行为障碍量表 - 香港版（RBDQ-HK）	得分 20 分作为判定存在 RBD 可能的标准
快速眼动睡眠行为障碍单个问题筛查（RBD1Q）	回答为肯定时认为存在 RBD 可能

• 推荐意见 •

推荐 NPI 作为精神行为症状的综合评估工具。（Ⅰ级证据，A 级推荐）

PHQ-9、GAD-7、ISI 分别作为抑郁、焦虑、失眠的评估工具，提供病情严重程度的参考。（Ⅰ级证据，A 级推荐）

（王华丽）

（四）老年认知障碍常见共病的处理

老年认知障碍患者常共患多种疾病，以慢性疾病为多，这些疾病使患者的认知功能损害加重，同时，增加了治疗的难度和不良反应发生的风险，加速了病情的进展，因此对老年认知障碍患者共病的处理非常重要。下面介绍老年人最常见且危害最大的 5 种共病。

1. 高血压 高血压是最常见的慢性病之一。半数以上老年人患有高血压，是罹患脑卒中、心肌梗死乃至造成心血管死亡的首要危险因素。高血压也是痴呆发生的危险因素，降压治疗可以减少痴呆的发生，是痴呆发生中的可控危险因素之一。中国老年医学学会高血压分会、北京高血压防治协会与国家老年疾病临床医学研究中心在《中华高血压杂志》上发布的《中国老年高血压管理指南 2023》将我国老年高血压定义为年龄≥65 岁，在未使用降压药物的情况下非同日 3 次测量血压，收缩压≥140mmHg 和 / 或舒张压≥90mmHg（1mmHg=0.133kPa）。

（1）老年高血压的临床特点

1）以收缩压升高为主：老年高血压患者常见收缩压升高和脉压增大。与舒张压升高相比，收缩压升高与心脑肾等靶器官损害的关系更为密切，是心血管事件更为重要的独立预测因素。因此，老年患者降压治疗更应强调收缩压达标。

2）血压波动大：由于血压调节能力下降，老年人的血压水平容易受各种因素的影响而产生波动，如体位、进餐、情绪、季节或温度等，称为异常血压波动。最常见为血压昼夜节律异常、体位性血压波动、餐后低血压等。

3）假性高血压：老年高血压患者伴有严重动脉硬化时，可出现袖带加压时难以压缩肱动脉，所测血压值高于动脉内测压值的现象，称为假性高血压。假性高血压发生率随年龄增长而增高。通过无创中心动脉压检测可获得较为准确的血压值。

4）白大衣性高血压：若在降压治疗过程中反复出现低血压症状，还须警惕白大衣性高血压，即在医生诊室测量血压值高于正常值，而在家中测量或 24 小时动态血压监测值正常的现象。白大衣性高血压约占高血压患者的 30%～40%，老年人尤其高发。虽然白大衣性高血压的心血管发病率和死亡率低于高血压人群，但仍高于正常血压人群，因此在高血压管理中，须同时关注家庭自测血压与动态血压水平。

（2）治疗原则：合理管控血压及其他可逆性危险因素，小剂量应用降压药物，加强血压监控。虽然目前痴呆患者的理想血压标准有待确认，但可以借鉴普通人群的血压控制目标，血压初步控制目标为<150/90mmHg，如身体状况良好，或者年龄小于 80 岁，可以耐受，收缩压可尝试降至 140mmHg 以下，以最大程度降低心脑肾与外周血管等靶器官的风险，以及致死致残率。

1）生活方式干预：是降压治疗的基本措施，主要包括健康膳食、戒烟限酒、保持理想体质量、合理运动、改善睡眠，以及注意保暖与维持心理平衡。

2）药物治疗：老年高血压患者药物治疗应遵循小剂量、长效、联合、个体化原则。常用降压药物包括：钙通道阻滞剂（CCB）、血管紧张素转化酶抑制剂（ACEI）、血管紧张素受体阻滞药（ARB）、利尿剂、β 受体阻滞剂。其他种类降压药有时亦可应用于某些特定人群。应根据患者的危险因素、靶器官损害及合并临床疾病情况，合理使用药物。

2. 糖尿病 老年糖尿病患者是指年龄≥65 岁的糖尿病患者。65 岁以前诊断的糖尿病患者由于病程较长,合并慢性并发症及合并症的情况较多见。老年糖尿病发生低血糖的风险增加,更容易出现无症状低血糖和严重低血糖,导致严重不良后果。随着年龄的增长,老年糖尿病患者日常生活能力、认知功能下降,易出现跌倒、骨折。老年糖尿病患者常合并肿瘤、呼吸系统、消化系统、心血管系统等疾病,需要服用多种药物。

依据 WHO 于 1999 年发布的糖尿病诊断标准,老年糖尿病可分为 1 型糖尿病、2 型糖尿病和特殊类型糖尿病(如单基因糖尿病、胰源性糖尿病、内分泌疾病、药物或化学品所致糖尿病、感染所致糖尿病、免疫介导性糖尿病、与糖尿病相关的遗传综合征)。其中 2 型糖尿病是老年糖尿病的主要类型。

(1)老年糖尿病的临床特点

1)受糖代谢异常影响人群比例>75%。

2)老年前已患糖尿病(30%)和老年后新诊断糖尿病(70%)的两部分患者临床特点有所不同,糖尿病并发症和合并症等多因素影响预后。

3)老年糖尿病患病率城市高于农村,但农村患者的死亡风险增加更为明显。

4)伴发躯体疾病风险因素多,心脑血管疾病、恶性肿瘤、肺部感染、肾衰竭是主要致亡病因。

5)血糖控制不良伴存的潜在自我疾病调整能力下降,应激适应性降低,增加死亡风险。

(2)糖尿病的综合治疗

1)患者教育:提供具有老年人特色、个体化、多种形式的糖尿病基本管理(饮食、运动、血糖监测、健康行为)的教材和实施方法,鼓励和促进患者及家属主动参与血糖管理。

2)自我管理监测:自我血糖监测有助于患者了解自己病情并为降糖治疗提供依据;根据病情有计划地选择不同时段和频度的血糖监测模式,有助于协助降糖方案的调整,提高患者依从性。老年患者也要关注血压、体重、脉率的测定。

3)生活方式干预:这是糖尿病患者的基础治疗措施,应贯穿于疾病的整个病程,包括饮食、运动等。饮食管理要求根据患者年龄、身高、体重、代谢指标、脏器功能配置个体化饮食处方,保证生理活动需求,不增加代谢负担。糖尿病运动治疗目标是保持良好身体素质,这有助于血糖控制。可选择个体化、易于进行和坚持、有增肌作用的全身和肢体运动方式和运动时间;运动前做准备活动,运动中注意防跌倒、防骨折。

4)药物治疗:老年糖尿病患者危险因素较多,容易存在各种合并症、并发症，降糖方案应该以安全为前提，选择低血糖风险低的药物，制定简便、依从性高的方案。同时，老年糖尿病患者伴发疾病多，须兼顾心功能、肾功能等重要脏器功能，并考虑药物间可能的相互作用，因此更应该进行综合评估及综合管理。

3. 血脂异常　动脉粥样硬化性心血管疾病是老年人致死、致残的主要疾病，患病率和死亡率随年龄增加。血脂异常是动脉粥样硬化性心血管疾病及心血管事件的独立危险因素。血脂异常与基因、年龄、生活方式及环境等因素相关。我国老年人的总胆固醇（total cholesterol，TC）、低密度脂蛋白胆固醇（low-density lipoprotein cholesterol，LDL-C）和甘油三酯（triglyceride，TG）总体水平低于西方人群，血脂异常以轻、中度增高为主。大量证据表明，他汀类药物可延缓动脉粥样硬化性心血管疾病的发生、发展并降低发生心血管事件及死亡的风险。但由于对药物安全性的担忧，老年人群用药不足、停药率高。

（1）血脂异常病因分类

1）原发性（遗传性）血脂异常：原发性血脂异常是指无明确可引起血脂异常的继发因素，如疾病、药物等所致的血脂异常。原发性血脂异常大多是由于单一基因或多个基因突变所致，具有家族聚集性，有明显的遗传倾向，特别是单一基因突变者，故临床上又称为遗传性或家族性高脂血症。

2）继发性（获得性）血脂异常：继发性血脂异常通常是指由导致血清脂质和脂蛋白代谢改变的潜在的系统性疾病、代谢状态改变、不健康饮食及某些药物引起的血脂异常。继发性血脂异常与原发性血脂异常可能产生相似的后果。

（2）老年人血脂异常的管理建议

1）生活方式干预：保持健康的生活方式是治疗老年人血脂异常的基本措施，是降脂治疗的基础。主要包括戒烟、限酒，均衡饮食，减少饱和脂肪酸和胆固醇摄入，增加蔬菜、水果、鱼类、豆类、粗粮、全谷类、坚果及富含植物甾醇、纤维素的食物摄入。不提倡老年人过度严格控制饮食和减轻体重。建议老年人坚持规律有氧运动，运动时应注意避免因运动导致的损伤和跌倒，有条件者可在运动康复专业医师评估及指导下选择运动方案。

2）调脂治疗目标及推荐药物：他汀类药物是首选的调血脂药。建议充分评估调脂治疗的利弊，根据老年人心血管疾病的危险分层及个体特点合理选择调血脂药。推荐老年人使用低、中剂量的他汀类药物，当使用可耐受剂量的他汀类药物 LDL-C 不达标时，可加用胆固醇吸收抑制剂依折麦布和 / 或前蛋白转化酶枯草溶菌素 9 抑制剂（PCSK9 抑制剂）。当动脉粥样硬化性心血管疾病（atherosclerotic cardiovascular disease，ASCVD）或极高危老年患者 LDL-C 达标而 TG 升高时，可加用贝特类药物和 / 或鱼油制剂（优先推荐高纯度 EPA）。

4. 冠状动脉粥样硬化性心脏病　冠状动脉粥样硬化性心脏病（coronary atherosclerotic heart disease，CHD）是冠状动脉粥样硬化后管腔狭窄或闭塞导致出现心肌缺血、缺氧或坏死而引发的心脏病，简称冠心病，是全球第一位的死亡原因。CHD 发病率高，危害严重。随着老龄化进程的加剧，我国 CHD 的发病和死亡人数也在持续增加，因而成为影响我国人民群众健康的主要慢性疾病之一，也是认知障碍老年人的常见共病。

（1）临床症状：典型冠心病心肌缺血的特征包括：①胸骨后不适感，性质和持续时间具有明显特征；②劳累或情绪激动可诱发；③休息和／或含服硝酸酯类药物治疗后数分钟内可缓解。

老年冠心病发病表现常不典型，可能与劳累没有直接联系。胸痛是最常见的症状，但随着年龄增长，以全身乏力、恶心呕吐、呼吸困难等为主诉就诊的比例也增加。

（2）治疗原则：药物治疗是有认知障碍的老年冠心病主要的干预措施，其主要目标是缓解心肌缺血症状和减少心血管事件发生率，改善预后。

1）缓解症状的药物：主要有 β 受体阻滞剂、硝酸酯类、钙离子拮抗剂、哌嗪类衍生物、伊伐布雷定及尼可地尔，这些药物的主要作用是减少患者心肌缺血，减少心绞痛的发作，一般要与改善预后的药物联用。

2）改善预后的药物：包括 β 受体阻滞剂、抗血小板类药物、调脂类药物、抗凝类药物以及血管紧张素转化酶抑制剂（ACEI）和血管紧张素受体阻滞药（ARB），此类药物可以改善患者的远期预后，降低心血管事件发生风险和死亡率。

5. 老年人营养不良　营养不良是指由于营养摄入不足或利用障碍引起能量或营养素缺乏的状态。老年人营养不良作为老年期常见的综合征之一，与住院率、感染率、病死率、住院天数、住院费用的上升等很多不良结局有重要的关系，也给医疗资源带来较大的负担。及时、恰当的营养支持对于维护老年患者的营养状况、功能状态及生活质量具有重要意义。

老年人营养不良患病率较高，住院及养老院患者营养不良患病率显著高于社区人群。老年人容易因高龄、器官功能的退化、疾病的影响等出现高消耗状态、营养摄入减少及利用不佳等，进而出现营养不良。

营养状况的评估是营养管理的第一步，利用工具及时有效地评估老年人的营养状况，对于后期的干预具有重要的指导意义。简单易行的营养风险筛查（NRS-2002）具有高级别的循证医学基础，是适用于住院患者的营养风险筛查评分工具，分为初筛表和最终筛查表两部分。筛查总分≥3 分时，提示患者营养不良或有高营养不良风险，应进一步对患者机体功能、营养状况进行全面检查和评估，从而制定个体化的营养干预计划。营养不良问题全球领导倡议（GLIM）标准指出，在营养风险筛查阳性基础上，需要至少符合下列项目之一，可评定为营养不良：非自主性体质量 6 个月内下降>5% 或 6 个月后下降>10%、体质指数

（BMI）低（70 岁以下 BMI<18.5kg/m²，70 岁以上 BMI<20kg/m²）、通过有效人体成分检测技术确定的肌肉量降低[去脂体重（FFMI）和握力之一下降]，以及病因指标（食物摄入减少或消化功能障碍、炎症或疾病负担）。

应该针对老年人的营养现状，结合其日常饮食与生活习惯，提供合适的、有针对性的营养知识和日常饮食建议。膳食指导应简单易行，可操作性强且效果较好，是营养干预的优先手段。针对老年人的情况制定个性化的营养计划，配备营养指导手册和记录手册，由老年人自我记录和管理每日的进食情况。

运动干预的具体类型要结合患者的喜好，运动的强度根据患者的身体状态，运动的频率为每周 1～3 天，每天一次，每次 15～30 分钟。

存在营养风险或营养不良的老年人可能是一个系统问题，运动功能也会出现不同程度的下降，单纯进行营养补充可能无法充分改善老年人的衰弱、肌少症等问题，而营养补充联合运动干预可使老年人整体健康状况得到更好改善，可在有效提高老年人的整体营养状况的同时，提升老年人的肌肉力量和步速等。

—● 推荐意见 ●—

生活方式干预是降压治疗的基本措施，同时加以适当的药物干预。（Ⅰ级证据，A 类推荐）

生活方式干预是糖尿病患者的基础治疗措施，应贯穿于疾病的整个病程，自我血糖监测有助于患者了解自己病情并为降糖治疗提供依据。（Ⅰ级证据，A 类推荐）

推荐老年人使用低、中剂量的他汀类药物。（Ⅰ级证据，A 类推荐）

缓解症状的药物，如 β 受体阻滞剂等主要作用是减少患者心肌缺血，减少心绞痛的发作，一般要与改善预后的药物联用。（Ⅱ级证据，A 类推荐）

建议老年人坚持规律有氧运动，运动时应注意避免因运动导致的损伤和跌倒，有条件者可在运动康复专业医师评估及指导下选择运动方案。（Ⅱ级证据，A 类推荐）

老年糖尿病患者危险因素较多，应该进行综合评估及综合管理。（Ⅰ级证据，A 类推荐）

当存在营养风险需要进行营养支持时，在正常饮食之外，有必要增加一类或多类营养成分进行额外补充，营养补充联合运动干预可使老年人整体健康状况得到更好改善。（Ⅰ级证据，A 类推荐）

（吴万振　塞在金）

（五）非药物治疗

认知障碍患者通常以认知减退为核心症状，且多伴有精神行为异常，导致日常生活能力下降，影响患者的独立社会功能，给家庭乃至社会带来巨大的经济和精神负担。目前尚无能够逆转认知障碍病理过程的有效药物，目前围绕认知障碍各靶点的药物有：AD 的抗 Aβ 单克隆抗体、乙酰胆碱酯酶抑制剂（多奈哌齐、卡巴拉汀、加兰他敏）、谷氨酸受体拮抗剂（美金刚）等，对于老年认知障碍的非药物治疗也非常重要，本部分着重阐述老年认知障碍的非药物治疗的有效性、安全、评估和管理。

非药物治疗即非药物干预（non-pharmacological intervention，NPI），是认知障碍和痴呆的有效干预方式之一，主要包括运动干预、认知干预、神经调控等手段。

1. 运动干预　运动干预中最重要的一项是身体活动（physical activity），指任何由骨骼肌产生的需要能量消耗的运动，包括日常活动和运动。根据 2023 年最新发布的《认知衰退老年人非药物干预临床实践指南：身体活动》，基于现有循证证据并结合中国认知障碍老年人的价值观和偏好等最终形成了针对老年认知障碍者身体活动的推荐意见，以期达到改善认知功能的目的。这部分内容与第三篇第五部分的认知促进章节中的体育锻炼不同，其目的是治疗，因此要求更加严格，同时注重运动的管理。

（1）身体活动总则：所有认知障碍老年人应进行身体活动，减少卧床和久坐时间，包括日常活动和体育锻炼。建议以有氧运动为主，推荐有氧运动、抗阻运动、综合性身体活动或多种运动方式的组合。

（2）有氧运动：认知障碍老年人应进行有氧运动，并将其作为日常主要的运动方式。建议每周累计运动时间中等强度 150 分钟以上，或相当的运动量。每周至少运动 3～5 天，包括快走、慢跑、打乒乓球、骑自行车、游泳等。

（3）抗阻运动：最初使用器材或者利用自身重量开展抗阻运动时，建议由专业人士或受过培训的家属进行监督和指导，每周至少 2 天。在身体耐受的前提下，循序渐进地从低强度增加阻力、重复次数或频率，避免受伤。可进行爬楼梯，以及进行使用弹力带、哑铃、沙袋或其他大肌肉群参与的抗阻运动。

（4）综合性身体活动：推荐认知障碍老年人进行综合性身体活动，身心运动作为一种多模式的综合性身体活动，可提高身体的平衡性、稳定性和协调性等。每次至少 30 分钟，每周 3 次及以上，干预时长至少持续 3 个月。推荐类型为太极拳、八段锦、广场舞等。

（5）运动管理

1）运动前咨询：建议运动前咨询专业医疗保健人员，由其综合患者的身体素质、疾病情况、运动环境及资源等各方面因素，给出专业运动处方。

2）运动过程：建议将热身运动—正式运动—拉伸运动（柔韧性运动）作为运动的关键环节，必要时需要照护者监督。采用器械运动前，须进行培训指导和监督。拉伸运动：上下肢肌肉拉伸训练，每个部位30～60秒，强度以有牵拉感觉同时不感觉疼痛为宜，每个动作重复5次，总时间为10分钟左右。

3）运动后：建议缓慢停止运动，采取逐渐减少用力、降低强度和适当拉伸运动的整理运动，使得心率缓慢下降，运动后拉伸可以舒缓肌肉酸痛。

4）运动安全：建议通过拉伸、热身、放松、逐步提高运动强度和增加运动量等方式来减少运动性伤害。在身体耐受的范围内运动，运动过程中应预防心脑血管疾病及跌倒等不良事件的发生，若运动过程中出现不适，应缓慢停止运动并进行休息。

2. 认知干预（cognitive intervention）　指的是非药物干预手段对认知功能进行直接或间接治疗。包括认知刺激、认知康复、认知训练、认知数字疗法。

（1）认知刺激：对象是轻中度痴呆患者，目标是改善患者整体认知功能或社会功能，形式可以有团体活动或讨论，通常手段为非特异性的干预方式，如手工制作、主题讨论和数字迷宫任务等。

（2）认知康复：对象是因认知障碍而导致日常生活能力或社会功能受损的患者。目标是维持和改善患者在日常生活中的独立性和关键个体功能。通过医师和照料者协作，采用个体化干预手段或策略，如在日常生活中对进食、服药、洗漱等活动进行训练和辅助。

（3）认知训练：对象是痴呆前阶段和痴呆风险人群，目标是提升认知功能、增加认知储备。可以通过纸笔或者计算机进行训练。通常可以针对记忆、注意和执行加工过程等一个或多个认知域展开训练，针对被训练者的认知水平选择训练难度，动态调整达到训练效果。本部分内容在第三篇第五部分的认知促进章节有详细的介绍，可参阅。

（4）认知数字疗法：是数字疗法在认知障碍诊疗领域的创新应用。由软件程序驱动，为认知障碍患者提供基于循证医学证据的数字化诊疗措施，在临床可用于认知评估、认知干预和认知管理。认知数字疗法能够在一定程度上降低医疗成本，优化疾病治疗和管理方案、增强患者依从性、提升治疗效果，并促进医院、社区、家庭、患者有效联动。

1）在认知干预方面：数字疗法借助系统设计的计算机化认知训练，或联合使用可穿戴设备、虚拟现实等方法，针对认知域及关联脑网络进行难度自适应训练，通过实时反馈数据分析，对训练剂量进行动态调节，以及对过程和效果进行实时监测，达到预防或治疗认知障碍的效果。不同认知干预方式可单独或联合应用，或与生活方式干预、血管危险因素干预等联合应用。研究发现，虚拟现实对精神分裂症、注意力缺陷与多动障碍、轻度认知障碍、主观认知减退和脑血管病患者的整体认知功能均有明显的改善效果。

2）危险因素干预方面：认知障碍相关危险因素包括运动、饮食、睡眠、高血压、糖尿病、抑郁、吸烟、酗酒和物质使用障碍等。有效控制认知障碍危险因素可预防认知障碍。美国食品药品管理局已批准部分认知数字疗法应用于临床，如针对慢性睡眠障碍的数字化认知行为疗法，可提供学习准备、睡眠窗口、行为干预、想法干预、睡眠教育和复发预防六大核心课程，改善患者睡眠；针对物质滥用的数字化认知行为疗法，为患者制定物质使用障碍的戒断计划，对接干预并跟踪随访。

3）认知管理监测方面：基于传感器、摄像头和可穿戴设备等信息通信技术的认知数字疗法，可进行实时监测及认知辅助。通过分析日常生理行为模式，监测认知功能和日常生活能力并跟踪疗效。例如，步态周期、步长、步速等步态参数可预测认知障碍患者跌倒风险，评估步态康复疗效；全球定位系统获取的定位信息可监测痴呆患者的游荡行为，预防迷路；经摄像头获取的活动参数，可监测认知障碍患者日常生活能力。

认知干预通过数字化发展，可以为患者提供智能个性化的数字诊疗服务，节约人力、时间等成本。同时通过互联网诊疗技术，设置多级认知中心，充分利用互联网、物联网、5G 和人工智能等前沿技术，整合不同层级的诊疗资源，构建"医院 - 社区 - 居家"一体化的疾病管理模式，实现医疗资源的高效、合理分配。

3. 神经调控

（1）经颅磁刺激（transcranial magnetic stimulation，TMS）：TMS 是一种无创的皮质刺激方法，通过脉冲磁场诱发一定强度的感应电流作用于脑组织，使神经细胞去极化，产生诱发电位而起到治疗效果。其工作原理是通过在头皮上方的塑料内的缠绕线圈提供快速变化的电流，基于电磁感应定律，这会产生穿过整个颅骨的磁场，并随后在目标脑区产生电流。其中重复 TMS（rTMS）在临床应用最多，它能够在一段时间内以相同的强度提供一系列脉冲序列，优点是在神经元不应期也能进行刺激，通过调节刺激频率，可以改变大脑皮质兴奋性，调节神经可塑性和脑网络。一般来说高频（≥1Hz），如 20Hz，可增加皮质的兴奋，而低频（≤1Hz）可以抑制兴奋。此外，刺激部位、强度、时间等参数也影响效果。

（2）经颅电刺激（transcranial current stimulation，TCS）：通过头颅表面的电极向脑内传递低强度电流，从而调节神经元细胞的兴奋性。

老年认知障碍的非药物治疗可以在早期为轻中度患者打开有效的延缓进展的治疗窗，同时也可以改善痴呆患者的精神行为异常，但是需要在医疗指导 - 家庭护理 - 患者相互沟通配合下完成。目前非药物治疗方面尚缺乏权威的临床指南推荐，未来还需要更多的研究证据为广大的老年认知障碍患者带来福音。

• 推荐意见 •

认知障碍（包括 SCD 和 MCI）老年人应进行身体活动，减少卧床和久坐时间，进行综合性身体活动，可提高身体的平衡性、稳定性和协调性。每次运动至少 30 分钟，每周 3 次及以上，干预时长至少持续 3 个月。推荐类型为太极拳、八段锦等。（Ⅱ级证据，B 级推荐）

有效的非药物干预为认知刺激（Ⅰ级证据，A 级推荐）、认知训练（Ⅲ级证据，C 级推荐）、经颅磁刺激（Ⅲ级证据，C 级推荐）。

（彭丹涛）

（六）药物治疗

老年认知障碍的药物治疗方面，尚无有效药物逆转认知障碍的病理过程，所以现有药物的治疗主要是为了改善认知症状、延缓疾病进展、提高日常生活能力、减轻照护者的照料负担。近年疾病修饰类药物的研发上市给 AD 治疗带来了希望，如通过肠 - 脑轴机制改善认知功能的甘露特钠和新近上市的 Aβ 单克隆抗体等药物，但临床使用时间尚短，需要进一步观察。在临床应用这些药物时需要遵循个体化和多方面的评估原则，早期治疗的获益高于延迟治疗。

1. 胆碱酯酶抑制剂 胆碱酯酶抑制剂是目前国际和国内指南推荐的 AD 治疗一线药物，对轻、中度 AD 患者认知和非认知症状均有效。主要包括多奈哌齐、加兰他敏、卡巴拉汀等，其中多奈哌齐也获得了重度 AD 的适应证。这类药物可以延缓乙酰胆碱的降解，提高乙酰胆碱水平，促进胆碱能传导从而改善认知功能。大量研究已经证实，与安慰剂相比，这类药物对认知功能具有改善和稳定作用，使疾病恶化病程相对得到延缓，节约总体成本，包括但不限于延迟送患者至护理院的时间。同时，这类药物也可用于帕金森痴呆、路易体痴呆，改善 PDD/DLB 患者的认知功能、精神行为异常，以及临床医生的整体印象的评估。近年来一些研究也证实，这类药物也可用于治疗轻、中度血管性认知障碍患者，对改善认知功能、日常生活能力有一定效果。这类药物常见的不良反应有恶心、呕吐、食欲减退、腹泻、心率减慢、睡眠障碍等，且不良反应的发生与用药剂量存在明确的量效关系。

（1）多奈哌齐（donepezil）：一种新型的六氢吡啶衍生物，是第二代可逆性乙酰胆碱酯酶抑制剂，于 1996 年被 FDA 批准用于轻、中 AD 的治疗药物。口服吸收良好，起始剂量为 5mg，每晚 1 次，4 周后可逐渐增加到 10mg/d。如果能够耐受，建议维持每日最大剂量 10mg/d，患者的认知、整体功能获益更大，该药于 2017 年 12 月获得重度 AD 的适应证。

（2）利斯的明（rivastigmine）：又名重酒石酸卡巴拉汀，于 2000 年获得 FDA

批准,是第二代可逆性乙酰胆碱酯酶抑制剂,开始 1.5mg/ 次,2 次 /d,如果患者服用 4 周后对此剂量耐受好,可加量至 3mg/ 次,2 次 /d,与早、晚餐同服。最大剂量为 12mg/d。治疗过程中应根据疗效和耐受程度采用阶梯渐进式服药法增加用药剂量,从而达到最大耐受剂量,即维持剂量。利斯的明还是首个也是唯一一个获准用于治疗由帕金森病所致的轻、中度认知障碍的药物。其缓释贴片是各种抗 AD 药物中首个开发的经皮给药制剂品种。该药透皮贴剂有利于剂量调整,提高药物依从性。目前已有重酒石酸卡巴拉汀胶囊、片剂和透皮贴剂。

(3)加兰他敏(galantamine):属于第二代乙酰胆碱酯酶抑制剂,于 2001 年获得 FDA 许可用于治疗 AD。其最早是从石蒜科植物中提取的一种生物碱,为乙酰胆碱酯酶的竞争性、可逆性抑制药,具有高度选择性,不仅可以抑制乙酰胆碱酯酶,延长乙酰胆碱的作用时间,还可调节脑内烟碱型受体进而增加乙酰胆碱释放。主要用于改善轻、中度 AD 患者的认知功能,口服吸收快。

尽管至今多项临床研究和分析已经证实了这类药物的临床疗效,但是其疗效持续的时间仅能维持 12～24 个月,长期观察发现它们并不能减慢患者认知功能减退的速率,不能减轻神经元的退化,也不会对疾病的进程有所改善。但这些治疗可改善临床症状,改善日常生活能力、行为功能和认知功能,因此已经广泛地在临床上用于治疗 AD。

2. NMDA(N- 甲基 -D- 天冬氨酸)受体(N-methyl-D-aspartate receptor,NMDAR)拮抗剂　美金刚是目前唯一经美国 FDA 批准用于 AD 治疗的 NMDA 受体阻断药,可显著改善认知症患者的日常功能、认知、行为和总体病情,多用于中重度 AD 患者。美金刚通过调节谷氨酸能活性改善认知功能,但对于血管性痴呆、帕金森痴呆和路易体痴呆等疗效较小。

美金刚的推荐意见是成人每日最大剂量 20mg,需要小剂量起始,逐渐滴定加量。美金刚治疗发生的不良事件通常为轻中度,安全性比胆碱酯酶抑制剂高。美金刚的常见不良反应有疲劳、头晕、头痛、便秘、呕吐、全身疼痛和镇静等。大多数患者早期出现的镇静和 / 或意识不清往往是轻微且短暂的。美金刚可以单药治疗,也可以和乙酰胆碱酯酶抑制剂联合使用。在临床上,标准的治疗办法是美金刚和乙酰胆碱酯酶抑制剂联合使用。一般而言,对于轻至中度 AD 患者,先使用乙酰胆碱酯酶抑制剂再添加美金刚;而对于中至重度 AD 患者,用药顺序建议相反。

3. 疾病修饰类抗痴呆药　疾病修饰治疗(disease modifying therapy,DMT)即对疾病发病机制进行干预,从而改变其自然病程,而不仅仅是缓解症状。目前已经上市并在临床使用的有如下两种。

(1)甘露特钠胶囊(sodium oligomannate capsules):我国研发的全球首个寡糖类抗 AD 创新药物——甘露特钠胶囊(代号 GV-971)已于 2019 年 12 月 29 日

正式在国内上市。GV-971 是从海藻中提取的海洋寡糖类分子，不同于传统靶向抗体药物，它可重塑肠道菌群，抑制苯丙氨酸和异亮氨酸的积累，减少 Th1 细胞向大脑的浸润，抑制小胶质细胞的激活，抑制神经炎症，同时也减少了 Aβ 和 tau，最终改善认知功能。用于轻中度 AD，常规用法：450mg，每天 2 次，口服。

（2）针对 Aβ 的治疗药物：人源性 Aβ 单克隆抗体仑卡奈单抗（lecanemab）于 2023 年 7 月被美国 FDA 批准上市，2024 年 1 月我国批准其用于治疗 AD 源性 MCI 和轻度 AD 痴呆。仑卡奈单抗可抑制 Aβ 形成及脑内沉积，促进 Aβ 斑块溶解和清除，延缓 AD 进展。治疗前须确认 Aβ 淀粉样蛋白病理阳性。用法用量：推荐起始和维持剂量为 10mg/kg，通过静脉输注给药，输注时间约为 1 小时，每 2 周一次。如果输注延迟或漏用，应尽快给予下一剂。给药 6 周后，仑卡奈单抗达到稳态浓度，终末半衰期为 5～7 天。

2024 年 12 月 18 日获批在我国上市的多奈单抗（donanemab）是针对清除 Aβ 斑块的另一种人源性 Aβ 单克隆抗体，用于治疗 MCI 和轻度 AD 痴呆。静脉输注给药，推荐剂量为前 3 次每次 700mg 给药，每 4 周一次，第 4 次及以后每次 1 400mg 给药，每 4 周一次。每次输注时间需要至少约 30 分钟。在开始治疗前需要确认患者是否存在 β- 淀粉样蛋白病理。在给药输注结束后，应观察患者至少 30 分钟，以评估是否出现输液反应和超敏反应。多奈单抗的平均终末半衰期约为 12.1 天。

4. 促进脑代谢药物

（1）脑细胞代谢激活剂：如吡拉西坦、茴拉西坦、维生素 E 等。吡拉西坦为 γ- 氨基丁酸的衍生物，直接作用于大脑皮质，具有激活、保护和修复神经细胞的功能。通过调节乙酰胆碱和 NMDA 受体，增强突触可塑性。改善脑血流和供养，起到抗氧化和促进细胞修复的作用。临床上用于治疗记忆和思维能力减退及轻、中度认知障碍，治疗脑血管意外、脑缺氧、脑外伤、一氧化碳中毒、药物中毒等引起的记忆障碍。

（2）脑血液循环促进剂：如二氢麦角碱、尼麦角林、银杏叶提取物等。

（3）钙拮抗剂：尼莫地平是脑血管选择性较高的第二代二氢吡啶类钙拮抗药，能选择性扩张脑血管，改善脑循环，显著降低老化过程中血管的纤维变性、淀粉样物质和脂质沉积、基底膜变厚；减少钙内流，消除细胞内钙超载，减少自由基产生，逆转或阻止某些老化过程的发展。

5. 抗精神病药物 分为典型抗精神病药（如氯丙嗪、奋乃静、氟哌啶醇、氯普噻吨和舒必利等）和非典型抗精神病药（氯氮平、喹硫平、利培酮、奥氮平、阿立哌唑、鲁拉西酮等），主要用于控制激越、攻击行为及精神病性症状。老年认知障碍患者出现了 BPSD 后，在非药物治疗的基础上，如果患者烦躁、幻觉等症状无缓解，可以适当给予抗精神病药物治疗，但由于这类药物对心脑血管意外的危险性，使用时一定要慎重。针对老年人的肝、肾代谢功能下降，以及多重用药等特点，最好使用非典型抗精神病药物，此类药物的锥体外系副作用相对较少，导致的心脑血管意外风险也较少。

（1）用药方式：多数情况下一般采用逐渐加量法，从低剂量开始，缓慢增至有效剂量，尽量使用最小剂量，长效可以帮助患者减少复发，激越明显者可选用镇静作用强的药物。

（2）不良反应：可能出现体重增加、血糖、血脂异常、低血压、视物模糊或口干等。

（3）用药禁忌：严重的心血管疾病、肝脏肾脏疾病、全身感染、肾上腺皮质功能或甲状腺功能减退、闭角型青光眼等。

6. 抗抑郁类药物　此类药物种类繁多，常见的有选择性 5- 羟色胺再摄取抑制剂（SSRI）、5- 羟色胺去甲肾上腺素再摄取抑制剂（SNRI）等。不良反应：恶心、腹泻、不安、失眠、性功能障碍等，但多为一过性的。用药禁忌：应避免与单胺氧化酶抑制剂（MAOI）一起使用，否则易出现 5-HT 综合征。

尽管抗抑郁药对认知障碍患者的抑郁症状治疗缺乏确切疗效，但其对于痴呆患者的精神症状及其他单一 BPSD 具有改善作用。一些研究发现抗抑郁药有助于改善痴呆患者的多种神经精神症状，且副作用发生率较低。对于痴呆患者，尤其是老年患者，使用抗抑郁药时仍应根据患者的个体情况选择适宜的药物及剂量，避免严重不良反应的发生。

7. 抗焦虑、镇静催眠类药物　常见为苯二氮䓬类药物，如地西泮、氟西泮、阿普唑仑、艾司唑仑、罗拉西泮、奥沙西泮等，针对睡眠障碍、焦虑和易激惹症状。常用的催眠药还有非苯二氮䓬类药物，包括唑吡坦、佐匹克隆、右佐匹克隆、扎来普隆、地达西尼等。对于老年认知障碍患者睡眠障碍的治疗原则与同龄的非认知障碍的人相似，并且必须对相关的躯体和精神疾病进行治疗。在起始治疗时考虑生活方式等非药物治疗的因素。使用精神药物治疗老年认知障碍患者的失眠，有增加跌倒风险、睡眠呼吸障碍（sleep disordered breathing, SDB）和加重认知障碍的可能性，因此需要排除高风险副作用的影响后再尝试使用。苯二氮䓬类药物可以短期缓解失眠，但是长期应用可能与多个风险有关，如药物依赖性、药效减退、药源性失眠和成瘾。非苯二氮䓬类催眠药具有起效快、不会抑制呼吸系统、没有宿醉反应、不会产生药物依赖等特点。抗焦虑、镇静催眠类药物用药后需要定期随访，由专科医师进行药物的选择和指导。

（1）用药：开始可用小剂量，3～4 天加到治疗剂量，若患者有持续性焦虑和躯体症状，以长半衰期药物为宜，若波动形式可选短半衰期药物。

（2）不良反应：较常见的有嗜睡、头昏、乏力等，大剂量可见共济失调、震颤等。较少见的有思维迟缓、视物模糊、便秘、口干、头痛、恶心或呕吐、排尿困难、构音障碍。偶见低血压、呼吸抑制、尿潴留、忧郁、精神紊乱。罕见过敏反应有肝功能损害、肌无力、白细胞减少、皮疹。

（3）需要注意：年老体弱者慎用；青光眼、重症肌无力患者禁用。

近年来，随着临床医学的发展以及对老年认知障碍发病原因、发病机制研究的不断深入，其病因已发展至免疫学、遗传学、神经学及分子生物学等领域，并发现了许多新的药物研究靶点。目前，免疫治疗、神经干细胞移植治疗、基因治疗等均获得了一定的研究进展，但目前尚未得到充分的实践证实。在未来的药物研究及临床治疗中，尚待更加深入、广泛的研究和实践。

━● 推荐意见 ●━

轻中度 AD 可选用胆碱酯酶抑制剂或甘露特钠。（Ⅰ级证据，A 级推荐）

MCI、轻度 AD 可选用仑卡奈单抗和多奈单抗。（Ⅰ级证据，A 级推荐）

中重度 AD 可选用美金刚、多奈哌齐或两药联合使用。（Ⅰ级证据，A 级推荐）

（彭丹涛）

（七）生活管理

老年认知障碍患者的生活管理是一项复杂而关键的任务，需要综合考虑患者的特定需求和情况，同时尽可能让患者保持活跃状态和参与更多的活动。生活管理的水平决定了患者的生活质量。

1. 制定生活管理计划　在老年认知障碍患者的生活管理方面没有固定的方法。每个老年认知障碍患者都是独立且不同的个体，老年认知障碍作为疾病以不同的方式影响着患者、家庭照料者和专业护理人员。有计划地对老年认知障碍患者生活进行管理可以用更少的时间去弄清楚该做什么，这不仅提高了患者的生活质量，同时也降低了照料负担。

应鼓励患者尽可能多地参加有趣的活动，结构化和愉快的活动可以帮助减轻老年认知障碍的行为症状，如激越和焦虑，甚至可以改善患者及照料者的情绪。在制定计划时需要考虑以下方面。

（1）个人喜好、特长、能力和兴趣：与患者及其家庭成员交流，了解他们的兴趣、爱好、过去的职业和生活经历，从而获取患者个性和价值观的重要信息。

（2）评估能力和需求：根据患者目前的认知和身体能力，确定他们仍然能够从事哪些活动，以及哪些活动可能需要适当协助或修改。

（3）定制日常活动：基于了解的信息，制定个性化的日常活动计划，包括特定的娱乐活动、工艺品、音乐或运动项目。

（4）认知刺激：提供与患者兴趣相关的认知刺激。如果他们曾经喜欢阅读，那么提供有趣的书籍或杂志；如果他们对音乐感兴趣，那么播放他们喜欢的音乐。

（5）社交互动：根据老年认知障碍患者的喜好安排社交活动，如与亲朋好友的聚会、社交俱乐部或志愿者活动。

（6）饮食和营养：尊重患者的饮食偏好，提供适合他们口味的食物，同时确保食物满足营养需求。

（7）体育活动：鼓励适度的体育活动，如散步、太极拳或八段锦等，以维护身体健康。

（8）艺术和创造性活动：如果患者擅长绘画、手工艺、写作或其他艺术形式，提供相关的材料和机会。

（9）康复活动：如果有可能，提供康复活动，以帮助患者维持或改善日常功能，如物理治疗或职业治疗。

（10）家庭照顾者参与：鼓励家庭照顾者参与患者的活动，以促进亲密关系和支持。

制定个性化的生活管理计划需要时间和耐心，同时需要确保计划的灵活性，这既可以提供更加有意义和满足的生活体验，帮助老年认知障碍患者保持尊严和自尊心，同时也为一些自发活动留出时间。随着病情的进展，患者的日常能力会发生变化，此时要及时借助与医疗专家和认知健康专家的协助，获得更多的医学指导和资源，适时调整日常生活管理计划。

2. 沟通与交流 老年认知障碍患者大脑损伤部位、损害的程度、视听功能和大脑功能储备（躯体疾病、学历水平、职业经历、个人能力等）有较大的差异，与其沟通和交流具有挑战性。老年认知障碍患者沟通不顺畅会产生情绪问题，如抑郁、焦虑、淡漠、孤独、回避交流；还存在精神行为问题，如激越、坐立不安、攻击性言行、拒绝照料；同时，由于沟通障碍，患者自身的诉求无法得到有效传达，尤其躯体方面的诉求，如疾病、疼痛、饥饿、睡眠、疲倦等。这些均会导致不良后果。此外，老年认知障碍患者的沟通问题还会导致患者自信心的丧失，生活质量下降和照料负担的加重。一些特定的策略和技巧可以帮助改善与他们的交流，增加理解和建立更有意义的连接。

（1）解决"听力"和"视力"问题：沟通交流主要由三部分组成，55% 是肢体语言，这是我们通过表情、姿势和手势来传达的信息，38% 是我们声音的音调，7% 是使用的词语。这三部分均依赖于人的听力和视力，因为年龄的增长和疾病的原因，老年人出现听力和视力减退是普遍现象。因此听力和视力的检查很重要，视听觉的辅助设备如眼镜或助听器可能对部分患者有所帮助。同时还要不定期检测助听器是否正常工作，眼镜是否清洁。

（2）鼓励多沟通与交流：下列因素对交流的效果产生影响。

1）简洁缓慢的语言：使用简单、清晰、直接的语言，缓慢地向患者表达自己的想法，避免使用复杂的句子和术语。并给患者足够的时间来理解和回应所说的内容，避免催促或急躁。否则患者可能因为来不及反应或无法理解而感受到压力，不愿继续谈话。

2）安静适宜的环境：确保交流环境安静、舒适和无干扰，以帮助患者集中注意力，避免嘈杂的声音。

3）单一简明的主题：交流沟通时尽量关注一个主题，过多的主题容易让患者混乱。同时，如果患者没有理解，可以尝试以不同的方式重复相同的信息，但不要反复不断地问同一个问题。

4）非语言的沟通：当以某种方式交流时，患者表现出困难或疑惑，则一方面可以进行眼神交流，另一方面可以使用图片、图表、手势和标签等视觉辅助工具来辅助交流。

5）充分尊重和倾听：尽量倾听患者的话语和情感，尊重他们的感受和观点，即使这些感受或观点可能不合常规。切记在患者不能表达自己的想法时不要代替患者说话，或嘲笑、蔑视患者说的话。

6）鼓励加入和肯定：在可能的情况下，鼓励患者加入与其他人的谈话讨论中；积极用语言或者手势肯定患者所说的话，即使患者没有正确回答你的问题或者所说的毫无意义，这种鼓励表明你已经听到并重视患者所说的内容。

每位老年认知障碍患者都是独一无二的，因此需要根据其个体需求和病情来调整交流策略。重要的是，与患者建立亲近的情感连接，以促进更好的交流和理解。

（3）重视肢体语言和身体接触：与老年认知障碍患者交流时的肢体语言和身体接触对于改善他们的生活质量和交流能力至关重要，因为这些元素可以提供情感支持、安全感和更深层次的交流。沟通不仅仅是说话，手势、动作和面部表情都可以帮助传达信息。

1）情感支持：肢体语言和身体接触可以用来传达爱、关怀和友善。老年认知障碍患者受老年认知障碍的影响，但他们仍然能够感受到情感。一个温暖的微笑、拥抱或握手可以让患者感受到他们受到重视和爱护。此外，身体接触可以减轻患者的焦虑感。特别是在不熟悉或令人紧张的情境下，一个拥抱或抚摸可以给患者带来安心和放松。

2）提供安全感：老年认知障碍患者可能会感到迷惑、不安和恐惧。通过肢体接触，如握手或拥抱，可以帮助他们建立安全感，知道有人在他们身边支持和保护他们。此外，肢体接触可以用来引导患者，帮助他们在环境中移动，降低跌倒和受伤的风险。

3）更深层次的交流：当老年认知障碍患者的语言能力受损时，肢体语言成为一种替代方式，可以传达意思和情感。例如，一个微笑、点头或眼神接触可以表达赞同、理解或回应。同时，肢体语言和身体接触可以增强口头交流的效果。通过与言语结合使用，可以帮助患者更好地理解和参与对话。此外，老年认知障碍患者有时可能无法用语言来表达他们的情感或需求。肢体接触可以帮助他们表达情感，如拥抱表示关心或握手表示友好。

总之，对老年认知障碍患者使用肢体语言和进行身体接触具有非常重要的情感和交流功能。这些元素可以为患者提供情感支持、安全感和更深层次的交流，有助于改善他们的生活质量，并帮助他们更好地应对老年认知障碍带来的挑战。然而，对于肢体接触，应该始终尊重患者的个人空间和偏好，并在与他们及家庭成员的讨论中得到明确的认可和理解。

（4）积极倾听和理解：沟通是一个双向的过程。对于与老年认知障碍患者交往和照顾，积极倾听和理解是至关重要的，因为这些能力可以帮助建立更有意义的连接，提供更好的支持，提高患者的生活质量。积极倾听可以帮助医患更好地沟通。

1）保持尊严和尊重：放下手头其他的事情，积极倾听和理解，意味着尊重老年认知障碍患者的个人差异，包括他们的观点、需求和喜好；避免打断患者的话，这有助于维护他们的尊严。当患者感受到尊重和尊严受到维护时，他们可能会更加放松和安心，减轻了与老年认知障碍相关的焦虑。

2）增进理解和适应沟通方式：积极倾听和理解可以帮助照顾者更好地理解患者的需求和意愿，这有助于改善双方之间的交流，减少误解。同时，尽量减少可能妨碍沟通的干扰，如电视或收音机的声音太大。通过倾听和理解，可以更好地适应患者的沟通方式。不同的老年认知障碍患者可能有不同的交流方式，如非语言表达或使用特定的词汇。

3）建立信任和满足需求：积极倾听和理解可以帮助建立与患者之间的信任关系。当患者感到自己被理解和关心时，他们可能更愿意接受支持。同时，通过积极倾听，医生可以更好地识别患者的需求，无论是情感需求还是实际需求，如饮食、卫生或社交需求。

4）减少挫折和情感波动：积极倾听和理解可以减少患者的挫折感。他们可能会感到困惑、沮丧或焦虑，但知道有人愿意倾听并理解他们的感受可以帮助他们更好地应对这些情感。此外，老年认知障碍患者可能会经历情感波动，包括焦虑、抑郁或愤怒，积极倾听和理解可以提供情感安慰，使他们感到更加平静和稳定。

显而易见，积极倾听和理解是为老年认知障碍患者提供全面关怀和支持的关键元素。具备这些能力，照顾者可以更好地满足患者的需求、提供情感支持，并与他们建立更深层次的连接。这有助于改善老年认知障碍患者的生活质量，减轻症状带来的困扰，同时促进尊严和尊重的维护。

3. 饮食管理 老年认知障碍患者的饮食管理非常重要，因为良好的饮食可以帮助维护他们的身体健康、促进生活质量，并在某种程度上减轻认知障碍症状。对于老年认知障碍患者，他们可能会对食物选择感到不知所措，忘记喝水、吃饭或认为已经吃过了。因此在饮食规律、进食量、营养均衡等多方面存在问题。

（1）加强营养：老年认知障碍患者的饮食营养管理对于维护他们的身体健康和认知功能非常重要。对于老年认知障碍患者来说，营养不良可能会增加行为症状并导致体重减轻。首先，提供均衡的饮食。确保提供多种食物类型，包括蔬菜、水果、全麦食品、蛋白质（如瘦肉蛋白食品、豆类和坚果）及健康脂肪（如橄榄油）。其次，鼓励膳食多样性。确保患者获得广谱的营养素，包括维生素、矿物质和纤维素。然后，根据患者的活动水平和个体需求控制热量摄入，以维持健康体重。

（2）增加改善认知功能的食物摄入：增加 ω-3 脂肪酸的摄入。研究表明，ω-3 脂肪酸对大脑健康有益，可以帮助改善认知功能。鱼类、亚麻籽和核桃等食物富含 ω-3 脂肪酸。此外，积极补充抗氧化物质。患者可以摄入富含抗氧化物质的食物，如蓝莓、葡萄和坚果，可以帮助减轻脑部氧化应激，对认知功能有益。

（3）促进消化健康：增加食用高纤维食物的摄入，如全麦谷物、豆类和水果，有助于促进健康的肠道功能和预防便秘。同时补充充足的水分，确保患者喝足够的水，以防止脱水，并维持消化健康。

（4）管理吞咽困难和警惕窒息：准备容易咀嚼、易于吞咽的食物，将食物打碎成软食或切成一口大小的块状。监测进食过程，确保患者进食过程中不会窒息或卡住食物，并在需要时提供协助。最为重要的是，要时刻警惕窒息的迹象，避免提供难以彻底咀嚼的食物，鼓励患者坐直，头部略微向前。如果患者的头部向后倾斜，应协助其移动到向前位置。用餐结束时，检查患者的口腔以确保食物已被吞咽。

（5）饮食禁忌：首先，限制含有高饱和脂肪酸和胆固醇的食物。一些脂类物质对健康至关重要，但是需要减少对心脏健康有害的脂类物质，如黄油、猪油和含脂肪块的肉类。其次，减少精制糖的摄入。精制糖通常存在于加工食品中，含有高热量，缺乏维生素、矿物质和纤维素。对于喜欢吃甜食的患者可以用水果或果汁加糖的烘焙食品替代。最后，限制含钠食物，少用盐。

（6）就餐环境：在老年认知障碍的不同阶段，注意力不集中、过多的食物选择，以及感知、味觉和嗅觉的变化会增加进食困难。因此，老年认知障碍患者的就餐环境应该特别设计，以促进他们的营养摄入、安全和舒适感。

1) 安静和有序的环境：噪声可以干扰患者的食欲和进食体验，因此，要确保就餐环境安静，远离电视和其他干扰，减少背景噪声，以帮助患者集中注意力。同时，避免过于复杂或引人注目的装饰，简洁的环境更容易让患者感到安心。

2) 安全和易清洁：地板要干燥，没有滑倒的危险，尽量使用防滑地垫以防止摔倒。同时选择易于清洁的餐桌和椅子，以便快速清理食物或溅出的液体。

3) 温馨和舒适：阳光有助于提高患者的心情。如果可能，提供自然光线，使就餐环境更加明亮和温馨。同时，在患者就餐时，选择舒适的椅子，以便患者可以坐得更久，享受更好的进餐体验。

4) 保持餐桌简单：避免使用可能使患者产生困惑的餐具、桌布和餐垫。视觉和空间能力的变化可能会使老年认知障碍患者很难区分食物、餐具和桌子。使用不同颜色将盘子与桌布或餐垫进行区分可以使患者更容易将食物与餐具或桌子区分开来。考虑使用塑料桌布、餐巾纸或围裙，以便于清理。仅提供用餐所需的餐具，以免混淆。

5) 检查食物温度：老年认知障碍患者可能无法判断食物的冷热而无法进食或饮水。食用前务必测试食物和饮料的温度。

（7）鼓励独立进食：鼓励老年认知障碍患者独立进食是非常重要的，因为这可以帮助他们保持自尊心、提高自信心，同时促进身体和认知功能的保持。

首先，为患者提供适当的餐具，确保患者易于使用，如略粗的筷子和易握的杯子，以减轻进食的难度。然后以身体示范的方式向患者展示如何使用餐具或进食，并鼓励他们模仿。其次，鼓励患者自我照顾，尽可能将食物布置在自助餐桌上，让患者自行选择和装盘，自行进食，而不是被人喂食。然后，鼓励患者慢慢咀嚼食物，享受进食的过程，并给予积极反馈和鼓励，可通过言语、表情或其他方式表达支持和鼓励独立进食的积极行为。对于在独立进食时出现困难的患者，要有耐心，不要过于苛刻。最后，定期评估患者的进食能力和需求，根据需要改进支持措施。如果患者的认知状况稳定或有所改善，可以逐渐增加他们的进食独立性。

鼓励老年认知障碍患者独立进食有助于维护他们的尊严和自主性，同时促进认知功能的锻炼。然而，要根据患者的状况和能力适当调整支持水平，以确保他们的安全和舒适。由医疗专家和照顾团队协助，制定个性化的饮食计划和支持措施，有助于确保老年认知障碍患者获得最佳的饮食管理。

（8）拒绝进食和食欲下降的处理建议：老年认知障碍患者拒绝进食、饮水的情况很常见，随着病情进展加重，饮食问题会越来越突出。出现这种情况首先需要考虑躯体疾病、药物副作用或其他医学问题。其次，需要分析患者自身原因、照料者原因及环境的原因。

如果患者看起来没有严重的躯体疾病，但是拒绝进食或不张嘴，可能是患者没有意识到食物是可以吃的。可以让他们闻一闻食物的味道或用勺子先喂一点，让患者感受一下食物，使患者有机会意识到是这是吃的。对于考虑可能是由于猜疑被害等精神症状导致患者拒绝进食和饮水，需要做的是解除患者戒备心理，必要时寻求医疗帮助。

若患者的味觉发生了变化，则需要尝试提供不同的食物，直到找到他们喜欢的食物。如果患者不记得张嘴，轻轻提醒患者，但不要强行将食物塞到患者嘴里，这样可能会造成口腔的损伤。

定期检查口腔中是否有溃疡、发红、坏牙或其他损害的迹象。积极维护口腔健康，坚持每天刷牙，及时使用牙线或齿间刷清洁牙缝。若患者可能因为咀嚼肌肉的问题难以张开嘴巴，也有可能是躯体疾病或药物副作用的问题。大多数龋齿和口腔感染始于牙齿之间，这一点尤为重要。因此，如果患者的口腔出现了问题，最好带去看专科医生，帮助患者照顾好口腔。

尽可能提供易于咀嚼和吞咽的食物，也可以将食物切成小块。不要让患者进食黏性食物，如粽子等。如果患者在进餐时感到烦躁或注意力分散，需要在安静的空间让患者进餐，不要让其他事物分散了患者的注意力。如果患者喜欢四处走动，可以准备一些方便手拿的食物，如面包、饼干等（保证咀嚼吞咽没有问题，防止窒息的危险）。对于老年认知障碍的患者，需要足够的耐心，允许患者花尽可能多的时间来完成。

4. 如厕　老年认知障碍患者的如厕管理非常重要，因为他们可能会面临如厕自理能力下降的挑战。老年认知障碍患者可能不能认识到上厕所的必要性，无法在合适的时间上厕所，或找不到厕所，不认识马桶，不能正确使用厕所设施，不能完全排空大小便。此外，感染、激素紊乱、前列腺增生、便秘、药物等也可能导致尿失禁。以下是管理老年认知障碍患者如厕问题的建议。

（1）创造有益的如厕环境：确保卫生间的位置有明显标识，以便患者能够轻松找到。保持卫生间清洁卫生，减少可能导致患者不愿意使用卫生间的不适感。

（2）观察和提醒：观察患者的体征，如坐立不安、摸腹部或蹲下，这可能表明他们需要如厕。还可以定期提醒患者如厕，可以通过设置闹钟或通过口头提醒来实现。

（3）提供合适的协助：在早晨、饭前和睡前等特定时间，提供陪同如厕的协助，确保患者如厕并完成排便。在马桶旁边提供卫生纸和清洁用品，以满足患者的需要。马桶要易于坐下和站起，必要时提供卫生间坐垫。同时安装手扶杆和坐立辅助设备，以提供额外的支持。如果患者坐立不安或多动并且不会坐在马桶上，让患者多尝试上下几次。可以尝试使用音乐让患者平静下来，并试着给他们一些东西来握住，以分散上厕所时的注意力。

（4）考虑夜间需求：在卫生间内安装柔和的夜间灯光，以便患者夜间如厕时能够找到。如果患者常常夜间需要排尿，考虑减少晚餐前的液体摄入，以降低夜间起床的频率。

（5）尊重隐私和尊严：提供单独的男女卫生间，以满足患者的性别需求。尊重患者的隐私权，确保他们在如厕时免受不必要的干扰，不要让他们感到羞愧或尴尬。在协助如厕时，考虑患者的性别需求，如果可能的话，提供性别匹配的照顾者。

（6）尿失禁患者的管理：找厕所困难、记忆力差、肢体功能障碍、认知能力受损或行动不便都可能导致老年认知障碍患者出现尿失禁。因此一些管理患者尿失禁的辅助方法和经验显得尤为重要。

1）老年认知障碍患者可能忘记喝水或没有意识到口渴，因此要建立有规律的饮水习惯，确保患者每天喝 5～8 杯足够的水或牛奶，但要减少患者睡前的液体摄入量。

2）减少患者的咖啡、茶等利尿饮品的摄入量，减少刺激膀胱的饮品摄入，如酒精和碳酸饮料。

3）使用尿垫及尿失禁相关辅助设备来保持床铺干燥。

4）沟通交流，对上厕所的行为予以鼓励。尽量使用简短的语言并给出分步说明。注意非语言暗示，如帮助脱衣服。可使用对方熟悉的词语，如"小便"。同时，要仔细倾听患者诉求并给予积极回应，切不能催促患者。

5）在厕所里，要在厕所门的内部贴上"厕所"一词或一张图片，并与视线齐平，以提示患者现在在哪里及他们在厕所里做什么。如果浴室地板和马桶盖板的颜色相同，则考虑更新为不同的有对比的颜色。升高的马桶座圈和扶手可以帮助患者上下马桶。确保座椅牢固地固定在马桶上，以减少滑倒的风险。

6）患者的服装考虑选择使用松紧带或魔术贴的衣服，以便于解开。尽量提供裤子或环绕式半身裙搭配松紧腰带。保障患者在失禁后，及时更换干净的衣服。

7）如果患者一直失禁，要保持衣物和床品清洁干燥，以防止皮疹。必要时可以使用肥皂和护肤霜。

8）尝试建立一个例行程序来帮助跟踪患者的排便情况。患有老年认知障碍的人可能会忘记他们何时上厕所。如果便秘持续存在，务必及时就诊。

老年认知障碍患者的大小便管理需要根据每位患者的个体需求和能力进行个性化处理。通过医疗专家和护理团队的协助，制定适合患者的如厕计划，以确保他们能够在安全和受到尊重的环境中满足生理需求。这有助于提高患者的生活质量，并减轻老年认知障碍症状带来的困扰。

5. 睡眠的管理 老年认知障碍患者的睡眠管理同样非常重要,因为良好的睡眠可以帮助维持他们的身体和认知功能,减轻症状并提高生活质量。以下是一些建议,用于管理老年认知障碍患者的睡眠。

(1)规律的睡眠时间表:规律的作息时间可以帮助稳定生物钟,改善睡眠质量。因而尽量保持患者每天都在相同的时间上床睡觉并醒来。对于睡眠昼夜周期颠倒的患者,应尽量避免让患者在白天长时间睡觉,以免影响夜间的睡眠。

(2)创造舒适的睡眠环境:确保睡眠环境温度适宜,不太热也不太冷。同时,使用窗帘或窗户遮光,确保卧室足够暗,以促进更好的睡眠。床铺要尽量舒适,包括舒适的床垫和床单。

(3)避免刺激和使用影响睡眠的物质:减少在晚上摄入咖啡因、糖类等物质,它们可能会干扰睡眠。同时,避免在晚上吃辛辣的食物,以免引起胃部不适影响入睡。

(4)增加日间活动和例行晚间活动:鼓励患者进行适度的体育锻炼,但要避免在晚上锻炼,因为这可能会激发患者的活力。保持患者白天参与适度的活动,以减少白天过度的睡意。在睡前提供一些安静、放松的活动,如阅读、听音乐或深呼吸练习,避免看电视、做家务或嘈杂的音乐的刺激,以帮助患者准备入睡。

(5)调整助睡眠药物:如果老年认知障碍患者正在服用药物,并且怀疑药物可能影响他们的睡眠,应咨询医生,看是否需要调整药物。

(6)管理夜间醒来:如果患者在夜间醒来,要尽量提供安静和舒适的环境,以便他们可以尽快再次入睡。避免强迫患者入睡,而是采用温和的方法,如冷静地陪伴他们,直到他们再次入睡。

如果老年认知障碍患者的睡眠问题持续存在或变得严重,建议与医疗专家、心理医生或睡眠专家协商,以获得更专业的支持和建议。管理老年认知障碍患者的睡眠需要耐心和个性化的方法,以满足患者的特定需求。

6. 洗澡的管理 老年认知障碍患者洗澡可能是一个挑战,因为患者可能会在这种亲密活动中感到不舒服。患者可能有深度知觉问题,害怕踏入水中,也可能认为洗澡没有必要,或者可能会感觉这是一种不舒服的体验。如果患者认为洗澡是可怕的、尴尬的、不愉快的或不舒服的,可能会通过语言和/或肢体来抗拒洗澡。有一些方法可以使洗澡更容易、更舒适。

(1)提前做好准备工作

1)鼓励患者尽可能自己去做,但要准备好随时提供帮助。在早期阶段,可能只需要提醒患者洗澡。随着病情的进展,患者需要更多的帮助。

2)准备好大毛巾、洗发水、肥皂和浴凳/长凳,然后再告诉对方该洗澡了。

3)提供舒适的环境,如用毛巾垫住淋浴座和其他寒冷或不舒服的表面,检查室温是否宜人。

4）将肥皂、洗发水和其他用品放在触手可及的地方。尝试使用酒店大小的洗发水塑料容器，并准备好毛巾遮住患者的眼睛以防止刺痛。

5）监测水温。当水温很高时而患者感觉不到时可能会被烫伤；如果水太冷，患者则可能会拒绝洗澡。

（2）让患者有自主的感觉

1）让患者选择，如询问患者是否想现在或 15 分钟后洗澡，或者使用浴缸或淋浴。

2）在浴缸中装少量水，然后评估患者入水的反应，最好在患者坐下后再将水放满。

3）确保患者在沐浴过程中发挥自主性，如让患者拿着毛巾、海绵或洗发水瓶。

4）需要注意的是患者可能会认为洗澡具有威胁性，如果患者有抗拒，可分散患者的注意力，稍后再试。

5）始终保护患者的尊严、隐私和舒适。考虑在脱衣服时用浴巾盖住患者，以减少脆弱感。

6）尝试让熟悉的同性帮助洗澡，这可能对老年认知障碍患者来说更舒服。

7）尝试不同的方法鼓励患者进入浴缸或淋浴间，如让患者裹着毛巾进入浴缸或淋浴，以减少尴尬或帮助患者感觉更温暖。

（3）沐浴过程中的建议

1）尝试在一天中的同一时间洗澡。如果患者通常是早上洗澡的人，晚上洗澡可能会令患者感到困惑。

2）使用简单的语言来指导患者完成洗澡过程的每一步，例如"把你的脚放在浴缸里""坐下""这是肥皂""洗胳膊"。

3）使用其他提示来提醒患者该做什么，如演示动作，还可以将手放在患者的手上，轻轻地指导洗涤动作。

4）使用可以调节到不同高度的浴缸长凳或浴椅，以便患者可以在淋浴时坐下。

5）洗头发可能是最困难的任务，可使用毛巾减少患者脸上的水。

6）确保清洗患者的生殖器区域，以及皮肤褶皱之间和乳房下方，特别是对于存在尿失禁的患者。

（4）替代洗澡的建议

1）对沐浴标准持开放态度，因为照料者对洗澡的偏好可能与患者的需求或现实不符。

2）每天清洗身体的一部分。

3）在其他时间或不同日期洗头发。

4）使用温热湿毛巾清洁擦洗患者身体替代洗澡。

5）让专业的护理人员为患者洗澡。

（5）沐浴后护理

1）检查皮疹和溃疡，特别是患者存在大小便失禁或不能活动时。

2）在拍干身体和穿衣服时让患者坐下。

3）确保身体完全擦干，用毛巾拍干身体上的水而不是揉搓。

4）用棉签擦干脚趾。

5）轻轻涂抹护肤品以保持皮肤湿润。

6）在乳房下以及皮肤的褶皱中使用玉米淀粉或滑石粉。

7. 穿衣和个人护理的管理　帮助老年认知障碍患者保持其外表可以促使患者更积极地生活，并进一步维护自尊。要给予患者充足的穿衣和进行个人护理的时间，催促患者会引起焦虑和沮丧。随着疾病发展到晚期阶段，选择衣服和穿衣，以及使用洗脸刷牙等个人护理工具可能会让老年认知障碍者感到沮丧，患者可能不记得如何着装和洗脸刷牙，或者可能对选择或程序不知所措。建议遵循以下原则。

（1）穿衣

1）简化选择：保持衣柜中没有多余的衣服。如果衣服过多，患者在选择时会不知所措。如果衣服数量合适，给患者选择最喜欢的衣服或颜色的机会，但尽量只提供两种选择。

2）流程安排：按照每件物品应该穿的顺序布置衣服。一次递给患者一件物品，同时给出简单、直接的指示，如"把你的手放在袖子里"，而不是"穿好衣服"。

3）选择舒适简单的衣服：前开襟设计的开衫、衬衫较套头式服装更易于穿着。可用魔术贴代替纽扣、按扣或拉链，同时确保衣服宽松，尤其是在腰部和臀部区域。优先选择柔软且具有弹性的面料。

4）选择舒适的鞋子：确保患者穿着舒适、防滑的鞋子。

5）灵活应对：如果患者想反复穿同一套衣服，应该购买重复的衣服或提供类似的选择。即使患者的服装不匹配，也要试着专注于患者能够穿好衣服的事实。需要注意的是保持良好的个人卫生很重要，包括穿着干净的内衣，因为卫生条件差可能会导致尿路或其他感染，使护理进一步复杂化。

（2）个人护理：老年认知障碍患者可能会忘记如何梳理头发、洗脸、刷牙、剪指甲或刮胡子，患者可能会忘记牙刷、指甲刀或梳子等个人护理物品的用途。

1）保持既往的梳洗程序：如果患者仍然去理发店，则继续这个习惯。如果去理发店变得困难或令人痛苦，可以请理发师到家里来为患者服务。

2）使用喜欢的个人护理用品：允许患者继续使用喜欢的牙膏、剃须膏、香水或化妆品。

3）与患者一起梳洗：照料者自己梳理头发、刷牙，并鼓励患者模仿。

4）使用更安全、更简单的个人护理工具：指甲锉和电动剃须刀的危险性低于剪刀和剃须刀。

（八）安全管理

老年认知障碍患者因为判断能力、定向力、身体机能、感知觉的下降及行为紊乱会导致诸多安全性问题，如忘记如何使用家用电器、迷路、猜疑恐惧、平衡问题，还包括视听觉、温度觉和深感觉的变化，这些功能的减退都会给患者带来安全问题。建议采取以下安全措施。

1. 预防走失 在家中安装安全门锁，防止患者无意间走出房屋。还可以安装门铃或门铃摄像头，以监控门口的活动。也可在所有门的上方或下方安置门闩。拆下室内门上的锁，以防止将自己锁在里面。可在门附近藏一套备用钥匙，以便于取用。

在患者的衣物或身上放置身份标识，包括姓名、地址和紧急联系信息，这有助于他们在走失时被安全地识别和帮助。简化家庭布局，减少走失的机会。移除不必要的家具或障碍物，减少藏身之处。

避免让老年认知障碍患者在没有监督的情况下进入地下室、阁楼或危险的地方。在经济条件允许的情况下，使用可穿戴的电子追踪装置，以便在患者走失时迅速定位他们的位置。此外，向家庭成员和照顾者提供培训，教导他们如何应对患者走失的情况，以及在紧急情况下应该采取的行动。这些预防措施可以帮助降低老年认知障碍患者走失的风险，同时增加他们在家庭或社区中的安全感。预防走失需要家庭成员和照顾者的密切关注和协助，以确保患者得到最佳的照顾和保护。

2. 防止摔倒 老年认知障碍患者防止摔倒是至关重要的，因为摔倒可能导致严重的身体伤害，最常见的伤害是骨折，一旦出现下肢或影响行走的骨折，将会被迫卧床，长期卧床常会出现多种并发症，后果是严重的。首先，要维护安全环境。清除地毯、延伸出走道的家具物品和过多的杂物，以减少摔倒的风险。并在滑倒风险高的区域（如浴室、厨房和走廊）使用防滑地垫。如果条件允许，选择走道和房间的地板材料时应考虑防滑性，以进一步减少摔倒的风险。其次，在卫生间和浴室内安装扶手和手扶杆，以提供额外的支持和平衡。在楼梯和走廊上安装手扶杆，以帮助患者上下楼梯。然后，确保患者穿着合适的、支持性好的鞋子，避免穿着高跟鞋或容易发生滑动的拖鞋。避免光脚行走，特别是在硬地板或瓷砖上。同时，与患者一起开展定期锻炼，鼓励患者进行适度的体育锻炼，以增强肌肉力量和平衡能力，包括站立平衡练习，如一条腿站立，以提高稳定性。最后,定期让医疗专家评估患者的健康状况,特别是关注骨骼健康和肌肉强度。如果患者有特定的行动障碍,如步态不稳或风湿性关节炎,可以考虑使用行动辅助设备,如行走杖或助行器。

3. 避免火灾　首先,对火源进行管理。使用具有自动关闭功能的电器,在不使用燃气灶具时,通过应用燃气旋钮盖、取下旋钮或关闭燃气来防止燃气的不安全使用。确保老年认知障碍患者无法使用火源,如炉灶、火炉和电熨斗,在关闭火源后离开房间。其次,控制水温度,调整热水器的温度,以防止烫伤,尽量使用温度稳定的水龙头。最后,在家中安装烟雾探测器和火警报警器,定期测试它们的功能,及时更换相关设施的电池。

4. 预防烫伤和灼伤　注意水和食物的温度,确保食物和饮品的温度适中,以避免烫伤。在厨房使用安全锅和锅盖,以减少油溅和火源暴露的风险,防止灼伤。及时处理厨房垃圾,丢弃有毒植物和装饰性水果,这些植物和装饰性水果可能会被误认为是食物。移除厨房内的保健品、处方药和调味料等。

5. 安全用电管理　老年认知障碍患者如何安全用电是一个重要的问题,因为错误用电可能导致火灾或电击风险。以下是一些安全用电的建议。

(1)简化电器:减少家中不必要的电器和电子设备,以降低患者的混淆和危险。保持家庭的电器设备简单化,减少患者操作的复杂性。

(2)电源插座管理:使用电源插座覆盖物或儿童安全锁来防止患者随意拔插电器设备。考虑安装插座盖板,以减少电源插座的触碰。

(3)进行电器标识:标记电器和电器开关,以帮助患者辨认和正确使用它们。使用颜色编码或图标来标识不同的电器设备。

(4)定期检查:对电线、插座和电源线要定期检查,确保没有损坏或裸露的电线,避免使用老化或破损的电线和插座。同时要定期维护电器设备,确保其工作正常,避免故障或过热。确保电线和插座没有松动,插头完好无损。

(5)安装电源开关的保护罩:防止患者无意中关闭或打开电源。将不必要的电源开关放置在不易触及的位置。

(6)购买安全电器:选择电器设备时优先考虑带有自动断电功能的产品,例如带有自动关闭功能的电熨斗或电热水壶。

(7)为老年认知障碍患者及其照顾者提供培训:教导他们在电器设备出现问题时采取适当的措施,如断电或拔插电器。制定家庭电力使用的应急计划,包括火灾逃生计划和电力故障的应对措施。

通过采取这些预防措施,并与老年认知障碍患者的照顾团队一起确保制定和执行适合患者需求的个性化用电安全计划,降低患者在使用电器时面临的风险,提供更安全的家庭环境。

6. 保持走道和房间光线充足　在家中有老年认知障碍患者时,保持走道和房间光线充足是非常重要的,因为良好的照明可以帮助患者更好地辨认和导航环境,减少摔倒和混淆的风险。以下是一些可以帮助确保充足的照明方法。

(1)使用自然光:最大程度地利用自然光,确保窗户清洁,没有遮挡物阻挡阳光。使用透明窗帘或适时打开窗帘,以便在需要时使阳光照射进入室内。

(2)安装明亮的照明设备:安装明亮的吊灯、台灯和壁灯,以提供均匀和充足的照明。使用 LED 或荧光灯泡,它们比传统白炽灯泡更节能且明亮。

(3)使用感应灯:在走道和房间的入口处安装感应灯,当患者接近时自动点亮,这可以减少患者忘记打开或关闭灯的问题。

(4)提供可调节的照明系统:安装可调节照明系统,允许家庭成员根据需要调整光线的明暗程度。这有助于在不同状况下提供合适的照明。

(5)避免强烈的反射和阴影:确保家中的照明不会造成眩光或强烈的反射,因为这些情况可能会让患者感到不适。消除房间内的明显阴影,以避免混淆和摔倒的危险。

(6)标记开关:标记开关,以便患者可以轻松辨认哪个开关控制哪个照明设备。使用颜色编码或图标来标记开关。

(7)提供夜间照明:在走道和卧室附近提供夜间照明,以便患者夜间起床时能够看清前进的方向。使用柔和的夜灯,以避免光线过于刺眼。

(8)教育患者:如果患者能够理解,教育他们如何使用开关和照明设备,以提高他们的照明意识。

通过采取这些措施,可以确保家中的走道和房间有充足的照明,帮助老年认知障碍患者更安全地生活和移动。这有助于降低摔倒和混淆的风险,提高老年认知障碍患者的生活质量。

7. 用药安全管理　对于服用药物的老年认知障碍患者,需要明确药物治疗的适应证和正确用法。同时需要采取一定措施来确保患者按照医嘱服用药物。安全管理处方药和非处方药对于避免药物相关安全风险至关重要。

(1)医生与监护人的积极沟通:监护人应与医师充分沟通,不同的药物处方可能由多名医生开具,要确保所有医生了解当前服用的处方药和非处方药,包括中药和保健品。每次就诊都要列明当前的药物和剂量。当开出新药时,必须询问是否可以与其他药物一起服用。此外,还需要提醒医生患者的既往药物过敏或副作用。监护人要尽可能多地了解每种药物,包括名称、目的、剂量、频率和可能的副作用。如果出现严重副作用,及时向医生报告。在未咨询医生的情况下,不要改变剂量。保留所有当前药物的书面记录,包括名称,剂量和开始日期。随身携带一份药物清单。尤其在发生严重的药物相互作用或过量的情况下药物清单尤其重要。

(2)药物管理系统:建立一个详细的药物管理系统,包括所有药物的清单、剂量、时间表和用途。同时，可以使用一个药盒或分割药盒，将每日的药物按照时间和剂量进行分隔，以减少混淆。

（3）明确的标签：标记每种药物的容器，包括药瓶、药盒和袋子，以标明药物的名称、剂量和服用说明。使用大字体、颜色编码或图标，以帮助老年认知障碍患者更容易辨认药物。

（4）定时提醒：使用定时器、闹钟或手机应用程序，设定提醒，以确保患者按时服药。尽量使服药时间与其他日常活动相联系，如用餐或刷牙。

（5）监督和支持：定期监督患者的用药过程，确保他们正确地服用药物。提供支持，但要尊重他们的隐私和尊严。

（6）避免自我管理：避免让老年认知障碍患者自行管理药物，因为他们可能会忘记服药或混淆不同的药物，因此应将药物管理交给照顾者或家庭成员。

（7）专业监督：与医疗专家协助，定期复查药物清单，确保药物处方是正确的，没有不必要的药物，也没有药物相互作用的问题。

（8）药物储存：药物应储存在安全的地方，远离儿童和宠物的触及范围。遵循药物包装上的存储指南，防止药物受潮、受热或受光照。

（9）监测服用药物后的安全性：谨慎监测患者同时服用的药物，以避免潜在的药物相互作用。在任何新增药物之前咨询医生或药剂师。同时制定应急计划，以应对可能的药物过量或反应，包括与医疗专家的联系信息和就医选项。

（10）医疗信息记录：记录患者的医疗信息，包括疾病诊断、药物清单、过敏信息等，以备不时之需。

（11）其他情况：如果吞咽有问题，应询问药物是否有其他剂型。向开药的医生了解是否有液体剂型，或者将药物碾碎并与食物混合是否安全。在未事先咨询医生的情况下，不应拆开胶囊或碾碎片剂，这可能导致某些药物无效或不安全。

老年认知障碍患者的用药管理需要仔细地计划和执行，以确保他们获得正确的治疗，同时最大程度地减少与药物相关的风险。与照顾团队和医疗专家密切协作，制定并实施适应患者需求的个性化用药计划。

8. 徘徊与踱步　老年认知障碍患者可能存在地点和人物定向问题，患者经常徘徊、迷路或对自己的位置感到困惑，这种情况可能发生在疾病的任何阶段。徘徊是危险的，其在老年认知障碍患者当中很常见，这种风险给照料者带来了沉重的负担。

（1）做好预防可以减少徘徊的发生。

1）为患者提供参与结构化、有意义活动的机会。

2）确定一天中最有可能徘徊的时间，提前计划这段时间要做的事情——活动和锻炼可能有助于减少焦虑、激越和不安。

3) 确保满足患者所有基本需求，包括如厕、营养和补水。考虑在睡前两小时减少（但不是消除）饮水，这样患者就可能不必在夜间上厕所。

4) 让患者参与日常活动，例如叠衣服或准备晚餐。了解如何创建每日活动计划。

5) 如果患者感到迷茫、被遗弃或迷失方向，给予安慰和鼓励。

6) 给患者佩戴定位设备，口袋中放置联系卡（包含姓名、地址、电话等），以便迷路时为救助者提供相关信息。

7) 避免去喧闹的地方，这些地方会增加患者困惑并可能导致迷失方向，如购物中心。

8) 评估患者对新环境的反应。如果新环境可能导致混乱、迷失方向或激越，应加强对患者的监护工作。

（2）安全措施可能有助于降低徘徊风险，具体包括：①患者在新的或改变的环境中需要有人监管，不要将患者一个人留在家里；②在家中使用夜灯；③用与门颜色相同的布盖住门把手或使用安全盖；④通过将门涂成与墙壁相同的颜色或用可拆卸的窗帘或屏幕覆盖住门；⑤使用黑色胶带或油漆在门前制作一个黑色门槛，可以充当视觉停止屏障；⑥在门上方安装警示铃或使用监控设备，在门打开时发出信号；⑦在门前或患者床边放置压敏垫，以提醒患者可能活动了；⑧在院子或其他户外公共区域周围放置围栏；⑨使用安全门或颜色鲜艳的网，以防止进入楼梯或室外；⑩监测噪声水平，以帮助减少过度刺激；⑪创建可以安全探索的室内和室外公共区域；⑫用标志或符号标记所有门，以解释每个房间的用途；⑬安全存放可能提示患者外出的物品，例如外套、帽子、钱包、钥匙等；⑭不要将患者独自留在车内。

（3）提前做好相关预案：当老年认知障碍患者流浪和迷路时，患者家属和照顾者所经历的压力是巨大的。通过事先制定计划，可帮助患者家属和照顾者知道在紧急情况下该怎么做。

1) 患者出现徘徊时尽量陪同。

2) 如果邻居、朋友和家人看到患者徘徊、迷路或穿着不当，拨打电话联系。

3) 保留一张患者最近的特写照片，以便在需要时提供给警方。

4) 了解邻居，识别家庭附近的潜在危险区域，例如河流池塘、开放式楼梯间、树林、隧道、公共汽车站和交通繁忙的道路。

5) 制作患者可能徘徊的地方列表，例如过去的工作单位、以前的住所、最喜欢的餐厅等。

（4）出现徘徊时应采取的措施

1) 立即开始搜索工作。考虑患者惯用手，因为徘徊模式通常遵循患者惯用手的方向。

2）首先观察周围的地区。许多徘徊的患者都在失踪的地方 2.5 公里内被发现。

3）常规搜索注重过去徘徊时到过的区域。

4）如果在 15 分钟内找不到患者，应立即拨打报警电话提交失踪人员报告，告知警察该人有老年认知障碍。

●—— **推荐意见** ——●

制定个性化的生活管理计划需要时间和耐心，同时需要确保计划的灵活性。及时借助医疗专家和认知健康专家的协助来获得更多的医学指导和资源，适时调整日常生活管理计划。（Ⅳ级证据，A级推荐）

积极倾听和理解是为老年认知障碍患者提供全面关怀和支持的关键元素。具备这些能力，照顾者可以更好地满足患者的需求和提供情感支持，并与他们建立更深层次的连接。这有助于改善老年认知障碍患者的生活质量，减轻症状带来的困扰，同时促进患者尊严的维护。（Ⅰ级证据，A级推荐）

鼓励老年认知障碍患者独立进食有助于维护他们的尊严和自主性，同时促进认知功能的锻炼。然而，要根据患者的状况和能力适当调整支持水平，以确保他们的安全和舒适。（Ⅰ级证据，A级推荐）

老年认知障碍患者的大小便管理需要根据每位患者的个体需求和能力进行个性化处理。这有助于提高患者的生活质量，并减轻老年认知障碍症状带来的困扰。（Ⅱ级证据，A级推荐）

管理老年认知障碍患者的睡眠需要耐心和个性化的方法，以满足患者的特定需求和能力。如果老年认知障碍患者的睡眠问题持续存在或变得严重，建议与医疗专家、心理医生或睡眠专家协商，以获得更专业的支持和建议。（Ⅰ级证据，A级推荐）

定期评估安全措施的有效性，根据患者的状况和需求进行调整。此外，与医疗专家和照顾团队协助，以获得更多关于老年认知障碍患者的个性化安全建议。（Ⅳ级证据，A级推荐）

（李　霞）

（九）护理管理

护理管理由社区护理人员或社区机构家访人员执行。社区护理人员所具备的功能应包括：安排对老年患者需求的初步评估，尽可能面对面评估；让患者的家庭成员或照顾者（视情况而定）参与支持和决策；制定护理支持计划、提供居家护理项目；协助患者和家庭将患者转移到不同的护理机构，并转介相关护理信息。

1. 社区护理管理原则

（1）尽早开始：在患者失去决策能力之前进行后续治疗、护理决策的讨论。

（2）讨论居家护理目标和计划：预判为并发症时做出决策，奠定基础。

（3）护理管理的动态性和连续性：护理目标可能随疾病进展而改变，确保在患者的护理和支持计划中共享和记录相关信息。

（4）尽可能使用结构化护理计划：在重度认知障碍患者家属中使用视频决策辅助和结构化护理计划会议，可以更好提供临终关怀，能减少转院次数。

（5）提供护理信息的准确性和一致性：确保在患者的护理计划和实施中共享和记录相关信息，在不同的护理环境（如家庭、社区、医疗机构）间有效传输。

2. 分级护理管理　应至少每 6 个月评估患者认知等各项功能，根据评估结果及新体征、新症状、照顾者负担、需求等调整患者的干预措施如药物使用等。每次家庭访视时应评估家庭安全风险。

（1）日常生活能力评估：社区护士或有资质的评估人员对社区中的老年认知障碍患者进行评估，常用的评估方法有标准化 Barthel 指数、ADL 量表、Katz 指数等，以 ADL 量表评估社会和基础日常生活能力、Barthel 指数评估基础生活能力最多，依据评估结果等级开展不同等级的家庭访视。这部分内容在本篇第六部分老年认知障碍患者的健康管理中的评估老年认知障碍患者的生活能力章节有较详细的介绍。

（2）家庭护理风险评估：依据老年认知障碍患者的严重程度，由专业评估人员定期评估老年人综合情况和所存在护理风险，如走失、自伤、跌倒、气道异物梗阻、营养不良、压力性损伤、静脉血栓等风险，针对老年人存在的风险因素进行个性化评估。对疾病不同阶段的典型护理管理问题阐述如下。

1）全病程用药管理：因患者认知功能下降，服药尽可能由家属进行监督或协助，以确保服药到口；对吞咽困难的患者，参照前文中进食相关的章节进行服药管理；定期随访患者用药效果和不良反应，常见不良反应包括头晕、嗜睡、恶心、便秘、心慌等。注意对言语功能缺失的患者的有效识别。

2）轻中度认知障碍：对轻度认知障碍的患者，护理人员应注重识别其情绪、认知功能状态，在发现异常情况时进行相关转介，并注重指导家庭对患者的安全管理（详见本篇老年认知障碍患者的健康管理章节）。患者在明确诊断、回归社区后，护理人员应持续定期评估日常生活能力、家庭护理风险，利用上述评估表进行客观化评估，观察患者有无精神行为症状表现［见本篇老年认知障碍患者的健康管理中痴呆的精神行为症状（BPSD）的判定章节］。处于中度认知障碍的患者，其日常生活能力开始明显下降，依据患者评估结果制定相应的护理计划，或转介给相关机构进行非药物干预（见本篇第六部分老年认知障碍患者的健康管理中的非药物治疗章节），指导照顾者进行患者照料和基础家庭训练。

3）重度认知障碍：患者在此阶段面临更严重的日常生活功能下降、躯体共病的问题，护理人员应提供定期家庭访视、照顾者支持资源，以提高患者的生活质量和降低照顾者负担为目标。此阶段患者面临的典型护理问题如下。

进食问题：进食困难进展是重度认知障碍的标志，营养支持是晚期痴呆患者最常见的治疗护理决策之一。本篇第六部分老年认知障碍患者的健康管理中的生活管理章节有详细介绍。

痛苦症状：近 25% 的患者在终末期 30 个月内出现疼痛。对于重度认知障碍患者，建议使用重度认知障碍疼痛评估（PAINAD）工具，该工具相对易于使用，且其可靠性和有效性已经被证实。PAINAD 包括对五个不同领域的评估：呼吸、消极发声、面部表情、肢体语言和安慰能力。评分范围从 0~10，分数越高表示疼痛越严重。

临终关怀：临终关怀对重度认知障碍患者有若干益处，包括生命最后 30 日住院的可能性较低，家属和照护者对护理的满意度更高。《"健康中国 2030"规划纲要》(2016) 首次在国家战略中提出"加强临终关怀服务"，将其纳入全民健康覆盖范畴。国家卫健委发布的《安宁疗护中心基本标准和管理规范（试行）》(2017) 明确安宁疗护机构的设置标准、服务内容和管理要求，推动机构规范化建设。我国临终关怀政策处于地方试点向全国推广阶段，根据上海市、深圳市、北京市的做法，初步诊断为认知障碍和相关疾病的患者必须满足以下两项要求才有资格获得临终关怀：第一，功能评估为严重失能，个人生活无法自理，大小便失禁，呈间歇性或持续性；始终没有有意义的口头交流（只有刻板的短语或说话的能力仅限于 6 个或更少的可理解单词）。第二，上一年发生 6 种特定医疗并发症中的至少 1 种：吸入性肺炎、肾盂肾炎、败血症、压力性损伤≥3 期、抗生素治疗后反复发热、无法维持足够的液体和能量摄入量，在过去 6 个月内体重减轻 10% 或血清白蛋白<2.5g/dl；或者，如果患者符合临床状态下降的具体标准，且与基础诊断无关，临床状态下降且不可逆，则认为患者的预期寿命为≤6 个月。

照顾者支持：社区护理人员为认知障碍患者的照顾者提供心理教育和技能培训干预。具体包括：关于认知障碍、其症状及随着病情进展而预期的变化的教育；制定个性化策略并培养护理技能；帮助他们提供护理的培训，包括如何理解和应对行为变化；培训以帮助他们调整沟通方式，以改善与老年认知障碍患者的互动；关于如何照顾自己的身心健康及情绪和精神健康的建议；关于与他们所关心的人一起计划愉快和有意义的活动的建议；相关服务（包括照顾者的支援服务和心理治疗）及获得这些服务的方式。

3. 管理建议　对于老年高危人群，要开展早期筛查服务；对处于疾病中期和生命末期的人群，建议建立跨专业的服务团队，提供身体和生活护理，最大限度地保障老年人的身体健康和生活自理能力。建议进行分级照护与管理，从日常生活能力、疾病发展规律出发，针对不同阶段患者（轻中度认知障碍者、重度认知障碍者、生命末期的认知障碍患者）的实际需要，对老年认知障碍患者进行照护资源配置。WHO 提出了认知障碍"服务规划七阶段模型"，该模型涵盖早期筛查、诊断后支持到安宁疗护，通过提供针对性的医疗和护理服务，可以延缓疾病进展，改善患者生活质量。本篇第六部分老年认知障碍患者的健康管理部分中老年认知障碍患者的生活能力评估章节有介绍。

• 推荐意见 •

护理管理的目标是改善患者和护理人员的生活质量，保持最佳功能并提供最大的舒适度。（Ⅲ级证据，B级推荐）

尽可能使用结构化护理计划，可以更好提供临终关怀，能减少转院次数。（Ⅱ级证据，B级推荐）

每次家庭访视时应评估家庭安全风险。（Ⅲ级证据，C级推荐）

进食困难进展是重度认知障碍的标志，营养支持是晚期认知障碍患者最常见的治疗护理决策之一。护理人员可提供给照顾者各种保守措施以改善口服摄入量，包括改变食物质地；提供手抓食物、小份或偏好的食物；以及使用营养补充剂。（Ⅱ级证据，B级推荐）

临终关怀对重度认知障碍患者有若干益处，包括生命最后 30 日住院的可能性较低，家属和照护者对护理的满意度更高。（Ⅲ级证据，C级推荐）

（盛梅青）

（十）会诊与转诊

社区老年认知障碍会诊转诊是指在对老年认知障碍患者进行评估诊断过程中，医疗专科人员根据评估诊断结果，作出住院或其他医疗干预措施决定的过程，主要涉及认知筛查、认知评估、病因学诊断、专家会诊及治疗监测等多个医疗过程。旨在为患者提供全面的医疗关怀和管理，并确保他们能够得到适时的专科医疗会诊和进一步的治疗。流程见图 3-3。

1. 认知功能筛查 老年认知功能的筛查通常由家庭医生、老年病科医生、精神科医生、神经内科医生，以及社区健康服务中心的诊所和专业的认知健康项目团队来实施。这项筛查的目的是在社区、养老机构、门诊、急诊和病房等环境中，对符合条件的高风险易感认知障碍人群的认知功能进行简单快速地评估，旨在早期发现认知问题，以采取措施减缓或阻止其进展。

（1）需要进行筛查的人群：①60 岁及以上，怀疑有认知障碍者；②受教育程度比较低（小学以下或文盲）、50 岁以上和有 AD 家族史；③本人或密切接触者（家属，照护者）等担心其记忆或认知受损的；④患者家属或其照护者对其认知功能提出疑虑的。

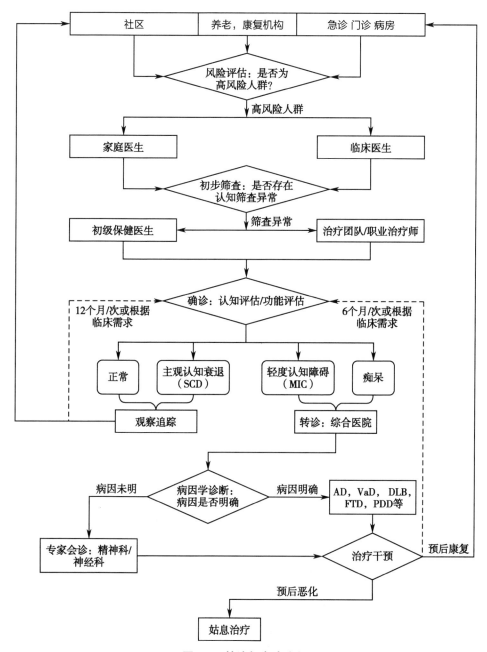

图 3-3　转诊与会诊流程

AD，阿尔茨海默病；VaD，血管性痴呆；DLB，路易体痴呆；FTD，额颞叶痴呆；PDD，帕金森病痴呆。

（2）筛查流程

1）问诊：医生会先询问患者症状、病史和家族病史等方面的问题，了解可能导致认知功能损害的因素，如卒中、甲状腺疾病、糖尿病等。

2）简短认知评估：医生会针对患者的认知能力使用一些简单的认知筛查测试，如在现场问他们今天是星期几或请患者重复一些词或短语等，或用痴呆早期筛查问卷（AD8）测评。

3）评估情况记录：医生会在每个患者的会诊记录上记录所有发现的症状和测试结果，并计算得分以确定患者是否可能患有认知障碍。

4）排除因素：医生会排除其他可能影响认知能力的因素，如抑郁症、药物和药物依赖、饮酒等。

5）确认转诊：如果认知筛查阳性，缺乏必要经验的临床医生应联系社区健康服务中心或综合医院或专科医院等专业机构，将这些患者转诊给具有认知评估经验的专家进行进一步评估确诊。

2. 进行综合评估　老年认知障碍的评估诊断是一个复杂的过程，需要由初级保健医生、老年科医生、神经内科医生、精神科医生及专业认知治疗团队来实施。对于基层医疗机构转诊至社区健康服务中心、综合医院以及专科医院的认知筛查呈现阳性的患者，临床医生根据患者的症状、病史、体检和认知测试等多项检查结果进一步评估，旨在确定患者是否患有认知障碍，确定其严重程度，为进一步的治疗干预提供指导。评估流程如下。

（1）体检和病史：医生会对患者进行身体检查，包括血压、心率、体温等常规检查，同时收集患者的病史、用药史、行为和认知症状的详细信息，以帮助确定是否有可能导致认知症状的潜在原因。

（2）神经系统检查：医生会对患者进行神经系统检查，如测试神经反射、视力、听力、协调能力等。

（3）神经影像学检查：脑部 MRI 或 CT 扫描可以帮助确定是否存在结构异常，如出血、梗塞、肿瘤等，这些可能是引起认知障碍的原因。有条件的可以做 Aβ-PET、tau-PET 检查。

（4）传统的认知检查：医生会使用一系列的认知测试来检测患者的记忆、注意力、语言、空间能力等认知领域的功能，例如 MMSE、MoCA 等评估工具。

（5）认知神经心理学评估：在保证其他疾病或药物不良反应已排除的情况下，对特定的领域的认知评估，如工作记忆、语言、执行功能、注意力、空间导航等。

（6）实验室和生物标志物检查：在条件允许的情况下，医生可能会建议进行实验室检查，例如血液检查、脑脊液检查、基因检测等，以排除其他疾病或评估患者认知功能缺陷的程度和类型，如血清铜、锌、镁、叶酸和维生素 B_6 和维生素 B_{12} 等营养成分水平等。

（7）家庭护理人员的情况：是初级保健认知评估和护理 AD 患者的核心，与护理人员建立和保持协作获取相关信息，对于认知评估和 AD 患者的护理至关重要。

根据认知评估结果，经诊断属于认知障碍的患者，初级保健医生应与患者、患者家属及其护理人员沟通，将其转至专业机构接受治疗；符合条件的患者回归社区或养老机构，初级保健医生和家庭医生应继续对患者进行观察追踪，每 6个月一次或根据临床需要进行随访监测。

3. 转诊　对符合以下条件的患者应转诊至精神科或神经科。

（1）存在精神错乱、痴呆、抑郁及其他精神症状，治疗团队应考虑将患者转诊至老年病科或精神病科，以进一步评估和治疗。

（2）诊断不确定或非典型特征、认知能力迅速下降、65 岁以下、难以解决的管理问题，或存在伤害自己或他人的风险。

（3）对认知障碍患者的精神症状处理无效，应及时转介到精神专科或神经内科处理。

（4）对于对新药物治疗感兴趣，或愿意参加临床试验的诊断为 MCI 的患者，临床医生可以告知患者相关的中心或组织（如专科中心、试验匹配）。

4. 专科会诊　老年认知障碍的专科会诊是指将确诊为认知障碍但难以作出病因学诊断的患者转诊给认知障碍专家团队，如老年病学家、精神病学家、神经病学家等，进行进一步评估/测试，为非典型、急性、初步处理无效的认知障碍患者制定最佳治疗和干预措施，提供全面、细致和个性化的医疗服务。专科会诊包括以下步骤。

（1）专业团队：老年认知障碍需要多个专业团队协作。会诊涉及老年科医生、精神科医生、神经内科医生、心理医生、社工等不同的人员，他们将共同进行讨论。

（2）评估方法：会诊的过程包括病史收集、神经心理学和认知评估、神经影像学和检查等。开始的评估和测试结果将被用于明确患者的认知功能程度和类型。

（3）形成诊断：评估专家依据患者特定病史和测试结果作出独立的评估。会诊组的任务是确定该患者是否患有认知障碍以及类型和程度，并为治疗提出建议。

（4）确定治疗方案：专家团队对会诊结果进行讨论，并共同制定个性化的治疗方案，包括药物治疗、心理治疗、康复训练和生活方式干预等，以改善患者认知功能和生活质量。

（5）跟进和监测：治疗方案实施后，专业团队将与患者及其家属保持联系，进行治疗效果和患者病情的监测，并根据需要进行调整和优化治疗计划。

5. 治疗监测　对干预治疗后病情稳定、好转的患者，临床医生应与患者及其家属和照料者沟通，符合条件者回归社区和养老机构。出院后及时将患者的医疗保健信息和护理计划传达给患者、护理人员、支持人员、家庭医生、初级保健医生或其他相关医疗保健提供者，初级保健医生和家庭医生应继续对患者进行观察追踪，每 6 个月一次或根据临床需要进行认知评估。对干预治疗效果不佳，病情恶化的患者，临床医生应与患者及其家属和照料者沟通，联系护理康复机构，进行姑息治疗。

> ──● 推荐意见 ●──
>
> 　　根据认知评估结果，经诊断属于认知障碍的患者，初级保健医生应与患者、患者家属及其护理人员沟通，将其转诊至专业机构接受治疗；符合条件的患者回归社区或养老机构。初级保健医生和家庭医生应继续对患者进行观察追踪，每 6 个月一次或根据临床需要进行随访监测；（Ⅱ级证据，A 级推荐）。
>
> 　　对于确诊为认知障碍但难以做出病因学诊断的、非典型、急性、初步处理无效的患者应转诊给认知障碍专家团队进行会诊，制定最佳治疗和干预措施。（Ⅱ级证据，A 级推荐）

（宋海东）

（十一）随访与监测

　　对患者进行定期和不定期的随访，监测病情变化，是及时进行治疗方案调整的依据，也是对患者的健康管理落实情况的检查，因此非常重要。

　　1. 随访对象　对所有的认知障碍患者都要进行随访监测，但对于下述患者要重点关注。

　　（1）多重共病：此类老年认知障碍者的认知功能下降加速，痴呆的风险上升，尤其是患有心血管代谢多重共病（cardiometabolic disease，CMD），包括患有 2 型糖尿病、心脏病和卒中的老年人群。CMD 多发使非痴呆性认知功能下降（CIND）的发病加速 2.3 年，使痴呆加速 1.8 年。疼痛在社区老年人中很常见，31% 的人在基线时报告疼痛，这与基线记忆较差和处理速度加快下降有关。42% 的老年人报告称，意外疼痛加速了复杂处理速度、注意力、记忆、推理和认知状态的下降。经 21 年的随访提示，肺功能下降的老年人认知障碍和 MCI 的发生风险升高有关。一项 72 个月的随访研究发现，手术后，部分老年人出现了谵妄，谵妄与认知能力下降的速度加快 40% 有关。对上述有合并症的老年人，随访时应重点关注。

　　（2）感官功能衰退：一项河北省的基于 3 098 人的调查发现，听力障碍和青光眼与 MCI 的风险密切相关。一项系统综述回顾了 35 项说汉语的老年人随访研究,发现听力损失与认知障碍和痴呆之间存在显著关联,风险分别升高 1.85 倍和 1.89 倍。嗅觉识别障碍也是早期认知功能下降的标志之一。因此,对于基线筛查发现感官功能下降的老年认知障碍者,应重点随访。

(3)运动功能衰退:日本一项社区研究显示,身体衰弱(physical frailty)合并口腔功能衰弱(oral frailty)将增加 MCI 的患病风险。以维持饮食功能为重点的全面口腔健康可以成为预防社区老年人 MCI 和延缓痴呆症的一种策略。运动功能下降、步态变化也被证实是先于认知损害的,身体功能(如洗澡、穿衣、如厕、梳理、室内转移、进食)下降增加痴呆的风险,而认知下降进一步加重身体功能损害。WHO"全球老龄化与成人健康研究"(SAGE)上海现场基线及两次随访调查,发现与基线握力较低者相比,握力水平较高的调查对象,其第二次随访认知功能较好,且其认知功能的下降速度较慢。对于社区中有运动功能和日常活动功能障碍的老年认知障碍者,应在随访中重点关注。

(4)睡眠障碍:一项随访 13 年的研究显示,在没有认知障碍或帕金森病的中老年人中,尤其是在男性中,痛苦的梦可以预测认知能力下降和全因痴呆。这些发现可能有助于识别有痴呆风险的个体,并有助于制定早期预防策略。睡眠行为障碍与正常老年人发展为 MCI 的风险增加有关,年龄较大、女性、受教育程度较低和神经精神负担增加了转化风险,但与 MCI 转化为痴呆的风险无关。有研究认为每天睡眠 7 小时是最优的,每天睡眠过多或过少均会增加患认知障碍的风险,最多可增加 30% 以上。因此,对于各种睡眠障碍,尤其是 RBD 的老年认知障碍者,应特别注意。

(5)特定体质指数与饮食习惯:一项基于 CLHLS 的前瞻性、基于社区的随访研究显示,超重和肥胖的参与者发生认知障碍的风险降低,而体重不足的参与者的风险增加。但超重、肥胖老年人采用不健康的植物性饮食则会降低对认知功能的保护作用。因此,对于体质指数(BMI)较低、饮食习惯不健康的老年认知障碍者应重点在随访中关注。

2. 随访监测内容　应包括患者的全病程、整体状况及涉及患者照护的相关情况,做好详细的随访记录。

(1)精神状态:包括一般状况和认知、情感、意志、行为状态,重点是认知功能和 BPSD,以及自知力等。

(2)躯体状况:包括意识状态、生命体征、营养状况、大脑功能及脑器质性疾病、内脏器官功能及躯体疾病,神经系统检查等。

(3)社会功能:包括个人生活自理能力、日常生活能力、工作能力、学习能力、社交能力等。

(4)病情变化及治疗情况:患者存在的所有精神疾病、躯体疾病的变化情况、治疗情况、疗效、所用药物的种类及剂量、不良反应等。

（5）依从性：治疗的依从性，尤其是服药的依从性，以及对生活照护的配合情况等。

（6）照护者负担：照护者及其培训情况、照护者的心理及身体健康状况、有无对照护者赋能的安排及实施经历。

（7）社会支持系统：社区提供的支持情况，有无志愿者及其他社会力量支持等。

（8）改善认知：是否接受专业指导下的非药物干预，如认知训练、运动干预、物理干预等。

（9）健康教育：是否安排定期的健康教育活动，包括内容、形式、时间及频率等。

（10）家庭状况：有利于照护患者的各种资源，如人力状况、经济状况、照护意愿、家庭氛围等。

3. 随访时间　对随访对象进行分层：正常人、高危人群、认知障碍患者。对不同分层的随访对象采用不同的随访频率。原则上应每年进行全面随访监测至少一次，其中高危人群和认知障碍者应每 6 个月随访监测一次，有条件的可进行多次针对重点问题的随访，对发现可疑有认知障碍的人进行诊断性评估。根据深圳一项老年人失能与认知损害队列研究方案，每年可基于国家死亡报告系统进行死亡个体追溯，包括死亡原因、时间等。

4. 随访监测方法

（1）人员：主要由社区家庭医生负责，社区相关工作人员配合。

（2）方式：进入患者家庭进行入户访谈，首先向照护者及家庭成员了解患者的相关情况，然后与患者进行晤谈、检查，必要时须协助患者接受相关的实验室检查和特殊检查，如 CT、MRI 等。对于活动能力较好的患者，可以在照护者的陪伴下到社区卫生服务中心进行随访。

（3）方法及要求：精神检查、躯体检查、实验室检查、认知测评的具体内容见第三篇老年认知功能社区健康管理的实施中的相关章节。老年认知障碍患者生活能力评估可参阅第三篇第六部分老年认知障碍患者的健康管理中的生活能力评估章节。

在进行相关检查时要认真、仔细、全面，要体现爱伤意识和人文关怀；在记录中要真实、客观、准确、全面，要体现实事求是、认真负责的原则。

━━● 推荐意见 ●━━━━━━━━━━━━━━━━━━━━━━━━━━━━━━━━━━

对所有的认知障碍患者都要进行随访监测，但对多重共病、感官功能衰退、运动功能衰退、睡眠障碍、特定体质指数与饮食习惯的患者要重点关注。（Ⅰ级证据，A 级推荐）

（安翠霞）

七　培　训

教育与培训是世界卫生组织《2017—2025 年公共卫生领域应对痴呆症全球行动计划》的一部分。全球行动计划指出，预计到 2025 年，有 75% 的国家为痴呆症患者的照护人员和家庭提供支持和培训规划。国际上日益重视高质量的、专业的认知障碍护理培训和教育，许多国家还将改善健康专业人员的教育和培训作为认知障碍应对战略的重要事项。培训的目标是认知障碍相关的所有人员，包括患者，因此需要分层开展。

（一）国内外现状

根据 2021 年《公共卫生领域应对痴呆症全球现状报告》，为了提供及时和适当的以人为本的护理，对医疗和社区工作者进行认知障碍基本能力（包括诊断、护理和道德等内容）的培训和教育至关重要。然而，在全球范围内，各国为认知障碍提供保健服务的人数仍然有限，且他们在认知障碍方面接受培训的程度也是有限的。大多数国家选择重点培训一些卫生专业人员，如医生、专家和护士，而尚未向更广泛的相关人员提供培训，这使得很大一部分人员准备不足，无法提供高质量的医疗和护理。在许多国家，经过正式培训的护理人员或长期在护理机构工作的人员被污名化，他们的工作没有得到社会的充分认可。虽然这些护理人员从事体力和情感上要求很高的工作，但他们的薪酬通常很低，没有得到持续的高质量培训、督导或心理支持，他们的职业发展也没有得到促进。因此，这些人员的流动率很高，这对护理的提供和质量产生了重大影响。

认知障碍患者的照料者及其家属在护理过程中将牵涉广泛而多样的工作人员，其中包括许多与提供临床护理、信息、支持和援助密切相关的人员。这种护理可能在各种不同的场所提供，包括家中、社区、养老院和医院。此外，这些支持人员或与认知障碍患者接触的人员也可能提供护理，并因此需要了解与理解认知障碍患者及其照顾者的特殊需求。

在国际上，许多国家已出台了认知障碍的教育与培训的相关标准与指导，包括英国、美国、澳大利亚等，并根据相关标准，各社会组织、照护机构、教育机构和学术团体等不同机构联合开展痴呆照护与相关支持教育的在线培训项目，如英国的"老年痴呆与艺术：分享实践，发展、理解和提高生活质量"课程、澳大利亚开展大型在线公开课程（Massive Open Online Courses，MOOC，也称慕课）"预防痴呆和理解痴呆"，美国的"为卫生保健提供者的 AD 培训"和"与痴呆症一起生活：对个人、照顾者、社区和社会的影响"等。

我国认知障碍患者的照料主要由家庭成员承担，如患者的子女或配偶，或者雇佣专职保姆来进行照护。然而，认知障碍患者的照护质量令人担忧。由于缺乏系统、规范、专业的认知障碍医疗、康复、保健护理的学习和培训，这些照护者在认知障碍的知识和照护技能方面存在欠缺，容易导致与患者之间沟通不畅。同时，由于精力不足或缺乏为患者提供照料所需的能力，他们也很难胜任这一责任。民政部印发的《养老护理员国家职业技能标准（2019 年版）》可作为参考，推荐有条件的照料者与护理人员接受相关的职业培训并获取相关证书。但我国尚缺乏针对认知障碍培训与教育的相关标准指导，尚未建立起针对认知障碍系统化的照料教育与培训的体系。北京大学第六医院从 2000 年开始创办了国内首家 AD 家属联谊会，对照护者进行培训，指导照护者如何与痴呆症患者建立有效的沟通，更好地照护患者的日常生活及应对患者的问题行为。北京大学第六医院出版了《痴呆居家照护辅导：辅导员工作手册》，开发了"老年人认知关爱"工具包，包含了规范化认知训练的实用方法，以及丰富的线上资源，成为照护者对痴呆老人进行认知训练的有力工具；开发了"瓢泉心坊"小程序为认知障碍的全流程规范化诊疗提供便捷载体，建设了世界卫生组织认知障碍照护者在线课程（iSupport）。浙江省人民医院临床心理科在 2011 年成立了"记忆之光"俱乐部，开始开展类似工作。在我国，"记忆健康 360 工程"项目团队开发了《痴呆优质照护在线培训》线上课程。为了满足家庭照护者的需求，医学院校和专科医护人员可以参考国外的经验，借鉴其成功的课程模式和内容，充分考虑到我国照料者的具体情况，适当调整并根据我国的文化和社会背景进行制定开发。提出科学的、规范的认知障碍护理人员培训策略，完善培训机制，通过规范、专业化的培训，提高全民特别是认知障碍照料者的整体知识素养，对于改善照料者的照护质量和患者的生活质量至关重要。

（二）培训内容及要求

随着我国老龄化加速，规范化培训的紧迫性日益凸显，然而，目前我国尚未出台全国统一的痴呆症培训标准，《健康中国行动（2019—2030 年）》将痴呆症列为老年健康重点问题，提出早期筛查和干预要求，但未细化培训标准，与英国的标准化体系相比，我国的痴呆症培训仍处于逐步规范化的阶段。英国《痴呆症培训标准框架》（*Dementia Training Standards Framework*）为认知障碍培训与教育提供指导，其为健康专业人员和社会工作者提供了一套培训内容和预期学习成果，重点关注照顾者的支持需求。下面内容可作为参考。

1. 参与者及相应的培训内容　该框架分为三个层次。

（1）认知障碍认知水平的提高：适用于卫生和护理机构的所有工作人员，包括不直接提供照料和支持的人员，如行政或维修人员。这一层次的培训旨在提高整个机构对认知障碍的认识和理解,以便为患者提供更好的支持和服务。

（2）基本技能:针对经常接触认知障碍患者的照料人员。这些技能包括有效沟通、行为管理、卫生护理、日常生活活动支持等。通过提供这些基本技能的培训,照料者可以更好地理解和满足患者的需求。

（3）领导力:涉及与认知障碍患者密切协助的工作人员,包括决策者或管理者。这一层次的培训旨在培养领导力和管理技能,使他们能够有效地组织和管理认知障碍护理团队,确保照料者能够提供高质量的照护和支持。

2. 分层培训的策略　考虑成本 - 效益关系,应根据不同的目标人群进行划分,这样可以更好地利用资源,确保培训的成本与效益之间的平衡。

（1）第一个目标人群包括更广泛的照料与支持者,他们是护理机构工作的员工或为认知障碍患者工作但不直接从事护理与支持工作的员工。这一人群也可从培训中受益,培训通常以在线联机或入职培训的形式进行。为了提供以人为本与关注结局的认知障碍患者的护理培训,应该包括以下内容。

1）熟悉认知障碍的症状和体征,以及随着病情发展预期会出现的变化。这包括理解认知功能下降、记忆力减退和行为变化等方面的知识,以便更好地应对患者的需要。

2）了解每个患者作为个体的独特性及他们的生活故事。通过了解患者的个人背景、兴趣和喜好,可以更好地与他们建立联系,提供更个性化的护理和支持。

3）尊重人的个人身份、性取向和文化,同时理解患者及其家庭成员或照顾者的需求。培训应强调在护理过程中尊重患者的尊严、隐私和权利,以及与不同文化和背景的患者有效沟通的重要性。

（2）第二个目标人群是直接为认知障碍患者提供支持与照料的群体,包括社区医生、照料者、护理人员和护工等与认知障碍患者接触最密切的工作人员。针对这一人群的培训具有最大的影响力。建议采用面对面的培训形式,并在初期实施时提供督导和额外支持。除了以上提及的培训内容,还应包括以下内容。

1）了解系统的认知障碍护理模式及其提供护理的方式。这包括了解组织内部的护理流程、协作模式和团队配合等,以确保提供连贯和高质量的护理服务。

2）学习如何监测和应对认知障碍患者的生活经历,包括调整沟通方式。了解如何观察和理解患者的非言语表达,以更好地满足他们的需求,并通过适当的沟通方式促进有效交流。

3）提供关于理解、应对和帮助有躁动、攻击性、疼痛或其他表明痛苦行为的认知障碍患者的初步培训,包括了解这些行为的可能原因,以及如何应对和提供适当的支持。

4）在后续培训和会议上，为工作人员提供反馈途径并讨论特定情况。定期会议可以为工作人员提供一个平台，使他们可以讨论面临的具体挑战，并分享经验和最佳实践。

5）提供减少抗精神病药物需求、允许安全减少剂量的干预措施的建议。这涉及通过非药物干预和行为管理来管理患者的症状，并尽量减少对药物的依赖。

6）强调促进行动自由，并尽量减少使用约束的方法。通过培训，工作人员应了解如何平衡保护患者的安全和尊重他们的自主权，避免使用不必要的约束。

3. 有效的认知障碍培训 有效的培训可以增加学员的知识，提高学员的信心、能力与自我效能，改善学员的照料实践行为。有效的认知障碍培训关键特征列举如下。

（1）培训项目与学员的岗位、经验、实践相契合，而不是普适的培训计划。

（2）促进学员积极参与。

（3）支持基于实践的理论或知识职能的学习。

（4）确保基于体验或模拟为基础的学习有足够的时间进行总结和讨论。

（5）由经验丰富的培训者进行，可以根据每个学员群体的需求进行改进。

（6）不仅仅依赖于阅读书面材料或在职学习，还包括其他学习方法。

（7）每次培训至少持续90分钟，总时长超过8小时。

（8）培训包括积极的，小型的或大型的面对面小组学习，可以单独进行，也可以结合其他学习方法。

（9）将培训与实践学习活动相结合。

（10）提供结构化的工具、方法或实践指南，以支持学员在实践中的应用。

由此可见，当前的教育与培训重点关注的是护理与管理。然而，不可忽视的是，也要对全人群加强预防和早期识别认知障碍的教育，并对教育培训的结果进行考核。

━━● 推荐意见 ●━━

推荐对所有护理工作人员进行专门的痴呆护理培训，以减少痴呆的行为和精神症状。（Ⅲ级证据，B级推荐）

推荐对非正式照料者进行干预与培训，包括心理教育、多成分干预方法，以改善照料者的焦虑、抑郁，减轻照料负担，提高照料知识与技能，提升生活质量。（Ⅰ级证据，A级推荐）

（陈 炜）

八 经 费

关于老年认知功能社区健康管理的经费问题,根据各地的实际情况,参照国家已经出台的相关政策而定,建议纳入公共卫生服务包进行管理。

(一)老年认知功能社区健康管理的经费问题

健全老年认知功能社区健康管理需要大量、持续的经费投入,并建立高效、系统的经费管理机制。有效的经费保障和管理措施可推动老年认知功能社区健康管理工作,提高老年人的健康水平,对社会健康事业的发展具有积极的推动作用。然而目前老年认知功能社区健康管理的经费来源与经费管理仍存在一定问题。

1. 经费短缺 虽然目前国家对老年认知领域给予了较高程度的关注和支持,但与巨大人力物力需求相比,仍存在实际资金投入明显不足、分配相对不均的问题,难以全面覆盖老年认知功能社区健康管理的各个领域和层面,尤其是在财力相对薄弱的县乡地区存在巨大的经费缺口。

2. 经费投入的持续性不佳 虽然科研经费、民生项目、慈善捐赠等为老年认知功能社区健康工作提供了大量的资金,但是目前多以中短期的项目为主,项目结题后难以保障工作延续,而短期性的经费保障无法维持老年认知功能社区健康管理工作的可持续性和长期性。

3. 经费管理模式有待完善 由于老年认知功能社区健康管理经费来源不一,多种途径来源的资金管理制度不同,灵活性有待加强。部分项目在立项前并未进行科学调研,导致预算经费与老年人生活和健康的真实需求存在一定差距。此外,部分经费的监管措施尚不完善,可能带来资源浪费和管理风险问题。

以上问题都对老年认知功能社区健康管理工作的推进和发展带来了不利影响,迫切需要有关部门有针对性地制定有效措施并完善相关制度,为相关经费开源拓流,推进工作的长期稳定发展。

(二)公共卫生服务管理可为老年认知功能社区健康管理提供经费保障

公共卫生服务是指为保障社会公众健康,以政府为主导的有关机构、团体和个人有组织地向社会提供疾病预防与控制、健康教育与健康促进等公共服务的行为和措施,包括公众健康行为的宣传、健康检查、疾病监测、预防医疗、卫生教育、环境卫生管理等多个方面。公共卫生服务管理旨在促进全体居民的身体健康和健康行为,以降低疾病的发生率,提高生活质量。

公共卫生服务管理对于慢性疾病的治疗和管理具有重要作用和意义，其可以为患者提供免费或优惠的疾病检测、诊断和治疗等服务，并推广健康生活方式，提高公众对疾病的认知，有助于提高患者的生活质量和健康水平。公共卫生服务管理的经费主要来自政府的卫生和医疗保障预算，通过科学系统地预算和资金规划可确保其稳定性和可持续性，从而为老年人提供长期优质的健康保障服务。

将老年认知功能社区健康管理纳入公共卫生服务管理，可充分发挥公共卫生服务在慢性病管理上的优势，并有效解决老年认知功能社区健康管理的经费问题：①提供经费保障。纳入公共卫生服务管理后，政府部门可为老年认知功能社区健康管理提供充足的、稳定的经费支持，为老年认知功能社区健康管理工作的可持续性和长期性提供保障。②减轻医疗负担。老年认知障碍的长期治疗和医疗费用为个人、家庭与社会带来了沉重负担，通过公共卫生服务管理体系对老年人进行早期识别和干预，可有效延缓疾病进展，以减少疾病本身与相关并发症的发生率与医疗费用。③提高老年人的认知功能自我管理意识。将认知功能的检查与治疗项目纳入公共卫生服务管理，有助于老年人了解自身认知功能状况，加强自身认知功能的管理意识，并通过与医护人员的沟通和指导，掌握及时有效管理身体健康的方法和技能。④促进社区卫生服务的良性发展。公共卫生服务的成熟管理模式可为老年认知功能社区健康管理提供重要参考，提高社区健康服务的整体水平，并为发展社区卫生服务提供更多的思路和方案，助力社区卫生服务的进一步开展和优化。

（三）相关政策与案例

2020 年 9 月国家卫生健康委员会办公厅印发了《探索老年痴呆防治特色服务工作方案》，为老年认知功能社区健康管理纳入公共卫生服务管理提供了重要政策参考。其内容指出：为贯彻落实《健康中国行动（2019—2030 年）》有关要求，采取有效措施，预防和减缓老年痴呆的发生，降低家庭与社会负担，提高家庭幸福感，促进社会和谐稳定，鼓励社会心理服务体系建设试点地区探索开展老年痴呆防治特色服务。其工作目标为：到 2022 年，在试点地区初步形成全民关注老年痴呆、支持和参与防治工作的社会氛围，公众对老年痴呆防治知识的知晓率提高到 80%。建立健全老年痴呆防治服务网络，防治服务能力显著提升，建立健全患者自我管理、家庭管理、社区管理、医院管理相结合的预防干预模式，社区（村）老年人认知功能筛查率达 80%。其重点任务为：加强科普宣教，开展患者评估、筛查，开展预防干预服务，建立协作服务团队，提升专业服务能力，搭建信息共享服务平台。

多地已积极响应该政策，通过制定相关政策与执行有效措施，有效推进老年认知功能社区健康管理纳入公共卫生服务管理的进程，以下为代表性案例。

基于"第五轮公共卫生体系建设三年行动计划"，上海市精神卫生中心与上海交通大学阿尔茨海默病诊治中心在认知障碍领域进行协作，开展惠民项目"老年认知障碍风险的分级筛查与社区干预"。该项目通过数字技术的加强、社区协同的支持、科学普及的深入推广，拟建立一个快速、精简、完善的筛查方法，创立一种具有当地特色的疾病防控方式，并建立一套干预措施，促进疾病早期预防、早期发现、早期干预和常规随访，旨在提高社区人群对认知障碍的防范意识，降低疾病患病率。其代表性的措施包括：①研发一种通俗易懂的电子游戏式筛查工具，在六个行政区中选取代表性社区作为认知障碍风险筛查区，对筛查工具进行广泛推广，对一万余名老年人进行了筛查；②采取"1+1"的试点模式，通过社区体检的检查模式提高老年人群参与度，并通过开展风险人群大规模筛查为实现分级转诊奠定了基础，同时结合社区医生签约的社区动员工作模式，村居委通过募集志愿者或购买第三方组织服务，开展检查、服务、干预等一系列项目活动；③科普宣传深入到社区中，通过高强度、高频率、多元化的科普方式，向广大公众传达"温暖，有希望"的理念；④建立、完善并推广多渠道、多形式、多层级递进式的指导干预机制，同时推广快乐运动干预模式，双管齐下促进主动脑健康干预，并建立市区联动的分级转诊机制。

浙江省颁布了《浙江省老年健康服务专项行动实施方案（2022—2025年）》以推进老年健康服务的"五大行动"。其中，在失智老人关爱行动中，各级精神卫生医疗机构和基层医疗卫生机构被要求组建专业工作队伍，以提供慢性病自我健康管理、膳食营养和适宜运动等老年痴呆综合防控措施。对于评估结果异常的老年人，引导或协助其转诊至精神卫生医疗机构以进一步诊断其潜在的认知障碍。对于轻度认知障碍患者，基层医生将常态化提供认知训练以减少并延缓其痴呆的发生和发展。对于已被确诊为老年痴呆的患者，相关家属和照管者将接受培训以优化干预效果并改善患者的生活品质。

北京市已初步建立老年痴呆防治服务网络，通过一系列有效措施进一步加强老年痴呆的防治工作。首先，老年痴呆防治已被纳入老年人健康体检内容，辖区内将进行老年人认知功能评估筛查。其次，促进二级以上公立综合医院开设记忆门诊，并推动精神专科医院设立老年精神科，加强对老年痴呆等常见精神障碍的识别和管理。最后，加强社区筛查工作，基层医疗卫生机构结合老年人健康管理和家庭医生签约服务，对辖区内老年人进行不同认知功能水平的分类指导，加强健康教育，预防和减少老年痴呆的发生。

总之，将老年认知功能社区健康管理纳入公共卫生服务管理是一个具有前景的改革方向，对于推进全民健康、全方位、全周期健康管理和老龄事业的可持续发展具有深远意义。通过充分利用政策支持、机构配套、资金保障和社会支持等有利条件,可提高老年人认知功能健康管理工作水平,为促进"健康老龄化"奠定坚实基础。

—• 推荐意见 •—

将老年认知功能社区健康管理纳入公共卫生服务管理。(Ⅰ级证据,A级推荐)

有关部门需要有针对性地制定有效措施并完善相关制度,充分利用政策支持、机构配套、资金保障和社会支持等有利条件,推进工作长期稳定发展。(Ⅰ级证据,A级推荐)

(宁玉萍)

参考文献

[1] 闵宝权,贾建平. 认知功能检查量表在老年期痴呆诊断中的应用[J]. 中国临床康复,2004,8(10):1938-1940.

[2] 王轶娜,徐萍,黄晓刚,等. 对老年痴呆病人家庭照顾者的护理指导[J]. 中华护理杂志,2006,41(1):49-51.

[3] SABBAGH M N, BOADA M, BORSON S, et al. Early detection of mild cognitive impairment(MCI)in an at-home setting[J]. J Prev Alzheimers Dis, 2020, 7(3): 171-178.

[4] STOTT J, SPECTOR A. A review of the effectiveness of memory interventions in mild cognitive impairment(MCI)[J]. Int Psychogeriatr, 2011, 23(4): 526-538.

[5] KIM M, LIM K C, KO H. Factors influencing subjective cognitive function among community-dwelling older adults[J]. Geriatr Nurs, 2021, 42(5): 1070-1076.

[6] 于恩彦. 中国老年期痴呆防治指南:2021[M]. 北京:人民卫生出版社,2021.

[7] Alzheimer's Disease International. World Alzheimer Report 2022: Life after diagnosis: Navigating treatment, care and support[R/OL]. (2022-09-21)[2023-04-28]. https://www.alzint.org/resource/world-alzheimer-report-2022/.

[8] WOLK D A, DICKERSON B C. Clinical features and diagnosis of Alzheimer disease[EB/OL]. (2024-09-30)[2025-04-14]. https://www.uptodate.com/contents/clinical-features-and-diagnosis-of-alzheimer-disease.

[9] BLAIR E M, ZAHURANEC D B, FORMAN J, et al. Physician diagnosis and knowledge of mild cognitive impairment[J]. J Alzheimers Dis, 2022, 85(1): 273-282.

[10] SÁNCHEZ-TORRES A M, MORENO-IZCO L, GIL-BERROZPE G J, et al. Assessment of cognitive impairment in psychosis spectrum disorders through self-reported and interview-based measures[J]. Eur Arch Psychiatry Clin Neurosci, 2022, 272(7): 1183-1192.

[11] 格尔德,哈里森,考恩,等. 牛津精神病学教科书:第5版[M]. 刘协和,李涛,译. 成都:

四川大学出版社,2010.

[12] RANDERS L,FAGERLUND B,JEPSEN J R M,et al. Interview and questionnaire assessment of cognitive impairment in subjects at ultra-high risk for psychosis: associations with cognitive test performance,psychosocial functioning,and positive symptoms[J]. Psychiatry Res,2020,294:113498.

[13] 卓安•科埃尼格•考斯特. 老年痴呆症的人性化康护理念和实践[M]. 于恩彦,译. 杭州: 浙江大学出版社,2015.

[14] 中华人民共和国住房和城乡建设部. 城市居家适老化改造指导手册[EB/OL]. (2023-05-31)[2025-04-14]. https://www.mohurd.gov.cn/xinwen/gzdt/art/2023/art_304_772423.html.

[15] World Health Organization. Creating age-friendly cities and communities[EB/OL]. [2025-04-14]. https://www.who.int/activities/creating-age-friendly-cities-and-communities.

[16] 上海市民政局. 上海市民政局关于本市开展老年认知障碍友好社区建设试点的通知 [EB/OL]. (2019-10-16)[2025-04-14]. https://www.Shanghai.gov.cn/nw12344/20200813/ 0001-12344_62861.html.

[17] 国家卫生健康委办公厅. 国家卫生健康委办公厅关于探索开展抑郁症、老年痴呆防治特 色服务工作的通知:国卫办疾控函〔2020〕726 号[A/OL]. (2020-08-31)[2025-04-14]. http://www.nhc.gov.cn/jkj/s7914/202009/a63d8f82eb53451f97217bef0962b98f.shtml.

[18] 国家卫生健康委,全国老龄办. 关于开展示范性全国老年友好型社区创建工作的通 知:国卫老龄发〔2020〕23 号[A/OL]. (2020-12-09)[2025-04-14]. https://www.gov.cn/ zhengce/zhengceku/2020-12/14/content_5569385.htm.

[19] 万学红,卢雪峰. 诊断学[M]. 9 版. 北京:人民卫生出版社,2018.

[20] CUI L,HUANG L,PAN F F,et al. Chinese Preclinical Alzheimer's Disease Study(C-PAS): design and challenge from PET acceptance[J]. J Prev Alzheimers Dis,2023,10(3):571-580.

[21] MIEBACH L,WOLFSGRUBER S,POLCHER A,et al. Which features of subjective cognitive decline are related to amyloid pathology? Findings from the DELCODE study[J]. Alzheimers Res Ther,2019,11(1):66.

[22] 李涛,王华丽,杨渊韩,等. 中文版《AD8》信度与效度的初步研究[J]. 中华内科杂志, 2012,51(10):777-780.

[23] JORM A F,JACOMB P A. The Informant Questionnaire on Cognitive Decline in the Elderly (IQCODE): socio-demographic correlates,reliability,validity and some norms[J]. Psychol Med,1989,19(4):1015-1022.

[24] 吴静楠,夏欢欢,陈楠,等. 适用于中国老年人认知障碍风险早期筛查的游戏化数字工具 的设计和应用[J]. 中国数字医学,2023,18(7):86-91,115.

[25] HUANG L,LI Y,WU J,et al. Shanghai cognitive screening: a mobile cognitive assessment

tool using voice recognition to detect mild cognitive impairment and dementia in the community[J]. J Alzheimers Dis, 2023, 95(1): 227-236.

[26] NIE J, YANG Y, GAO Y, et al. Newly self-administered two-step tool for screening cognitive function in an ageing Chinese population: an exploratory cross-sectional study[J]. Gen Psychiatr, 2023, 36(1): e100837.

[27] KATZMAN R, ZHANG M Y, QU O Y, et al. A Chinese version of the Mini-Mental State Examination: impact of illiteracy in a Shanghai dementia survey[J]. J Clin Epidemiol, 1988, 41(10): 971-978.

[28] CHEN K L, XU Y, CHU A Q, et al. Validation of the Chinese version of Montreal Cognitive Assessment Basic for screening mild cognitive impairment[J]. J Am Geriatr Soc, 2016, 64(12): e285-e290.

[29] HUANG L, CHEN K L, LIN B Y, et al. Chinese version of Montreal Cognitive Assessment Basic for discrimination among different severities of Alzheimer's disease[J]. Neuropsychiatr Dis Treat, 2018, 14: 2133-2140.

[30] 许洛伊, 魏丽丽, 章迎春, 等. 轻度认知损害筛查量表在浙江省杭州市农村社区老年人轻度认知损害筛查中的应用[J]. 中国现代神经疾病杂志, 2021, 21(12): 1057-1063.

[31] PAN F F, WANG Y, HUANG L, et al. Validation of the Chinese version of Addenbrooke's Cognitive Examination Ⅲ for detecting mild cognitive impairment[J]. Aging Ment Health, 2022, 26(2): 384-391.

[32] ZHANG S, QI J, YANG Q, et al. Validation of the Chinese version of the Relevant Outcome Scale for Alzheimer's Disease(CROSA)[J]. Int Psychogeriatr, 2021, 33(11): 1193-1205.

[33] MORRIS J C. The Clinical Dementia Rating(CDR): current version and scoring rules[J]. Neurology, 1993, 43(11): 2412-2414.

[34] SKROBOT O A, BLACK S E, CHEN C, et al. Progress toward standardized diagnosis of vascular cognitive impairment: guidelines from the Vascular Impairment of Cognition Classification Consensus Study[J]. Alzheimers Dement, 2018, 14(3): 280-292.

[35] 马万欣, 王华丽, CUMMINGS J L, 等. 神经精神科问卷知情者版中文译本的信效度[J]. 中国心理卫生杂志, 2010, 24(5): 338-342, 361.

[36] ISMAIL Z, AGÜERA-ORTIZ L, BRODATY H, et al. The Mild Behavioral Impairment Checklist(MBI-C): a rating scale for neuropsychiatric symptoms in pre-dementia populations[J]. J Alzheimers Dis, 2017, 56(3): 929-938.

[37] 盛建华, 陈美娟, 高之旭, 等. 阿尔茨海默病病理行为评分表信度和效度[J]. 临床精神医学杂志, 2001, 11(2): 75-77.

[38] KOCALEVENT R D, HINZ A, BRÄHLER E. Standardization of the depression screener patient health questionnaire(PHQ-9)in the general population[J]. Gen Hosp Psychiatry,

2013，35（5）：551-555.

[39] PRK S H，LEE H. Is the center for epidemiologic studies depression scale as useful as the geriatric depression scale in screening for late-life depression？ A systematic review［J］. J Affect Disord，2021，292：454-463.

[40] MOHEBBI M，NGUYEN V，MCNEIL J J，et al. Psychometric properties of a short form of the Center for Epidemiologic Studies Depression（CES-D-10）scale for screening depressive symptoms in healthy community dwelling older adults［J］. Gen Hosp Psychiatry，2018，51：118-125.

[41] BENEDETTI A，WU Y，LEVIS B，et al. Diagnostic accuracy of the Geriatric Depression Scale-30，Geriatric Depression Scale-15，Geriatric Depression Scale-5 and Geriatric Depression Scale-4 for detecting major depression：protocol for a systematic review and individual participant data meta-analysis［J］. BMJ open，2018，8（12）：e026598.

[42] PARK S H，KWAK M J. Performance of the Geriatric Depression Scale-15 with older adults aged over 65 years：an updated review 2000-2019［J］. Clin Gerontol，2021，44（2）：83-96.

[43] WILD B，ECKL A，HERZOG W，et al. Assessing generalized anxiety disorder in elderly people using the GAD-7 and GAD-2 scales：results of a validation study［J］. Am J Geriatr Psychiatry，2014，22（10）：1029-1038.

[44] VASILIADIS H M，CHUDZINSKI V，GONTIJO-GUERRA S，et al. The 10-item Kessler Psychological Distress Scale（K10）and the 7-item Generalized Anxiety Disorder Scale（GAD-7）［J］. Psychiatry Res，2015，228（1）：89-94.

[45] SEGAL D L，JUNE A，PAYNE M，et al. Development and initial validation of a self-report assessment tool for anxiety among older adults：the Geriatric Anxiety Scale［J］. J Anxiety Disord，2010，24（7）：709-714.

[46] GOTTSCHLING J，SEGAL D L，HÄUSELE C，et al. Assessment of anxiety in older adults：translation and psychometric evaluation of the German version of the Geriatric Anxiety Scale（GAS）［J］. J Psychopathol Behav Assess，2016，38：136-148.

[47] 赖锦玉. 中文版柯恩 - 曼斯菲尔德激越情绪行为量表的研制［J］. 中华护理杂志，2010，45（6）：500-504.

[48] ZHANG C，ZHANG H，ZHAO M，et al. Reliability，validity，and factor structure of Pittsburgh Sleep Quality Index in community-based centenarians［J］. Front Psychiatry，2020，11：573530.

[49] OLDATOS C R，DIKEOS D G，PAPARRIGOPOULOS T J. Athens Insomnia Scale：validation of an instrument based on ICD-10 criteria［J］. J Psychosom Res，2000，48（6）：555-560.

[50] MINER B，GILL T M，YAGGI H K，et al. The epidemiology of patient-reported hypersomnia

in persons with advanced age[J]. J Am Geriatr Soc, 2019, 67(12): 2545-2552.

[51] LI S X, WING Y K, LAM S P, et al. Validation of a new REM sleep behavior disorder questionnaire(RBDQ-HK)[J]. Sleep Med, 2010, 11(1): 43-48.

[52] 李树亚, 李峥. 三种淡漠量表在初筛为轻度认知障碍老年人知情者中的应用分析[J]. 中华神经科杂志, 2018, 51: 342-348.

[53] 鲁玲. 健康档案在老年人慢性病目标管理中的作用[J]. 中国老年学杂志, 2012, 32(2): 443-444.

[54] 2022 Alzheimer's disease facts and figures[J]. Alzheimers Dement, 2022, 18(4): 700-789.

[55] VAN BRUNT D. Community health records: establishing a systematic approach to improving social and physical determinants of health[J]. Am J Public Health, 2017, 107(3): 407-412.

[56] RALLI M, GILARDI A, STADIO A D, et al. Hearing loss and Alzheimer's disease: a review [J]. Int Tinnitus J, 2019, 23(2): 79-85.

[57] EL HAJ M, LARØI F. Olfactory hallucinations in Alzheimer's disease[J]. Acta Neuropsychiatr, 2021, 33(1): 37-42.

[58] AARSLAND D, BATZU L, HALLIDAY G M, et al. Parkinson disease-associated cognitive impairment[J]. Nat Rev Dis Primers, 2021, 7(1): 47.

[59] 中华医学会神经病学分会痴呆与认知障碍学组. 阿尔茨海默病源性轻度认知障碍诊疗中国专家共识2024[J]. 中华神经科杂志, 2024, 57(7): 715-737.

[60] ELSAWY B, HIGGINS K E. The geriatric assessment[J]. Am Fam Physician, 2011, 83(1): 48-56.

[61] OMIDVARI A H, VALI Y, MURRAY S M, et al. Nutritional screening for improving professional practice for patient outcomes in hospital and primary care settings[J]. Cochrane Database Syst Rev, 2013, 2013(6): CD005539.

[62] CLARKE E L, EVANS J R, SMEETH L. Community screening for visual impairment in older people[J]. Cochrane Database Syst Rev, 2018, 2(2): CD001054.

[63] VÖLTER C, GÖTZE L, DAZERT S, et al. Impact of hearing loss on geriatric assessment[J]. Clin Interv Aging, 2020, 15: 2453-2467.

[64] FERGUSON M A, KITTERICK P T, CHONG L Y, et al. Hearing aids for mild to moderate hearing loss in adults[J]. Cochrane Database Syst Rev, 2017, 9(9): CD012023.

[65] GANZ D A, BAO Y, SHEKELLE P G, et al. Will my patient fall? [J]. JAMA, 2007, 297 (1): 77-86.

[66] JANSSEN I. Influence of sarcopenia on the development of physical disability: the Cardiovascular Health Study[J]. J Am Geriatr Soc, 2006, 54(1): 56-62.

[67] FRIED L P, TANGEN C M, WALSTON J, et al. Frailty in older adults: evidence for a phenotype[J]. J Gerontol A Biol Sci Med Sci, 2001, 56(3): M146-M156.

[68] 中华医学会老年医学分会,《中华老年医学杂志》编辑委员会. 老年人衰弱预防中国专家共识(2022)[J]. 中华老年医学杂志, 2022, 41(5): 503-511.

[69] LI C, FRIEDMAN B, CONWELL Y, et al. Validity of the Patient Health Questionnaire 2 (PHQ-2) in identifying major depression in older people[J]. J Am Geriatr Soc, 2007, 55(4): 596-602.

[70] PATTERSON C J, GASS D A.Screening for cognitive impairment and dementia in the elderly[J]. Can J Neurol Sci, 2001, 28(Suppl 1): S42-S51.

[71] US Preventive Services Task Force, OWENS D K, DAVIDSON K W, et al. Screening for cognitive impairment in older adults: US Preventive Services Task Force recommendation statement[J]. JAMA, 2020, 323(8): 757-763.

[72] DAO-TRAN T H, LAM L T, BALASOORIYA N N, et al. The Medical Outcome Study Social Support Survey(MOS-SSS): a psychometric systematic review[J]. J Adv Nurs, 2023, 79(12): 4521-4541.

[73] CHOWDHARY N, BARBUI C, ANSTEY K J, et al. Reducing the risk of cognitive decline and dementia: WHO recommendations[J]. Front Neurol, 2022, 12: 765584.

[74] MARK A, ESPELAND STEOHEN R, WILLIAMSON J D, et al.Long-term impact of behavioral interventions on cognitive function and dementia risk: the LIFE Study[J]. Alzheimer's & Dementia, 2020, 16(3): 435-442.

[75] SHIMADA H, MAKIZAKO H, DOI T, et al. Effects of combined physical and cognitive exercises on cognition and mobility in patients with mild cognitive impairment: a randomized clinical trial[J]. J Am Med Dir Assoc, 2018, 19(7): 584-591.

[76] CASEMIRO F G, QUIRINO D M, DINIZ M, et al. Effects of health education in the elderly with mild cognitive impairment[J]. Rev Bras Enferm, 2018, 71(Suppl 2): 801-810.

[77] SONG C Y, LIN P S, HUNG P L, et al. Effects of community-based physical-cognitive training, health education, and reablement among rural community-dwelling older adults with mobility deficits[J]. Int J Environ Res Public Health, 2021, 18(17): 9374.

[78] BIAZUS-SEHN L F, SCHUCH F B, FIRTH J, et al. Effects of physical exercise on cognitive function of older adults with mild cognitive impairment: a systematic review and meta-analysis[J]. Arch Gerontol Geriatr, 2020, 89: 104048.

[79] LEE J. Effects of aerobic and resistance exercise interventions on cognitive and physiologic adaptations for older adults with mild cognitive impairment: a systematic review and meta-analysis of randomized control trials[J]. Int J Environ Res Public Health, 2020, 17(24): 9216.

[80] ZULLO L, CLARK C, GHOLAM M, et al. Factors associated with subjective cognitive decline in dementia-free older adults-a population-based study[J]. Int J Geriatr Psychiatry,

2021，36（8）：1188-1196.

[81] SHI L，CHEN S J，MA M Y，et al. Sleep disturbances increase the risk of dementia: a systematic review and meta-analysis［J］. Sleep Med Rev，2018，40：4-16.

[82] YANG W，LI X，PAN K Y，et al. Association of life-course depression with the risk of dementia in late life: a nationwide twin study［J］. Alzheimers Dement，2021，17（8）：1383-1390.

[83] MORLEY J E，MORRIS J C，BERG-WEGER M，et al. Brain health: the importance of recognizing cognitive impairment: an IAGG consensus conference［J］. J Am Med Dir Assoc，2015，16（9）：731-739.

[84] YUAN M，XIAO X，WANG Y，et al. Design and evaluation of a cognitive health education pilot program according to the RE-AIM framework［J］. PLoS One，2021，16（12）：e0260934.

[85] SUO C，SINGH M F，GATES N，et al. Therapeutically relevant structural and functional mechanisms triggered by physical and cognitive exercise［J］. Mol Psychiatry，2016，21（11）：1633-1642.

[86] 公慧娟，刘宇，田家利，等. 认知训练对社区认知功能衰退老年人的干预效果研究：一项社区参与式行动研究［J］. 神经药理学报，2017，7（3）：51-52.

[87] 陈玉明，丁晓沧，刘寒，等. 认知训练对社区老年人认知功能的干预效果研究［J］. 上海预防医学，2016，28（10）：728-731.

[88] 成燕，冯威，张旭，等. 多领域认知训练对社区轻度认知障碍老年人影响的随机对照研究［J］. 中华精神科杂志，2012，45（4）：228-231.

[89] BREHMER Y，WESTERBERG H，BÄCKMAN L. Working-memory training in younger and older adults: training gains，transfer，and maintenance［J］. Front Hum Neurosci，2012，6：63.

[90] OU K L，WONG M Y C，CHUNG P K，et al. Effect of square dance interventions on physical and mental health among Chinese older adults: a systematic review［J］. Int J Environ Res Public Health，2022，19（10）：6181.

[91] CHEN Y，QIN J，TAO L，et al. Effects of Tai Chi Chuan on cognitive function in adults 60 years or older with type 2 diabetes and mild cognitive impairment in China: a randomized clinical trial［J］. JAMA Netw Open，2023，6（4）：e237004.

[92] HILL N T，MOWSZOWSKI L，NAISMITH S L，et al. Computerized cognitive training in older adults with mild cognitive impairment or dementia: a systematic review and meta-analysis［J］. Am J Psychiatry，2017，174（4）：329-340.

[93] BULL F C，AL-ANSARI S S，BIDDLE S，et al. World Health Organization 2020 guidelines on physical activity and sedentary behaviour［J］. Br J Sports Med，2020，54（24）：1451-

1462.

[94] 中华医学会神经病学分会痴呆与认知障碍学组，认知数字疗法中国专家共识写作组. 认知数字疗法中国专家共识（2023）[J]. 中华医学杂志，2023，103（9）：640-647.

[95] LIVINGSTON G, HUNTLEY J, LIU K Y, et al. Dementia prevention, intervention, and care: 2024 report of the Lancet Standing Commission[J]. Lancet, 2024, 404（10452）: 572-628.

[96] ISAACSON R S, HRISTOV H, SAIF N, et al. Individualized clinical management of patients at risk for Alzheimer's dementia[J]. Alzheimers Dement, 2019, 15（12）: 1588-1602.

[97] World Health Organization. Risk reduction of cognitive decline and dementia: WHO guidelines[M]. Geneva: World Health Organization, 2019.

[98] SABBAGH M N, BOADA M, BORSON S, et al. Early detection of mild cognitive impairment（MCI）in an At-Home setting[J]. J Prev Alzheimers Dis, 2020, 7（3）: 171-178.

[99] WEINER M W, NOSHENY R, CAMACHO M, et al. The brain health registry: an internet-based platform for recruitment, assessment, and longitudinal monitoring of participants for neuroscience studies[J]. Alzheimers Dement, 2018, 14（8）: 1063-1076.

[100] VAN DER HOEK M D, NIEUWENHUIZEN A, KEIJER J, et al. The MemTrax Test compared to the Montreal Cognitive Assessment estimation of mild cognitive impairment[J]. J Alzheimers Dis, 2019, 67（3）: 1045-1054.

[101] ASHFORD J W, TARPIN-BERNARD F, ASHFORD C B, et al. A computerized continuous-recognition task for measurement of episodic memory[J]. J Alzheimers Dis, 2019, 69（2）: 385-399.

[102] LIU X, CHEN X, ZHOU X, et al. Validity of the MemTrax Memory Test compared to the Montreal Cognitive Assessment in the detection of mild cognitive impairment and dementia due to Alzheimer's disease in a Chinese cohort[J]. J Alzheimers Dis, 2021, 80（3）: 1257-1267.

[103] CHEN W, LIN C, SU F, et al. Early diagnosis of mild cognitive impairment due to Alzheimer's disease using a composite of MemTrax and blood biomarkers[J]. J Alzheimers Dis, 2023, 94（3）: 1093-1103.

[104] 徐群，周显波. MemTrax 记忆认知评估系统[M]// 金华. 临床神经认知及社会功能评估手册. 北京：人民卫生出版社，2023.

[105] ZHAO X, DAI S, ZHANG R, et al. Using MemTrax Memory Test to screen for post-stroke cognitive impairment after ischemic stroke: a cross-sectional study[J]. Front Hum Neurosci, 2023, 17: 1195220.

[106] LIU W, YU L, DENG Q, et al. Toward digitally screening and profiling AD: a GAMLSS

approach of MemTrax in China[J]. Alzheimers Dement, 2024, 20(1): 399-409.

[107] LIU Y, WU L, CHEN W, et al. The MemTrax Memory Test for detecting and assessing cognitive impairment in Parkinson's disease[J]. Parkinsonism Relat Disord, 2024, 120: 106016.

[108] TANG Y, XING Y, ZHU Z, et al. The effects of 7-week cognitive training in patients with vascular cognitive impairment, no dementia(the Cog-VACCINE study): a randomized controlled trial[J]. Alzheimers Dement, 2019, 15(5): 605-614.

[109] BELLEVILLE S, CUESTA M, BIER N, et al. Five-year effects of cognitive training in individuals with mild cognitive impairment[J]. Alzheimers Dement(Amst), 2024, 16(3): e12626.

[110] 郭起浩. 神经心理评估[M]. 3版. 上海: 上海科学技术出版社, 2020: 238-466.

[111] LAWTON M P, BRODY E M. Assessment of older people: self-maintaining and instrumental activities of daily living[J]. Gerontologist, 1969, 9(3): 179-186.

[112] CANADA B, STEPHAN Y, FUNDENBERGER H, et al. Cross-sectional and prospective association between personality traits and IADL/ADL limitations[J]. Psychol Aging, 2021, 36(3): 309-321.

[113] WANG C, SONG P, NIU Y. The management of dementia worldwide: a review on policy practices, clinical guidelines, end-of-life care, and challenge along with aging population[J]. Biosci Trends, 2022, 16(2): 119-129.

[114] HERRMANN N, GAUTHIER S. Diagnosis and treatment of dementia: 6. management of severe Alzheimer disease[J]. CMAJ, 2008, 179(12): 1279-1287.

[115] CHERRY D L, VICKREY B G, SCHWANKOVSKY L, et al. Interventions to improve quality of care: the kaiser permanente-Alzheimer's association dementia care project[J]. Am J Manag Care, 2004, 10(8): 553-560.

[116] KAWAKITA H, OGAWA M, MATSUMOTO K, et al. Clinical characteristics of participants enrolled in an early identification and healthcare management program for dementia based on cluster analysis and the effectiveness of associated support efforts[J]. Int Psychogeriatr, 2020, 32(5): 573-583.

[117] SCHEPENS NIEMIEC S L, LEE E, SAUNDERS R, et al. Technology for activity participation in older people with mild cognitive impairment or dementia: expert perspectives and a scoping review[J]. Disabil Rehabil Assist Technol, 2023, 18(8): 1555-1576.

[118] 北京市民政局, 北京市财政局, 北京市人力资源和社会保障局, 等. 关于印发《北京市老年人能力评估实施办法(试行)》的通知: 京民养老发〔2022〕214号[A/OL]. (2022-08-08) [2025-04-14]. https://www.beijing.gov.cn/zhengce/gfxwj/202211/t20221130_2869240.html.

[119] 国家市场监督管理总局, 国家标准化管理委员会. 老年人能力评估规范: GB/T 42195—2022[S]. 北京: 中国标准出版社, 2022.

[120] NI X, WU F, SONG J, et al. Chinese expert consensus on assessment of cognitive impairment in the elderly[J]. Aging Med(Milton), 2022, 5(3): 154-166.

[121] BRÜCK C C, WOLTERS F J, IKRAM M A, et al. Heterogeneity in reports of dementia disease duration and severity: a review of the literature[J]. J Alzheimers Dis, 2021, 84(4): 1515-1522.

[122] IBNIDRIS A, ROBINSON J N, STUBBS M, et al. Evaluating measurement properties of subjective cognitive decline self-reported outcome measures: a systematic review[J]. Syst Rev, 2022, 11(1): 144.

[123] SI T, XING G, HAN Y. Subjective cognitive decline and related cognitive deficits[J]. Front Neurol, 2020, 11: 247.

[124] PETERSEN R C, STEVENS J C, GANGULI M, et al. Practice parameter: early detection of dementia: mild cognitive impairment(an evidence-based review). Report of the Quality Standards Subcommittee of the American Academy of Neurology[J]. Neurology, 2001, 56(9): 1133-1142.

[125] PORTET F, OUSSET P J, VISSER P J, et al. Mild cognitive impairment(MCI)in medical practice: a critical review of the concept and new diagnostic procedure. Report of the MCI Working Group of the European Consortium on Alzheimer's Disease[J]. J Neurol Neurosurg Psychiatry, 2006, 77(6): 714-718.

[126] JACK C R, ANDREWS S J, BEACH T G, et al. Revised criteria for the diagnosis and staging of Alzheimer's disease[J]. Nat Med, 2024, 30(8): 2121-2124.

[127] TAY L, LIM W S, CHAN M, et al. New DSM-Ⅴ neurocognitive disorders criteria and their impact on diagnostic classifications of mild cognitive impairment and dementia in a memory clinic setting[J]. Am J Geriatr Psychiatry, 2015, 23(8): 768-779.

[128] TSOI K K, CHAN J Y, HIRAI H W, et al. Cognitive tests to detect dementia: a systematic review and meta-analysis[J]. JAMA Intern Med, 2015, 175(9): 1450-1458.

[129] SAKURAI R, KIM Y, INAGAKI H, et al. MMSE cutoff discriminates hippocampal atrophy: neural evidence for the cutoff of 24 points[J]. J Am Geriatr Soc, 2021, 69(3): 839-841.

[130] LISS J L, SELERI ASSUNÇÃO S, CUMMINGS J, et al. Practical recommendations for timely, accurate diagnosis of symptomatic Alzheimer's disease(MCI and dementia)in primary care: a review and synthesis[J]. J Intern Med, 2021, 290(2): 310-334.

[131] HUANG H C, TSENG Y M, CHEN Y C, et al. Diagnostic accuracy of the clinical dementia rating scale for detecting mild cognitive impairment and dementia: a bivariate meta-analysis

[J]. Int J Geriatr Psychiatry, 2021, 36(2): 239-251.

[132] KUEPER J K, SPEECHLEY M, MONTERO-ODASSO M. The Alzheimer's disease assessment scale-cognitive subscale (ADAS-Cog): modifications and responsiveness in pre-dementia populations. A narrative review[J]. J Alzheimers Dis, 2018, 63(2): 423-444.

[133] POTASHMAN M, PANG M, TAHIR M, et al. Psychometric properties of the Alzheimer's Disease Cooperative Study: Activities of Daily Living for Mild Cognitive Impairment (ADCS-MCI-ADL) scale: a post hoc analysis of the ADCS ADC-008 trial[J]. BMC Geriatr, 2023, 23(1): 124.

[134] KOCALEVENT R D, HINZ A, BRÄHLER E. Standardization of the depression screener Patient Health Questionnaire (PHQ-9) in the general population[J]. Gen Hosp Psychiatry, 2013, 35(5): 551-555.

[135] KROENKE K, SPITZER R L, WILLIAMS J B. The PHQ-9: validity of a brief depression severity measure[J]. J Gen Intern Med, 2001, 16(9): 606-613.

[136] MOHEBBI M, NGUYEN V, MCNEIL J J, et al. Psychometric properties of a short form of the Center for Epidemiologic Studies Depression (CES-D-10) scale for screening depressive symptoms in healthy community dwelling older adults[J]. Gen Hosp Psychiatry, 2018, 51: 118-125.

[137] ANDRESEN E M, MALMGREN J A, CARTER W B, et al. Screening for depression in well older adults: evaluation of a short form of the CES-D (Center for Epidemiologic Studies Depression Scale)[J]. Am J Prev Med, 1994, 10(2): 77-84.

[138] XIE Z, LV X, HU Y, et al. Development and validation of the geriatric depression inventory in Chinese culture[J]. Int Psychogeriatr, 2015, 27(9): 1505-1511.

[139] BENEDETTI A, WU Y, LEVIS B, et al. Diagnostic accuracy of the Geriatric Depression Scale-30, Geriatric Depression Scale-15, Geriatric Depression Scale-5 and Geriatric Depression Scale-4 for detecting major depression: protocol for a systematic review and individual participant data meta-analysis[J]. BMJ Open, 2018, 8(12): e026598.

[140] PARK S H, KWAK M J. Performance of the Geriatric Depression Scale-15 with older adults aged over 65 years: an updated review 2000-2019[J]. Clin Gerontol, 2021, 44(2): 83-96.

[141] WILD B, ECKL A, HERZOG W, et al. Assessing generalized anxiety disorder in elderly people using the GAD-7 and GAD-2 scales: results of a validation study[J]. Am J Geriatr Psychiatry, 2014, 22(10): 1029-1038.

[142] VASILIADIS H M, CHUDZINSKI V, GONTIJO-GUERRA S, et al. Screening instruments for a population of older adults: the 10-item Kessler Psychological Distress Scale (K10) and the 7-item Generalized Anxiety Disorder Scale (GAD-7)[J]. Psychiatry Res, 2015, 228(1):

89-94.

[143] PACHANA N A, BYRNE G J, SIDDLE H, et al. Development and validation of the Geriatric Anxiety Inventory[J]. Int Psychogeriatr, 2007, 19(1): 103-114.

[144] SOLDATOS C R, DIKEOS D G, PAPARRIGOPOULOS T J. Athens Insomnia Scale: validation of an instrument based on ICD-10 criteria[J]. J Psychosom Res, 2000, 48(6): 555-560.

[145] BASTIEN C H, VALLIÈRES A, MORIN C. Validation of the Insomnia Severity Index as an outcome measure for insomnia research[J]. Sleep Med, 2001, 2(4): 297-307.

[146] 彭莉莉, 李敬让, 孙建军, 等. Epworth 嗜睡量表简体中文版信度和效度评价[J]. 中华耳鼻咽喉头颈外科杂志, 2011, 46(1): 44-49.

[147] 中国老年医学学会高血压分会, 北京高血压防治协会, 国家老年疾病临床医学研究中心(中国人民解放军总医院, 首都医科大学宣武医院). 中国老年高血压管理指南 2023[J]. 中华高血压杂志, 2023, 31(6): 508-538.

[148] FRANKLIN S S, WILKINSON I B, MCENIERY C M. Unusual hypertensive phenotypes: what is their significance?[J]. Hypertension, 2012, 59(2): 173-178.

[149] 华琦 范利, 李静, 等. 老年人异常血压波动临床诊疗中国专家共识[J]. 中国心血管杂志, 2017, 22(1): 1-11.

[150] BRIASOULIS A, ANDROULAKIS E, PALLA M, et al. White-coat hypertension and cardiovascular events: a meta-analysis[J]. J Hypertens, 2016, 34(4): 593-599.

[151] 李静, 范利, 华琦, 等. 中国老年高血压管理指南 2019[J]. 中华高血压杂志, 2019, 27(2): 25.

[152] 陈利鸿, 陈正涛, 高泓, 等. 老年 2 型糖尿病慢病管理指南[J]. 中西医结合研究, 2023, 15(4): 239-253.

[153] 中国研究型医院学会糖尿病学专业委员会, 深圳市糖尿病防治中心. 基层医疗机构成人 2 型糖尿病患者自我管理教育与支持专家共识[J]. 中华糖尿病杂志, 2022, 14(4): 307-315.

[154] 中华医学会糖尿病学分会. 中国 2 型糖尿病防治指南(2020 年版)[J]. 中华内分泌代谢杂志, 2021, 37(4): 311-398.

[155] 王增武, 刘静, 李建军, 等. 中国血脂管理指南(2023 年)[J]. 中国循环杂志, 2023, 38(3): 237-271.

[156] SUN D, ZHOU B Y, LI S, et al. Genetic basis of index patients with familial hypercholesterolemia in Chinese population: mutation spectrum and genotype-phenotype correlation[J]. Lipids Health Dis, 2018, 17(1): 252.

[157] BITTNER V, MCGINNISS J, SCHWARTZ G G, et al. Alirocumab and cardiovascular outcomes in women after an acute coronary syndrome: an odyssey outcomes trial analysis[J].

JACC，2020，75（11_Supplement_1）：1854.

[158] BHATT D L，STEG P G，MILLER M，et al. Cardiovascular risk reduction with icosapent ethyl for hypertriglyceridemia［J］. N Engl J Med，2019，380（1）：11-22.

[159] 王杨淦，梁芳. 老年冠心病慢病管理指南［J］. 中西医结合研究，2023，15（1）：30-42.

[160] ALEXANDER K P，NEWBY L K，ARMSTRONG P W，et al. Acute coronary care in the elderly，part Ⅱ：ST-segment-elevation myocardial infarction：a scientific statement for healthcare professionals from the American Heart Association Council on Clinical Cardiology：in collaboration with the Society of Geriatric Cardiology［J］. Circulation，2007，115（19）：2570-2589.

[161] ZHU M，WEI J，CHEN W，et al. Nutritional risk and nutritional status at admission and discharge among Chinese hospitalized patients：a prospective，nationwide，multicenter study［J］. J Am Coll Nutr，2017，36（5）：357-363.

[162] 中国老年护理联盟，中南大学湘雅护理学院（中南大学湘雅泛海健康管理研究院），中南大学湘雅医院（国家老年疾病临床医学研究中心），等. 营养不良老年人非药物干预临床实践指南［J］. 中国全科医学，2023，26（17）：2055-2069.

[163] RODAKOWSKI J，SAGHAFI E，BUTTERS M A，et al. Non-pharmacological interventions for adults with mild cognitive impairment and early stage dementia：an updated scoping review［J］. Mol Aspects Med. 2015，43-44：38-53.

[164] 中国老年护理联盟，中南大学湘雅护理学院（中南大学湘雅泛海健康管理研究院），中南大学湘雅医院（国家老年疾病临床医学研究中心），等. 认知衰退老年人非药物干预临床实践指南：身体活动［J］. 中国全科医学，2023，26（16）：1927-1937，1971.

[165] WALSH E I，SMITH L，NORTHEY J，et al. Towards an understanding of the physical activity-BDNF-cognition triumvirate：a review of associations and dosage［J］. Ageing Res Rev，2020，60：101044.

[166] THOMAS B P，TARUMI T，SHENG M，et al. Brain perfusion change in patients with mild cognitive impairment after 12 months of aerobic exercise training［J］. J Alzheimers Dis，2020，75（2）：617-631.

[167] ENNIS G E，AN Y，RESNICK S M，et al. Long-term cortisol measures predict Alzheimer disease risk［J］. Neurology，2017，88（4）：371-378.

[168] STILLMAN C M，ESTEBAN-CORNEJO I，BROWN B，et al. Effects of exercise on brain and cognition across age groups and health states［J］. Trends Neurosci，2020，43（7）：533-543.

[169] DUDAS R，MALOUF R，MCCLEERY J，et al. Antidepressants for treating depression in dementia［J］. Cochrane Database Syst Rev，2018，8（8）：CD003944.

[170] HENRY G，WILLIAMSON D，TAMPI R R. Efficacy and tolerability of antidepressants in

the treatment of behavioral and psychological symptoms of dementia: a literature review of evidence[J]. Am J Alzheimers Dis Other Demen, 2011, 26 (3): 169-183.

[171] SHELINE Y I, WEST T, YARASHESKI K, et al. An antidepressant decreases CSF aβ production in healthy individuals and in transgenic AD mice[J]. Sci Transl Med, 2014, 6 (236): 236re4.

[172] CIRRITO J R, DISABATO B M, RESTIVO J L, et al. Serotonin signaling is associated with lower amyloid-β levels and plaques in transgenic mice and humans[J]. Proc Natl Acad Sci U S A, 2011, 108 (36): 14968-14973.

[173] MATTSON M P, MAUDSLEY S, MARTIN B. BDNF and 5-HT: a dynamic duo in age-related neuronal plasticity and neurodegenerative disorders[J]. Trends Neurosci, 2004, 27 (10): 589-594.

[174] CUMMINGS J, APOSTOLOVA L, RABINOVICI G D, et al. Lecanemab: appropriate use recommendations[J]. J Prev Alzheimers Dis, 2023, 10 (3): 362-377.

[175] SIS J R, ZIMMER J A, EVANS C D, et al. Donanemab in early symptomatic Alzheimer disease: the TRAILBLAZER-ALZ 2 randomized clinical trial[J]. JAMA, 2023, 330 (6): 512-527.

[176] MÖHLER R, CALO S, RENOM A, et al. Personally tailored activities for improving psychosocial outcomes for people with dementia in long-term care[J]. Cochrane Database Syst Rev, 2023, 3 (3): CD009812.

[177] DESAI A K, GROSSBERG G T, SHETH D N. Activities of daily living in patients with dementia: clinical relevance, methods of assessment and effects of treatment[J]. CNS Drugs, 2004, 18 (13): 853-875.

[178] MLINAC M E, FENG M C. Assessment of activities of daily living, self-care, and independence[J]. Arch Clin Neuropsychol, 2016, 31 (6): 506-516.

[179] AGUIRRE E, WOODS R T, SPECTOR A, et al. Cognitive stimulation for dementia: a systematic review of the evidence of effectiveness from randomised controlled trials[J]. Ageing Res Rev, 2013, 12 (1): 253-262.

[180] LÓPEZ-ORTIZ S, VALENZUELA P L, SEISDEDOS M M, et al. Exercise interventions in Alzheimer's disease: a systematic review and meta-analysis of randomized controlled trials [J]. Ageing Res Rev, 2021, 72: 101479.

[181] MACHIELS M, METZELTHIN S F, HAMERS J P, et al. Interventions to improve communication between people with dementia and nursing staff during daily nursing care: a systematic review[J]. Int J Nurs Stud, 2017, 66: 37-46.

[182] PEPPER A, DENING K H. Dementia and communication[J]. Br J Community Nurs, 2023, 28 (12): 592-597.

[183] VOLKERT D, CHOURDAKIS M, FAXEN-IRVING G, et al. ESPEN guidelines on nutrition in dementia[J]. Clin Nutr, 2015, 34(6): 1052-1073.

[184] CANHADA S, CASTRO K, PERRY I S, et al. Omega-3 fatty acids' supplementation in Alzheimer's disease: a systematic review[J]. Nutr Neurosci, 2018, 21(8): 529-538.

[185] LEE C Y, CHEN L K, LO Y K, et al. Urinary incontinence: an under-recognized risk factor for falls among elderly dementia patients[J]. Neurourol Urodyn, 2011, 30(7): 1286-1290.

[186] PAYNE D. Managing urinary incontinence in patients living with dementia[J]. Br J Community Nurs, 2018, 23(1): 24-28.

[187] HÄGGLUND D. A systematic literature review of incontinence care for persons with dementia: the research evidence[J]. J Clin Nurs, 2010, 19(3-4): 303-312.

[188] KINNUNEN K M, VIKHANOVA A, LIVINGSTON G. The management of sleep disorders in dementia: an update[J]. Curr Opin Psychiatry, 2017, 30(6): 491-497.

[189] KALES H C, GITLIN L N, LYKETSOS C G. Assessment and management of behavioral and psychological symptoms of dementia[J]. BMJ, 2015, 350: h369.

[190] MCCLEERY J, SHARPLEY A L. Pharmacotherapies for sleep disturbances in dementia[J]. Cochrane Database Syst Rev, 2020, 11(11): CD009178.

[191] SLOANE P D, HOEFFER B, MITCHELL C M, et al. Effect of person-centered showering and the towel bath on bathing-associated aggression, agitation, and discomfort in nursing home residents with dementia: a randomized, controlled trial[J]. J Am Geriatr Soc, 2004, 52(11): 1795-1804.

[192] WOLF Z R, CZEKANSKI K E. Bathing disability and bathing persons with dementia[J]. Medsurg Nurs, 2015, 24(1): 9-14.

[193] RADER J, BARRICK A L, HOEFFER B, et al. The bathing of older adults with dementia[J]. Am J Nurs, 2006, 106(4): 40-48.

[194] BUSE C, TWIGG J. Dressing disrupted: negotiating care through the materiality of dress in the context of dementia[J]. Sociol Health Illn, 2018, 40(2): 340-352.

[195] VOGELPOHL T S, BECK C K, HEACOCK P, et al. "I can do it!" Dressing: promoting independence through individualized strategies[J]. J Gerontol Nurs, 1996, 22(3): 39-42.

[196] CHRISTENSEN D D, LIN P. Practical treatment strategies for patients with Alzheimer's disease[J]. J Fam Pract, 2007, 56(12 Suppl New): S17-S23.

[197] CARLSSON C M. Management of dementia[J]. Continuum(Minneap Minn), 2022, 28(3): 885-900.

[198] GREEN Y S. Safety implications for the homebound patient with dementia[J]. Home Healthc Now, 2018, 36(6): 386-391.

[199] WANG J, ZHANG G, MIN M, et al. Developing a non-pharmacological intervention

programme for wandering in people with dementia: recommendations for healthcare providers in nursing homes[J]. Brain Sci, 2022, 12(10): 1321.

[200] MCKENZIE B, BOWEN M E, KEYS K, et al. Safe home program: a suite of technologies to support extended home care of persons with dementia[J]. Am J Alzheimers Dis Other Demen, 2013, 28(4): 348-354.

[201] LAU W M, CHAN T Y, SZETO S L. Effectiveness of a home-based missing incident prevention program for community-dwelling elderly patients with dementia[J]. Int Psychogeriatr, 2019, 31(1): 91-99.

[202] HANSON L C, ZIMMERMAN S, SONG M K, et al. Effect of the goals of care intervention for advanced dementia: a randomized clinical trial[J]. JAMA Intern Med, 2017, 177(1): 24-31.

[203] National Hospice and Palliative Care Organization. NHPCO Facts and Figures, 2012 [R/OL]. (2012-03-19)[2023-12-04]. http://www.nhpco.org/sites/default/files/public/ Statistics_ Research/2012_Facts_Figures.pdf.

[204] HANSON L C, ERSEK M, GILLIAM R, et al. Oral feeding options for people with dementia: a systematic review[J]. J Am Geriatr Soc, 2011, 59(3): 463-472.

[205] American Geriatrics Society Ethics Committee and Clinical Practice and Models of Care Committee. American Geriatrics Society feeding tubes in advanced dementia position statement[J]. J Am Geriatr Soc, 2014, 62(8): 1590-1593.

[206] LAM R E, LAM P J. Nutrition in dementia[J]. CMAJ, 2014, 186(17): 1319.

[207] MITCHELL S L, BUCHANAN J L, LITTLEHALE S, et al. Tube-feeding versus hand-feeding nursing home residents with advanced dementia: a cost comparison[J]. J Am Med Dir Assoc, 2003, 4(1): 27-33.

[208] PETERSEN R C, LOPEZ O, ARMSTRONG M J, et al.Practice guideline update summary: mild cognitive impairment: Report of the Guideline Development, Dissemination, and Implementation Subcommittee of the American Academy of Neurology[J]. Neurology, 2018, 90(3): 126-135.

[209] THOMPSON S B N. Hip fracture as a potential contributor to cognitive decline and dementia[J]. Neurol Neurosci, 2022, 3(2): 1-2.

[210] GONZÁLEZ-MARCOS E, GONZÁLEZ-GARCÍA E, RODRÍGUEZ-FERNÁNDEZ P, et al. Predictors of moderate or severe cognitive impairment at six months of the hip fracture in the surgical patient over 65 years of age[J]. J Clin Med, 2022, 11(9): 2608.

[211] ALENIUS M, NGANDU T, KOSKINEN S, et al. Education-based cutoffs for cognitive screening of Alzheimer's disease[J]. Dement Geriatr Cogn Disord, 2022, 51(1): 42-55.

[212] ПАРФЕНОВ В А. Ведение пациентов с когнитивными нарушениями[J]. Неврология,

нейропсихиатрия，психосоматика，2023，15（1）：97-102.

[213] HENDERSON J T，MARTIN A，PATNODE C D，et al. A synthesis of qualitative studies on patient and caregiver experiences with cognitive impairment screening and diagnosis［J］. Aging Ment Health，2023，27（8）：1506-1517.

[214] CLEVENGER C K，SCHLENGER A，GUNTER D，et al. Cognitive assessment in primary care：practical recommendations［J］. Nurse Pract，2023，48（7）：26-35.

[215] ALI S. Contemporary techniques to the laboratory diagnosis of cognitive dysfunction （Dementia）in elderly patients［J］. Spec J Med Acad Life Sci，2023，1（1）：sjmas.v1i1.5.

[216] KIM S，YOON H W，JANG Y. Healthcare-seeking behaviors among older Americans with subjective cognitive decline［J］. Innov Aging，2022，6（Supplement_1）：183-184.

[217] MÄURER A，HIMMEL G，LANGE C，et al. Individualized summary assessment of detailed neuropsychological testing for the etiological diagnosis of newly detected cognitive impairment in hospitalized geriatric patients［J］. J Alzheimers Dis，2023，94（2）：559-584.

[218] RITTER K，LANGE C，WEYGANDT M，et al. Combination of structural MRI and FDG-PET of the brain improves diagnostic accuracy in newly manifested cognitive impairment in geriatric inpatients［J］. J Alzheimers Dis，2016，54（4）：1319-1331.

[219] National Institute for Health and Care Excellence. Dementia：assessment，management and support for people living with dementia and their carers［EB/OL］.（2018-06-20）［2025-04-15］. https://www.nice.org.uk/guidance/ng97/resources/dementia-assessment-management-and-support-for-people-living-with-dementia-and-their-carers-pdf-1837760199109.

[220] 北京市卫生健康委员会. 北京市卫生健康委员会关于印发 2022 年脑健康体检（痴呆风险筛查）及老年痴呆防治行动实施方案的通知：京卫老龄〔2022〕10 号［A/OL］.（2022-04-29）［2025-04-16］. https://wjw.beijing.gov.cn/zwgk_20040/cgxx/202205/t20220506_2703096.html.

[221] XU X，CHEW K A，WONG Z X，et al. The SINgapore GERiatric Intervention Study to Reduce Cognitive Decline and Physical Frailty（SINGER）：study design and protocol［J］. J Prev Alzheimers Dis，2022，9（1）：40-48.

[222] QIU J，ZHAO L，XIAO S，et al. Efficacy of comprehensive cognitive health management for Shanghai community older adults with mild cognitive impairment［J］. Gen Psychiatr，2022，35（4）：e100532.

[223] WANG J，DOVE A，SONG R，et al. Poor pulmonary function is associated with mild cognitive impairment，its progression to dementia，and brain pathologies：a community-based cohort study［J］. Alzheimers Dement，2022，18（12）：2551-2559.

[224] KUNICKI Z J，NGO L H，MARCANTONIO E R，et al. Six-year cognitive trajectory in older adults following major surgery and delirium［J］. JAMA Intern Med，2023，183（5）：

442-450.

[225] WANG L, SONG M, ZHAO X, et al. Functional deficit of sense organs as a risk factor for cognitive functional disorder in Chinese community elderly people[J]. Int J Clin Pract, 2021, 75 (12): e14905.

[226] NAGATANI M, TANAKA T, SON B K, et al. Oral frailty as a risk factor for mild cognitive impairment in community-dwelling older adults: Kashiwa study[J]. Exp Gerontol, 2023, 172: 112075.

[227] WEI X, LIU H, YANG L, et al. Joint developmental trajectories and temporal precedence of physical function decline and cognitive deterioration: a longitudinal population-based study[J]. Front Psychol, 2022, 13: 933886.

[228] 阮晔, 郭雁飞, 孙双圆, 等. 50 岁及以上人群握力水平对认知功能影响的前瞻性队列研究[J]. 中华流行病学杂志, 2022, 43 (10): 1611-1618.

[229] ZAWAR I, MATTOS M K, MANNING C, et al. Sleep disturbances predict cognitive decline in cognitively healthy adults[J]. J Alzheimers Dis, 2023, 92 (4): 1427-1438.

[230] 魏玥, 林进龙, 陈功, 等. 中国 65 岁及以上老年人睡眠时长对认知障碍影响的队列研究[J]. 中华流行病学杂志, 2022, 43 (3): 359-365.

[231] LIANG F, FU J, TURNER-MCGRIEVY G, et al. Association of body mass index and plant-based diet with cognitive impairment among older Chinese adults: a prospective, nationwide cohort study[J]. Nutrients, 2022, 14 (15): 3132.

[232] MALEK RIVAN N F, SHAHAR S, FAKHRUDDIN N N I N M, et al. The effect of dietary patterns on mild cognitive impairment and dementia incidence among community-dwelling older adults[J]. Front Nutr, 2022, 9: 901750.

[233] NI W, PENG X, YUAN X, et al. Protocol for Shenzhen ageing cohort study (SZ-Ageing): a prospective observational cohort study of elderly disability and cognitive impairment[J]. BMJ Open, 2023, 13 (1): e065761.

[234] ZHANG Y, WU J, WANG X, et al. Baduanjin exercise for balance function in community-dwelling older adults with cognitive frailty: a randomized controlled trial protocol[J]. BMC Complement Med Ther, 2022, 22 (1): 295.

[235] World Health Organization. Global action plan on the public health response to dementia 2017–2025[M/OL]. Geneva: World Health Organization, 2017. [2025-04-16]. https://iris. who.int/bitstream/handle/ 10665/259615/9789241513487-eng.pdf.

[236] CHOW S, CHOW R, WAN A, et al. National dementia strategies: what should Canada learn? [J]. Can Geriatr J, 2018, 21 (2): 173-209.

[237] World Health Organization. Global status report on the public health response to dementia [R/OL]. Geneva: World Health Organization, 2021. [2025-04-16]. https://iris.who.int/

bitstream/handle/ 10665/344701/9789240033245-eng.pdf.

[238] PIT S W，HORSTMANSHOF L，MOEHEAD A，et al. International standards for dementia workforce education and training：a scoping review[J]. Gerontologist，2024，64（2）：gnad023.

[239] 王华丽. 痴呆居家照护辅导：辅导员工作手册[M]. 北京：北京大学医学出版社，2020.

[240] Skills for Health，Health Education England and Skills for Care. Dementia Core Skills Education and Training Framework[EB/OL]．（2018-06-22）[2023-10-24]. https://www. skillsforhealth.org.uk/wp-content/uploads/2021/01/Dementia-Core-Skills-Education-and-Training-Framework.pdf.

[241] SURR C A，GATES C，IRVING D，et al. Effective dementia education and training for the health and social care workforce：a systematic review of the literature[J]. Rev Educ Res，2017，87（5）：966-1002.

[242] CHEN R，HU Z，CHEN R L，et al. Determinants for undetected dementia and late-life depression[J]. Br J Psychiatry，2013，203（3）：203-208.

[243] SPECTOR A，ORRELL M，GOYDER J. A systematic review of staff training interventions to reduce the behavioural and psychological symptoms of dementia[J]. Ageing Res Rev，2013，12（1）：354-364.

[244] WALTER E，PINQUART M. How effective are dementia caregiver interventions？ An updated comprehensive meta-analysis[J]. Gerontologist，2020，60（8）：609-619.

[245] CHENG S T，LI K K，OR P P L，et al. Do caregiver interventions improve outcomes in relatives with dementia and mild cognitive impairment？ A comprehensive systematic review and meta-analysis[J]. Psychol Aging，2022，37（8）：929-953.

[246] 国家卫生健康委，教育部，科技部，等. 关于印发"十四五"健康老龄化规划的通知：国卫老龄发〔2022〕4 号[A/OL]．（2022-02-07）[2025-03-22]. https://www.gov.cn/zhengce/zhengceku/2022-03/01/content_5676342.htm.

[247] 国家卫生健康委办公厅. 国家卫生健康委办公厅关于开展老年痴呆防治促进行动（2023-2025 年）的通知：国卫办老龄函〔2023〕190 号[A/OL]．（2023-06-14）[2025-03-19]. http://www.nhc.gov.cn/lljks/tggg/202306/08c886def458469c8ff84e6dd6f2f7e0.shtml.

[248] 国家卫生健康委，财政部，国家中医药局，等. 关于做好 2023 年基本公共卫生服务工作的通知：国卫基层发〔2023〕20 号[A/OL]．（2023-07-06）[2025-04-15]. https://www.gov.cn/zhengce/zhengceku/202307/content_6891440.htm.

[249] 国家卫生健康委，教育部，科技部，等. 关于印发"十四五"健康老龄化规划的通知：国卫老龄发〔2022〕4 号[A/OL]．（2022-02-07）[2025-04-15]. https://www.gov.cn/zhengce/zhengceku /2022-03/01/content_5676342.htm.

[250] 上海市人民政府办公厅. 上海市人民政府办公厅关于转发市卫生健康委等四部门制

订的《上海市加强公共卫生体系建设三年行动计划（2023—2025 年）》的通知：沪府
办发〔2023〕9 号［A/OL］.（2023-05-23）［2023-06-06］. https://www.shanghai.gov.cn/
nw12344/20230606/ 15b72e2b86f3492bbeed74f75a594370.html.

[251] 浙江省卫生健康委. 浙江省卫生健康委　浙江省财政厅关于印发浙江省老年健康服务
专项行动实施方案（2022-2025 年）的通知：浙卫发〔2022〕17 号［A/OL］.（2022-05-10）
［2024-05-16］. https://wsjkw.zj.gov.cn/art/2022/5/16/art_1229560650_2404039.html.

[252] 王刚，齐金蕾，刘馨雅，等. 中国阿尔茨海默病报告 2024［J］. 诊断学理论与实践，2024，
23（3）：219-256.

[253] LIU Y，WU Y，CHEN Y，et al. Projection for dementia burden in China to 2050：a macro-
simulation study by scenarios of dementia incidence trends［J］. Lancet Reg Health West
Pac，2024，50：101158.

[254] CHOI H，LANGA K M，NORTON E C，et al. Changes in care use and financial status
associated with dementia in older adults［J］. JAMA Intern Med，2023，183（12）：1315-
1323.

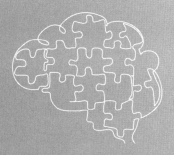

第四篇

老年认知功能社区健康管理的质量控制

这部分介绍了老年认知功能社区健康管理的质量控制，包括质量控制的意义、内容、实施办法以及线上评估。

健康管理是一个重要的医疗卫生服务手段，与其他手段相比，健康管理应用范围更广，其覆盖了健康人群、慢性病高危人群及慢性病患者（含康复期患者）。健康管理的技术性和综合性强，是最能体现当前倡导的整合医学的医疗卫生服务手段。

随着人们生活水平和预期寿命的提高，老年认知功能社区健康管理成为医疗卫生服务中重要的部分。为了更好地开展老人认知功能社区健康管理，在指导开展相关工作过程中，贯彻全过程质量管理理念十分重要。

一 质量控制的意义

有研究显示，AD 相关的危险因素有十几个：血压、血糖、血脂的问题；老年抑郁的身心问题，如抑郁、焦虑、失眠等；不良生活习惯，如吸烟饮酒；听力下降、跌倒等。所有这些危险因素都可以尽早管理控制。目前，各类医疗机构都针对常见的危险因素提出了一些预防和管理措施，但其中也不乏一些机构和实体提出了一些不科学或不符合实际的预防管理措施。为了倡导规范化的老年认知功能社区健康管理，提升管理机构的管理能力和管理水平，切实提高群众的健康水平，因此对健康管理机构进行资质认证和持续质量控制非常必要。

二 质量控制的内容

运用"结构 - 过程 - 结果"经典医疗质量管理理论，从结构质量、过程质量、结果质量 3 个维度，构建覆盖老年认知功能社区健康管理全过程的质量控制体系。

（一）结构质量

结构质量由老年认知功能社区健康管理机构资源配置、规章制度和服务质量等 3 个方面组成。

1. 资源配置 健康管理机构资源配置包括机构场地设置、设备设施、人力资源 3 项指标。其中，合适的场地设置和完善的设备设施是开展健康管理的物质基础，而合适的人力资源配备是确保健康管理质量的关键。

（1）场地设置：参考健康体检机构设置的相关要求，老年认知功能社区健康管理机构场地设置要与功能实现相符合。用于健康管理的总用房不少于 2 间，其中一间用于接诊、问诊及资料存储，一间用于健康评估。

（2）设备设施：①所用仪器设备应备案登记；②定点放置、专人负责；③定期检测，性能完好，处于备用状态；④有使用流程及说明；⑤有消毒、维护、维修记录；⑥有设备年检合格记录；⑦仪器设备定期校正。

（3）人力资源：①参与健康管理工作的医生、护士应具有执业资格并按时注册，参与健康管理工作的社工人员应在机构进行登记管理；②至少应有 1 名具有主治医师以上专业技术职称的执业医师担任主管医生，条件不具备的也可以由医师担任；③负责认知评估的医技人员须有相应培训经历，并获得认证。

2. 规章制度 各健康管理机构应根据实际情况制定相应工作规范和管理制度（以下简称"规章制度"）并认真抓好培训和落实。规章制度包括质量控制的组织结构、管理制度、运行管理、体检项目组合、知情同意制度、感染控制管理、安全管理等制度。

（1）组织结构：健康管理机构应根据自身实际建立质量控制组织，负责制定规章制度与日常管理，明确分工，配备专职和兼职质控人员，落实规章制度，保证健康管理质量。

（2）管理制度：包括健康管理岗位工作职责、健康管理工作人员管理制度、健康管理报告书写制度，以及感染控制管理制度等。

（3）运行管理：①制定工作计划与目标，及时回顾总结；②定期召开机构例会并有书面记录；③定期开展质量控制与持续改进讲评，并有书面记录；④建立重要异常结果（包含危急值）管理制度，书面记录重要异常结果的传递和反馈情况；⑤建立投诉和建议征求制度，书面记录投诉与建议的听取、调查和持续改进情况；⑥建立应急处置预案（如晕针、针刺伤、低血糖、跌倒、心脏骤停、停水、停电、信息系统故障等）。

（4）管理项目组合：根据老年认知功能社区健康管理专家共识，健康管理项目采用"初筛 +X"框架体系，具体含义如下：①"初筛"为基本管理项目，包括老年认知功能社区健康管理表；②"X"为专项（备选）体检项目，包括 MMSE、MoCA、ADL 量表等。对于备选管理项目，由医生根据受检者情况进行推荐检查。

（5）知情同意制度：①一般管理项目。健康管理机构应根据管理实际，确定相关告知内容，并以适当方式明确告知受检者。②健康管理资料的管理。健康管理机构对于相关的检查结果等应妥善保存，经过受检者的同意后，可告知相关人员。③自行放弃项目。受检者自行放弃基本检查项目应由受检者本人签字予以确认。

（6）感染控制管理：①消毒管理。强化手卫生概念，执行手卫生制度；进行空气消毒、空气培养、物体表面消毒；垃圾转运有记录。②无菌物品管理。无菌物品放置和使用应符合无菌操作规程，重复使用的医疗器械应及时消毒，并有记录。③垃圾管理。生活垃圾、感染性垃圾、损伤性垃圾应分开放置，及时清理。④感染控制培训。定期组织感染控制培训，及时总结，持续整改。

（7）安全管理

1）医疗安全：①医疗缺陷管理：医疗缺陷管理制度及改进措施；不良事件上报制度；不良事件的分析、讨论及防范措施。②急救设备管理：抢救设备、氧气筒（管道）性能完好，处于备用状态；抢救车整洁，物品齐全，放置有序，无过期；药品标识规范，账物相符，无过期药品，交接班有记录。

2）行政安全：①应急培训：定期开展消防、水电安全等应急知识学习，制定应急流程。②应急演练：定期组织应急演练，各种应急设施处于备用状态。

3）信息安全：①定期维护：专人负责健康管理信息系统，保证信息系统的良好运行。②受检者信息保护：制定信息安全制度，不得泄露健康体检信息作为他用。

3. 服务质量 服务质量是在健康管理过程中，为了使受检者达到良好的身心状态，所提供的物质性、技术性、精神性服务。

（1）服务体系：①服务流程。健康管理机构应在醒目位置公示机构布局和健康管理基本流程，引导标识应准确、规范、清晰，不断努力优化服务流程，缩短检查等候时间。②便民措施。健康管理机构内应设置与受检者人数相适应的候检、检查区域，并为受检者提供其他便利举措。③仪容仪表。所有工作人员应佩戴工牌，持证上岗，举止得体，仪表规范。④服务能力。应根据健康管理机构面积、功能设置和医务人员数量，确定相应的体检最高流量，并设置超流量预警方法，制定超高流量工作预案。⑤身份确认。应采取适宜的方式、方法对受检者身份进行实名确认。

（2）隐私保护：①应做到"一人一诊室"，受检者同意时可由一名家人或是陪护人员在场。②制定保护受检者隐私的相关制度和方案。③完善保护受检者隐私的相关设施，需要暴露受检者躯体的物理检查和辅助仪器检查项目应配置遮挡帘等设施。④加强健康管理机构对受检者体检信息的保护。受检者可登录体检信息系统查询相关信息，还应根据相关要求设置加密系统。

（二）过程质量

健康管理工作由多个医疗护理和辅助岗位医技人员共同协作完成，是多个相对独立又相互联系的检查环节序贯组合。在过程质量上应建立涉及检前、检中及检后全过程的质控体系。确保检查项目科学适用、检查操作规范熟练、检查结果准确可靠。

1. 健康管理信息表 健康管理信息表收集受检者的一般信息并提出相关要求，由受检者在检查前完成。

2. 一般检查 完成身高、体重、血压、脉搏等检查。

3. 问诊 由主检医生根据受检者情况，进行详细问诊。重点涉及患者认知功能变化情况，情绪及行为变化情况，日常生活功能情况。

4. 体格检查 由主检医生根据患者情况进行针对性的体格检查，重点测查神经系统情况。

5. 实验室检查

（1）标本采集：①应具有独立的标本采集场所，符合院内感染控制要求；②血标本采集人员能够遵循无菌操作规范，做到"一人一针一带一巾"；③严格执行查对制度，杜绝差错。

（2）标本转运：血液和体液标本应妥善贮存，并在规定时限内转运。

（3）标本检验：①依托院内检验科进行标本检测者，具有室内质控、室间质控合格证书；②依托院外检验单位进行标本检测者，应具有委托协议书和送检单位的资质证明（室内、室间质控合格证书）。

（4）校对制度：①有标本校对制度，防止标本丢失；②标本交接和签收记录清晰，有送检者和接收者的双签名。

6. 辅助检查 辅助检查包括心电图等，所用仪器设备应按规定定期检测。检查过程中按照各专业操作规程规范执行。

（三）结果质量

受检者在机构内完成问诊和体检后，医务人员须对问诊和检查的相关信息进行归纳整理、统计分析，并提供健康管理报告。健康管理报告应由以下几部分构成。

1. 报告首页 ①应包含健康管理机构的基本信息，如名称、地址、联系电话等；②应包含受检者的基本信息，如姓名、性别、年龄、族别、婚否、身份证号码、学历、职业、工作单位、家庭地址、电话号码等信息；③应包含健康管理信息表发现的健康危险因素；④应包含健康管理基本项目。

2. 报告内容 ①各项检查内容记录完整、规范；②检查结论应突出重点及个体化；③检查报告中应告知后续咨询联络方式。

3. 报告审核 ①健康管理报告中各项结果应记录检查医师或操作者姓名和实施时间，条件具备时应手工签名或电子签名；②健康管理报告应实行分级审核，共同负责，应记录报告医师和主检医师姓名、职务和岗位，体检结论处须有主检医师的签章。

4. 报告时限 ①按照体检机构公示的时间完成体检报告的制作、审核和发放工作；②管理机构应明确重要异常结果（危急值）范围，制定报告制度，及时告知。

5. 报告领取 ①管理报告应完全密封，并在显著位置标明"本体检报告仅限受检者本人拆阅"字样；②管理报告原则上由本人领取并签名确认。有特殊原因不能本人领取时，代领者应持有效证件并签字。

（四）其他需要质量控制的内容

1. 医护人员毕业后继续医学教育 医学是不断发展的科学，脑科学和神经科学发展突飞猛进，老年认知医学领域的发展也是日新月异。为了能够紧跟学术发展，医生和护士定期参加医学继续教育十分重要。

2. 认知评估人员的技能掌握 认知评估工作是老年认知功能社区管理的

核心。评估人员除了在上岗前应完成相应的培训和认证外,上岗后还应参加年度考核和评估。

3. 评估工具清单管理　老年认知医学领域的发展日新月异,各种评估工具不断推陈出新。健康管理机构需要成立专家委员会或咨询专业协会的意见,定期遴选用于评定老人认知功能的测评工具,对测评工具的基本情况、适用范围、测评方法进行讨论,汇入机构的认知评估清单。

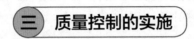

三　质量控制的实施

（一）老年认知功能社区管理机构的设立和准入

根据国家和地方的卫生健康事业发展总体规划,按照地区人口规模和人口分布,综合考虑本地区社会经济、医疗资源布局和群众健康需求、统筹规划医疗资源和布局,科学规划老年认知功能社区管理机构。对于通过自评达到基本条件的老年认知功能社区管理机构,需提出申请,由相关管理部门组织评审,然后为符合标准的老年认知功能社区管理机构颁发资质证书。

（二）老年认知功能社区管理机构的定期质量控制

获批的老年认知功能社区管理机构每年度应进行自评并接受复评,不断提高机构的医疗服务质量。对定期评估中发现不达标的机构应及时督促整改,对整改期限结束仍未能达标者建议撤销认证。质量控制检查表见附录13。

• 推荐意见 •

推荐使用《老年认知功能社区健康管理机构评价表》对老年认知功能社区管理机构进行动态评估。（Ⅲ级证据,B级推荐）

（谭云飞）

参考文献

[1] 中华人民共和国卫生部. 卫生部关于印发《健康体检管理暂行规定》的通知:卫医政发〔2009〕77号[EB/OL]. (2009-08-05)[2025-04-16]. http://www.nhc.gov.cn/zwgk/wtwj/201304/889eb3566368445a84701d24908b61a6.shtml.

[2] 中华人民共和国国家卫生健康委员会. 医疗机构管理条例[EB/OL]. (2023-03-21)[2025-04-16]. http://www.nhc.gov.cn/fzs/s3576/202303/368c667ee1244ac4844a8a787185b8c6.shtml.

[3] 中华人民共和国医师法[EB/OL]. (2021-08-20)[2025-04-16]. https://www.gov.cn/

xinwen/2021-08/20/content_5632496.htm.

[4] 护士条例［EB/OL］.（2020-03-27）［2025-04-16］. https://flk.npc.gov.cn/detail2.html？ZmY
4MDgwODE3NzdkMDdjNTAxNzdiOGVkMjliZjM5NTA%3D.

[5] 中华人民共和国卫生部. 医院感染管理办法［EB/OL］.（2006-07-06）［2025-04-16］.
http://www.nhc.gov.cn/wjw/c100022/202201/22d85ce0b5f441d094538aff835c1aca.shtml.

[6] 中华人民共和国卫生部. 医疗卫生机构医疗废物管理办法［EB/OL］.（2003-10-15）
［2025-04-16］. http://www.nhc.gov.cn/fzs/s3576/201808/fb4c9e59b0cf45c3843ad585b30b0c
6d.shtml.

中英文索引表

D

E

F

G

H

J

K

L

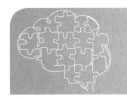

附录 1
科普知识

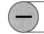 基础认知与早期识别

科普知识点 1：AD 十大警号

1. 记忆力日渐衰退，如出门忘记拿钥匙，不能准确回忆上一餐吃过什么。

2. 处理日常任务出现困难，如忘记做饭的步骤，或无法正确使用家用电器。

3. 对时间、地点日渐感到混淆，记不清楚，如无法准确说出今天几号、星期几。

4. 判断力日渐减退，如穿着不合季节的衣服，或对骗局缺乏警觉。

5. 常把东西放在不适当的地方，如可能把遥控器放在洗衣机里。

6. 抽象思维开始出现问题，如无法理解简单的比喻或谚语，或玩纸牌游戏时出现问题。

7. 情绪不稳定及行为较前异常，如喜怒无常，时而悲伤，时而生气，时而兴奋。

8. 性格出现改变，如以前喜欢社交现在却越来越孤僻、多疑、淡漠或焦虑。

9. 做事主动性减退，如对以前感兴趣的事如今失去兴趣，不愿意参加日常社交活动。

10. 理解及语言表达能力开始下降，如忘记简单的词语，说话时找词困难或写的句子意思不清楚。

如果出现上述表现，哪怕是一个表现，也建议及时就医检查。

科普知识点 2：认知障碍就是 AD 吗？

认知障碍的病因有很多种，可以分为神经变性病认知障碍和非神经变性病认知障碍，AD 属于神经变性病认知障碍的一种。常见神经变性病认知障碍包括：①AD 导致的认知障碍。是最常见的认知障碍类型，占所有认知障碍的50%～70%，认知功能减退是 AD 的核心症状，以近记忆损害为早发症状，精神行为异常是最突出的症状,社会功能受损表现在日常生活能力、工作能力、学习能力和社交能力的全面下降。②额颞叶痴呆(FTD)导致的认知障碍。临床表现为进行性精神行为异常、执行功能障碍和语言损害,早期人格改变、执行功能障碍及语言损害更为明显,而记忆损害出现较晚。③路易体痴呆(DLB)导致的认知障碍。其核心特征为波动性的认知障碍,以注意力和警觉性改变为主,可伴有生动的视幻觉和帕金森综合征症状。④PD 导致的认知障碍,表现为运动症状(震颤、强直、运动迟缓、姿势障碍等)、认知症状(记忆下降、注意损害、执行功能障碍、视空间能力障碍等)和其他症状(抑郁、焦虑、精神病性症状等)。⑤皮质基底节变性,主要影响皮质基底节区域,包括大脑皮质和基底节,临床表现为肌肉僵硬、不自主运动、运动障碍、认知障碍和言语障碍等,这些症状会随着疾病的进展而加重。⑥肌萎缩侧索硬化,通常表现为肌肉无力、肌肉萎缩、肌张力增高、肌肉痉挛、认知障碍等症状。肌萎缩侧索硬化患者的认知功能通常在早期是正常的,随着疾病的进展,部分患者可能会出现认知障碍,常见于前颞叶变性亚型。

非神经变性病认知障碍包括:①血管性认知障碍。主要由脑血管病变所致的认知障碍,包括急性脑血管病或脑小血管病等。②正常颅压脑积水所致认知障碍。表现为认知障碍、步态障碍、尿失禁三联征,影像学上可见脑室明显扩大。③感染、代谢、中毒性疾病所致认知障碍。中枢神经系统感染性疾病,如神经梅毒,HIV 感染,脑炎(病毒、细菌、真菌),克 - 雅病等;代谢性脑病,如肝/肾/肺功能损害,叶酸、维生素 B_1、维生素 B_{12} 缺乏,贫血,血糖异常、电解质紊乱等。中毒性脑病,如乙醇中毒,一氧化碳中毒,重金属中毒,药物中毒等。④癫痫所致认知障碍,继发于癫痫发作。⑤脑外伤性认知障碍,由于大脑受外力损伤所致。⑥其他原因的非神经变性病认知障碍。部分继发性认知障碍可以在很大程度上逆转,如纠正缺乏的维生素,纠正脑的感染状态。因此,及早发现并诊治这些可逆转的病因至关重要。

科普知识点 3:AD 具体的临床症状有哪些?

临床主要症状表现为认知功能减退、神经精神症状和日常生活能力减退。

1. 认知功能减退 是 AD 的核心症状,包括如下方面。

(1)记忆障碍:记忆障碍是诊断的必备条件。短期(近期)记忆减退常为首发症状,表现为容易忘事,丢三落四,刚说过的话或做过的事很快忘记,新近学习的知识很难回忆,吃饭不久又要求进餐,反复重复相同的问题或话语。随着病情进展,远期记忆开始受损,表现为难以正确回忆个人早年生活经历,忘记亲属姓名,有时患者会以虚构或错构来填充记忆的空白。

(2)视空间能力障碍:表现为对物体在空间内的各种特性的认识障碍。包括对物体位置、方向、距离及它们在三维空间中的相互关系的理解能力降低。如患者可能会在熟悉的环境中迷路,甚至走错自己的房间、床位,或不能用言语或图画描述熟悉的路、房间的布置、地理位置等。

（3）语言障碍:语言能力的减退包括表达和理解能力。早期表现为找词困难、语言不流畅、频繁停顿或重复相同的词语。随着病情进展,开始出现语言空洞,发出无法理解的声音,最终或将完全失去语言能力。

（4）执行功能障碍:是指多种认知活动不能协调有序地进行。表现为计划和组织能力下降,如制定活动计划等;难以作出决定,在面对困难时感到无助,解决问题的能力下降;灵活性下降,难以适应新的情境或要求,坚持固定的惯例或行为模式。

（5）定向障碍:包括时间、地点、人物的定向与识别障碍。早期以时间定向障碍为主,表现为失去对日期或时间的概念,不清楚现在是什么时候;逐渐发展为地点定向障碍,不清楚自己所处的地方,或在熟悉的环境中迷路;晚期可能会出现面容失认,表现为失去对熟悉人物的识别能力,无法认出家人或自己。

2. 社会功能下降　表现在日常生活能力、工作能力、学习能力和社交能力的下降。

（1）日常生活能力下降,包括基本日常生活能力和工具性日常生活能力。前者指独立生活所必需的基本功能,如穿衣、吃饭、二便、个人卫生等;后者包括复杂的日常或社会活动能力,如购物、外出活动、整理家务、洗衣、做饭、打电话、管理财务等。

（2）工作能力下降,从开始的经常出现差错,到完成工作吃力,最后不能胜任既往熟悉的工作。

（3）学习能力下降,难以接受新的信息和事物。

（4）社交能力下降,不愿意参加社交活动,即使是以前喜欢的活动也不愿意参加,变得孤僻、少动。

3. 精神行为症状　可见于疾病的整个过程,但在疾病的中晚期表现得更加突出。

（1）情感性症状,如淡漠、抑郁、焦虑、易激惹等。

（2）精神病性症状,如幻觉、妄想等。

（3）脱抑制症状,如欣快、冲动、性意向亢进、羞耻感缺乏、随地便溺等。

（4）过度活动症状,如无目的的徘徊、漫游、激越、攻击行为、喋喋不休、谩骂、哭喊等。

（5）性格改变,如固执、自私、任性、不爱整洁、邋遢等。

（6）其他行为障碍,如睡眠紊乱,表现为睡眠颠倒或夜间漫游,白天嗜睡,夜间不眠；不知饥饱，常暴饮暴食、不思饮食或异食；收集保存无用的物品、垃圾等。

4. 神经系统症状和体征　少数重度或晚期患者还可能会出现神经系统症状和体征，主要表现为肌张力增高，四肢屈曲性僵直，呈去皮质强直。

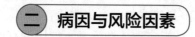

二　病因与风险因素

科普知识点 1：AD 的高危因素

以下十项高危因素可能会增加患 AD 的患病风险，并可能在一定程度上影响病情的进展。

1. 遗传因素　家族史（遗传）是 AD 的主要危险因素之一。认知障碍和遗传因素有着很大的关系，如果家族中有人患有 AD，个体患病的风险将增加。

2. 年龄　年龄是 AD 的另一个主要危险因素，其患病率随增龄而增高，研究显示，随着年龄的增长，AD 的患病率在 75～84 岁人群中约为 19%，在 85 岁以上人群中约为 30%～35%，甚至可能高达 50%。

3. 感染和空气污染　在老年人中，尿路感染可能引发突发且短暂的认知障碍。其他感染也可能引发认知障碍，研究显示，空气污染与认知障碍有关。

4. 慢性疾病　一些慢性疾病也会增加认知功能下降的风险。这些疾病包括但不限于糖尿病、高血压、高胆固醇血症、甲状腺功能减退、维生素缺乏和激素失衡等。这些疾病可能直接或间接地影响大脑功能，从而加剧认知衰退。

5. 精神疾病或压力　抑郁、焦虑等心理健康问题与认知功能下降密切相关。如抑郁症患者可能出现大脑结构和功能方面的改变，可能影响到记忆、思考速度、注意力和问题解决能力。另外，短期的紧张和压力会分散注意力，长期的压力会导致记忆力减退。

6. 不良生活习惯　不良生活习惯也是 AD 的危险因素之一。酗酒、吸烟、缺乏运动、不良饮食习惯、睡眠不足等都可能导致认知功能下降。酗酒会干扰思维，因为酒精对大脑功能产生负面影响，这可能导致记忆力下降。另外有研究表明，长期缺乏深度睡眠与记忆力减退相关。吸烟对记忆力损害明显。

7. 药物　某些药物可能会干扰记忆和认知功能。例如，抗胆碱类药物、抗组胺类药物、抗反流类药物、肌肉痉挛治疗药物及某些抗抑郁药物等，都可能对认知功能产生负面影响。其他一些药物，如部分降压药、地西泮等镇静剂和镇痛药也可能增加认知功能下降的风险。

8. 受教育水平 受教育水平与认知功能呈正相关,受教育水平低者老年期患认知障碍的风险增加。

9. 脑外伤 有脑外伤史者发生认知障碍的风险高。

10. 独居 独居老年人是认知障碍的高风险人群。

科普知识点 2: AD 会不会遗传?

AD 有一定的遗传风险,但不是一种严格的遗传疾病。研究表明,如果一个人的一级亲属(如父母或兄弟姐妹)患有 AD,那么该人患上该病的风险至少增加 1 倍。遗传学研究发现,AD 有三个致病基因,分别是 21 号染色体上的 *APP* 基因、14 号染色体上的 *PSEN1*(早老素 1)基因以及 1 号染色体上的 *PSEN2*(早老素 2)基因,主要与早发性家族性 AD 有关,但具有致病基因的患者不超过 5%。另外一种叫做载脂蛋白 E 的风险基因(*APOE*)与晚发性 AD 有关。载脂蛋白 E 具有三种常见形式,即 APOEε2、APOEε3 和 APOEε4,其中 APOEε4 已被证明会增加患 AD 的风险,其纯合子(APOEε4/ε4)已经成为致病基因。然而,并非所有 AD 患者都具有这些基因变异。AD 是一种复杂的疾病,受到遗传、环境和生活方式等多种因素的影响,其中年龄是最重要的危险因素之一,因为大多数 AD 患者年龄在 65 岁以上。高血压、糖尿病、吸烟、高胆固醇血症和缺乏智力刺激也会增加患 AD 的风险。

因此,虽然遗传在 AD 的发病中起到一定作用,但并非唯一的决定因素。采取健康的生活方式,包括保持心理活跃、健康饮食、锻炼身体及定期检查,都有助于降低患 AD 的风险。如果您有家族史或担心遗传风险,最好咨询医生或遗传咨询师,以获取更多关于您个人情况的信息和建议。

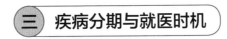

三 疾病分期与就医时机

科普知识点 1: AD 的分期与主要症状

根据其病情严重程度可分为轻、中、重三个阶段。

1. 轻度(病程约 3 ~ 5 年) 首先出现的是近记忆障碍。表现为对新近发生的事容易遗忘,难以学习新知识,记不住新朋友的姓名。部分患者可出现注意集中困难,容易分心,计算能力下降,时间定向障碍,复杂视空间能力减退,在不熟悉的地方容易迷路。还可出现人格方面的改变,包括主动性减低、情感淡漠、活动减少等,还可伴有轻度的焦虑或抑郁。个人生活尚可基本自理。

2. 中度(病程约 3 年) 记忆障碍日益严重,除近记忆障碍外,远期记忆也受损。表现为不能回忆自己的早年生活事件或工作经历,忘记原已掌握的知识和技术。除了时间定向外,地点及人物定向也会出现障碍,如在熟悉的地方也容易迷路,逐渐不能辨认熟人。语言功能下降明显,内容空洞或赘述。执行功能进一步下降,不能按时令选择衣服,难以完成各种家务活动。精神行为异常较为明显,情绪不稳、易激惹、情感淡漠等较前进一步加重,可出现攻击行为或脱抑制行为。此阶段患者已不能独立生活,需要有人照料。

3. 重度 表现为认知功能的全面性严重损害和运动功能障碍。忘记自己的姓名和年龄,言语简短,或反复发出某种无意义的声音,最终完全不能说话;活动能力减退至丧失,逐渐丧失走路的能力,四肢出现强直或屈曲瘫痪,终日卧床;进食障碍,二便失禁。患者最终常因肺部感染、压疮、营养不良或脏器功能衰竭等并发症死亡。

科普知识点2: 什么情况下需要尽早就医以确诊 AD?

AD 是一种隐袭起病、进行性加重的认知障碍,通常在老年人中发生,虽然记忆力明显下降,但由于早期生活尚能够自理,常被理解为是正常的衰老现象,故既不易被发现,也不受重视,常常丧失治疗的最佳时期。患者及其家人需要在以下情况下寻求医疗帮助并来院就诊。

1. 记忆力减退日渐加重 特点是进展较快,表现为好忘事,尤其是眼前的事即近事记忆减退,经常丢三落四,刚讲过的话转头就忘记了,东西不知放在了何处,而以前的事往往记忆清楚,即远事记忆没有明显损害。

2. 理解力下降,反应迟钝 对事物的抽象概况能力、理解判断能力、分析综合能力明显减退,变得犹豫不决,反应迟缓、呆滞。

3. 学习和工作能力下降 表现在对新的知识学习困难,与同龄人相比进步明显缓慢,完成熟悉的工作较前明显吃力,差错明显增多。

4. 日常生活能力轻微受损 在疾病的早期,患者的日常生活能力受损不明显,但仔细观察可见,虽然没有什么影响因素,但患者的做事质量较前相比明显降低,不尽如人意,说明其日常生活能力受损了。

5. 性格变化明显 一般老年人的性格随着年龄的增长可能变得有些固执,然而 AD 患者的性格改变比较明显,容易发脾气,非常固执,自私、敏感多疑、对人冷漠、孤僻、少动、不愿和人交流、拒绝参加社会活动、变得邋遢欠洁等,给人判若两人的感觉,这时需要及时就医。

总之,如果出现上述某种情况,应及时到医院就医,千万不能主观臆断是正常衰老的表现。AD 是病因复杂的疾病,诊断也不是简单的,疾病早期的表现虽然有一定特点,但能准确识别并不容易。因此,平时对老年人的仔细观察非常重要。

四　预防与管理

科普知识点 1：如何预防 AD?

1. 促进心理健康　积极管理压力、焦虑和抑郁情绪，保持良好的心理健康状态有助于预防 AD。

2. 保持身体健康　很多慢性病如高血压、心脑血管病、糖尿病、血脂异常、超重或肥胖，以及不良生活方式如吸烟、饮酒、熬夜等，均被认为是 AD 的危险因素。因此，积极治疗慢性躯体疾病，改善生活方式对预防 AD 至关重要。

3. 加强脑力锻炼　挑战和活跃大脑思维有助于减缓认知功能下降，如学习新技能，坚持每日看书读报、写字、听广播、下棋、玩纸牌游戏等。

4. 适度体育锻炼　适度的体育锻炼，如太极拳等，有助于促进血液循环和大脑健康，降低患 AD 的风险。

5. 保持健康饮食　不饮酒或饮用少量红酒，多吃新鲜的蔬菜和水果，避免过量摄入饱和脂肪和糖，有助于维持大脑健康。建议采用地中海饮食模式。

6. 保持良好睡眠　充足的高质量睡眠对大脑功能至关重要。研究发现保持每晚 6～8 小时的睡眠时长有助于降低患 AD 的风险。

7. 保护好大脑　日常生活中要注意保护大脑，防止意外损伤，如不做危险的活动，不到危险的地方去，不冒险。

8. 参加社交活动　走出家门，积极参加各种有益活动，如充当志愿者，参加各种趣味活动等。经常和志趣相同者聚会、聊天、游戏、旅游等。

科普知识点 2：如何让认知障碍患者晚上睡得好

1. 认知障碍患者常见的睡眠问题包括以下几种。

（1）失眠和夜间觉醒：认知障碍患者常常面临睡眠障碍，如难以入睡或夜间频繁醒来。这可能是大脑的神经退行性变影响了调节睡眠的脑区，引起失眠和夜间觉醒。除此之外，失眠与焦虑、抑郁等情绪问题亦密切相关。

（2）早醒梦多：认知障碍患者早醒是常见的睡眠问题，常比平时提前几个小时醒来，尤其是老年认知障碍患者常常出现早醒后无目的地转来转去、乱翻东西等，既影响自己的睡眠质量，也扰乱家人的正常睡眠。有时认知障碍患者分不清梦境与现实，醒来后迷迷糊糊，带着梦境的情绪。

（3）白天过度睡眠：有些认知障碍患者白天会感到困倦，可能会频繁打盹或长时间睡眠。这可能与夜间睡眠质量差、活动不足或药物副作用有关。

（4）睡眠节律倒错：认知障碍患者可能出现倒错的睡眠节律，即白天睡眠，夜间清醒。这可能与大脑中的生物钟失调、睡眠 - 觉醒周期紊乱有关。

2. 针对这些睡眠问题，可以采取以下几种干预措施。

（1）非药物干预：确保规律的睡眠时间，避免白天睡眠时间过长，白天睡眠时间以 30 分钟左右为佳，不超过 1 小时。同时要增加白天的活动量，保持适度的运动，保持房间光亮，增强觉醒刺激。增加益智游戏，如跳棋、数独、玩牌等。增加亲子互动时间。适当的运动训练也可以帮助夜间睡眠。夜间睡眠定时上床，定时关灯，营造一个轻松、安静、舒适的睡眠环境。同时要避免刺激性饮食、刺激性电视节目及其他有刺激性的内容。睡前可通过播放舒缓助眠的音乐、按摩椅按摩、泡脚等固定的仪式动作，让患者养成良好的睡眠卫生习惯。

（2）药物干预：在一些情况下，医生可能会考虑使用药物来帮助改善睡眠问题。其中，褪黑素受体激动剂如阿戈美拉汀（agomelatine）是一种常用的药物，可以调节昼夜节律，提高睡眠质量。也可以在医生的指导下使用合适的药物帮助睡眠。需要注意的是，患者及患者家属不应自作主张服用药物，也不应以道听途说的信息作为服药的依据，防止出现严重的不良反应或其他意外。

综上所述，对于认知障碍患者常见的睡眠问题，综合考虑疾病的特点和患者的个体情况，应用非药物和药物干预措施通常可以获得改善。

五　家庭照护与社会支持

科普知识点 1：如何告知家属罹患 AD？

一旦家人罹患 AD，给患者家属合适的告知非常重要，如何告诉家属呢？以下是一些建议。

1. 建立信任关系　与家属建立良好的信任关系是进行告知的第一步。医生应以同情心真诚对待患者家属，尊重他们的感受和担忧，并告知他们有关 AD 的基本信息。

2. 简明扼要地介绍病情　家属应该了解他们的亲人或配偶患有 AD，这是他们的知情权。医生可以用通俗易懂的语言介绍这种疾病的基本症状和特征，如认知障碍、记忆丧失、失去独立性等，并告知家属关于确诊需要进行的相关检查项目。同时要克服病耻感和恐慌情绪。

3. 解释治疗方案　家属应该了解治疗 AD 的常见方法，如药物治疗、认知训练等。医生可以解释每种治疗方法的特点和可能的风险，以及如何帮助他们的亲人或配偶克服这些挑战。

4. 告知家属监测症状的变化　家属应该知道如何监测患者的症状，如简单的认知评估、日常活动的评估等。这样可以帮助他们及时发现异常并报告医生，以便对治疗方案进行及时调整。

5. 提供实用建议　建议为患者应对日常生活中可能出现的各种挑战提供实用的建议，明确告知这种挑战往往是艰辛的，而且是长期的，因此照料者要在医生的指导下规划好患者的日常活动和照料计划。医生还应该对患者的衣食住行、环境要求、安全保障等提出具体的指导意见。

6. 给予精神支持　家属可能会因为亲人的病情而感到沮丧和情绪低落。医生和护理人员可以提供安慰和支持，鼓励家属面对挑战并尽最大努力为他们的亲人或配偶提供护理。

7. 保持沟通　与家属保持沟通非常重要。医生和护理人员应该定期与家属联系，向他们提供最新的病情报告和治疗方案，以便他们了解最新的进展。

总结起来，告知患者家属有关 AD 的信息非常重要，可以帮助他们更好地了解这种疾病，为他们患病的亲人提供更好的支持、照料和护理。

科普知识点 2：家属如何照料老年认知障碍患者？

1. 生活照顾　合理安排患者日常生活，保证其规律性，维持良好的个人卫生习惯。家属应给患者卫生指导和必要的帮助，采取措施制止患者的不卫生行为，如随地大小便，从地上捡东西吃等；根据天气给患者添减衣物，保证衣着冷热合适，居室常通风换气，长期卧床的定时翻身、拍背，预防压疮；对病情较重的患者协助料理生活，注意营养饮食，保持个人卫生。

2. 安全保护　应妥善管理家电、燃气、电源等，防止患者因不当使用而发生意外。患者外出需要有人陪伴或把患者姓名、地址、联系方式等写在卡片上让患者带在身上，以防意外走失。管理好刀剪等可能造成损伤的器具。管理好门锁，防止患者轻易打开而外出。

3. 情感支持　患者的生活质量不仅取决于日常生活能力，改善患者的情感状态同样对生活质量的提升至关重要。给予关爱和情感支持可以有效地减轻患者的负面情绪。家属应每天与患者面对面交流，用平静亲切的语言与他们沟通。

4. 功能训练　包括强化记忆和智力训练。根据患者的病情和文化程度，与他们玩数字游戏，从简单到复杂，反复进行训练，帮助患者进行扩展性思维训练，提高智能水平。还要注重行为训练，指导其自行处理日常生活中问题，如起居、穿衣、洗脸、刷牙、吃饭、如厕、购物等，以提高他们的生活技能。

5. 居室环境　室内保持环境舒适，空气清新，阳光充足，设施简单，室内无障碍，地面平坦、防滑，灯光明亮柔和，温湿度适宜。不摆设镜子等能明显反射自身影像的物件，防止因为不能辨别镜中的自我而产生的攻击行为和恐惧的情绪。

6. 饮食指导　食物应荤素，粗细搭配、油脂适量。限制食盐摄入，饮食适合患者口味，保证营养丰富，品种多样化，提高食欲。同时，食物要软硬适度，温度合适，进食时要细嚼慢咽，防止噎食，呛咳。在进食时要减少语言交流，防止食物吸入气管。

7. 及时就医　无论患者是居家还是在社区康复，如果发现其病情波动或行为异常，或躯体不适，应及时就医，以便获得医疗帮助，这对早期发现老年认知障碍患者的健康问题并及时干预非常重要。

科普知识点3：不同程度的认知障碍患者照料注意事项

1. 轻度的认知障碍患者在照料上要注意哪些？

举例：章大爷被诊断认知障碍后，虽然是轻度的，但家里人非常紧张，高度关注，什么事都包干了，把章大爷当成一个"重患者"来照顾。

建议：认知障碍在轻度的时候，患者还保留着大部分认知功能和日常生活能力，此时的照料应有利于促进康复，以尽可能保留残存的生活功能，这点非常重要，即所谓用进废退，因此不建议家属过度代劳或照护。家属除了注意患者的饮食、营养和日常的清洁卫生外，可以督促患者自己料理自己的生活，多参加社会活动，多接触周围环境。无论患者做得好坏，尽可能地多鼓励、多肯定、多考虑患者的自尊心，不要轻易指责、批评或抱怨，以免打击患者的积极性。

2. 中度的认知障碍患者，照护上要注意哪些？

举例：王女士患病多年，病情逐渐加重，医生诊断为中度认知障碍。此时患者的很多能力都减退了，什么都做不好，比如一些日常的家务事，王女士不但做不好，反而耽误了时间。不让她做，她又要做，或者干脆什么都不做。对此家里人很困惑，此时该怎么办？

建议：中度认知障碍的患者，日常生活能力逐渐减退，复杂工具使用能力下降或丧失，此时，照料上要进一步加强。这个阶段不宜单独让患者进行复杂的日常生活处理，如乘坐公共交通、烹饪食物、财务处理等。对一些简单的日常事务处理也要给予指导或帮助，要进一步加强对患者的康复训练，坚持在帮助下进行各种能力训练，注重保持患者的残存能力，要多鼓励、少批评、不指责，语气温和，不急不躁，避免发生冲突，保护好患者。

3. 重度的认知障碍患者，照护上要注意哪些？

举例：陆阿姨前些年记忆力明显下降，影响了日常生活，到医院检查后被诊断为认知障碍——重度 AD。近半年来病情逐渐加重，丧失了大部分生活自理能力。医生说已经是重度了，家里人感到压力很大，此时在照料上要注意哪些？

建议：重度患者几乎丧失了生活自理能力，终末期可能会长期卧床，丧失语言表达能力。照料者需要照顾患者吃饭、穿衣、排便、清洁等生活的方方面面，长期卧床的患者要预防压疮发生，勤翻身、勤拍背、勤擦洗，保持被褥干净不褶皱。多吃富含纤维素的食物，保证营养的摄入，并帮助患者主动活动，进行轻柔的运动锻炼。

科普知识点4：患者不吃饭或贪吃怎么办？

举例：吴奶奶经常不吃饭，有的时候又吃得很多，刚吃过却说自己没吃饭，导致饮食不规律，这种时候该怎么照料？

建议：对于贪食的患者，不能让患者吃得太多，可以分次让患者进食，如将一天吃多少的总量计好，分6～8次给患者吃。家中可常备一些水果或能量低的零食，当患者要吃时再给她。患者厌食或拒食的时候，常很少说话，长久呆坐，叫他吃饭也不答应，晚期患者常出现营养不良。这个时候可以使用一些小技巧，比如像哄小孩吃饭一样准备颜色丰富的食物，让患者先闻闻食物的气味；为患者专门准备喜欢的餐具，反复诱导患者进食，保证营养和能量的摄入。在食物的种类上尽量多样，以软食、易消化的、高营养食物为主，保证营养搭配合理、能量足够。

六 晚期治疗与法律问题

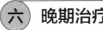

科普知识点1：AD晚期是否需要服用抗认知障碍药物？

AD是一种进行性的神经变性疾病，其症状通常会随着时间的推移而逐渐恶化。疾病晚期，患者通常会面临以下情况。

1. 认知衰退　晚期患者的认知功能已经严重受损，药物虽然无法逆转这种损伤或提供显著的临床改善，但可以延缓一些基本生活功能的丧失，如延缓大小便不能自理的发生时间等，并可能有助于减轻焦虑、抑郁和易激惹等症状。当患者处于极重度状态时，抗认知治疗则没有意义了。因此，在评估是否继续使用这些药物时，需要考虑每位患者的个体情况、疾病严重程度和需求。

2. 副作用和安全性问题　晚期患者通常出现更多的药物不良反应或耐受性问题。抗认知障碍药物可能会导致副作用，如恶心、腹泻、失眠等。因此在此阶段，应用抗认知障碍药时需要仔细权衡药物给患者带来的利弊，以及潜在的不良影响。

3. 照料和支持　在晚期阶段，患者通常需要更多的照顾和支持，包括日常生活的帮助、监督饮食、药物管理等，以确保患者的基本需求得到满足。

尽管药物治疗在AD晚期的疗效可能并不理想，但仍有一些药物可以考虑用来减轻症状，使一些患者获得一定程度的益处。例如，胆碱酯酶抑制剂如多奈哌齐和 NMDA 受体拮抗剂如美金刚就有重度认知障碍的适应证。但是，是否继续使用这些药物应由医疗专业人员根据每位患者的具体情况进行综合评估后决策。

科普知识点2：认知障碍患者涉及的法律问题

认知障碍患者涉及的法律问题主要有以下几个方面。

1. 财产和法律问题　认知障碍患者可能会出现记忆丧失、决策能力下降等问题，民事行为能力受损，导致他们在财产管理和财务规划方面遇到困难。在这种情况下，他们可能需要专业人士的帮助，以确保自己的财产和权益得到保障。

2. 医疗和费用问题　认知障碍，尤其是 AD，是一种终身性疾病，需要长期治疗。患者可能需要入住医疗机构进行治疗并承担相关医疗费用。此外，他们可能还需要购买特殊药物，以缓解症状和改善生活质量。

3. 家庭和遗产问题　由于认知障碍会导致认知功能损害，记忆力下降逐渐加重，患者可能会对自己的生活和所关心的事失去兴趣，从而影响患者的民事行为能力，这可能会影响他们在家庭和遗产方面的决策，如选择谁来照顾自己或如何处理遗产等。在这种情况下，他们需要专业的帮助，以确保自己的权益不受损害。

4. 就业和退休问题　认知障碍患者可能会因为症状影响而失去工作能力，因此会被建议退休或被辞退。在这种情况下，他们就需要专业的帮助，以确保自己在退休前的权益得到保障。

5. 侵权诉讼问题　认知障碍会导致患者失去独立生活的能力，因此他们可能需要依赖他人的帮助来完成日常活动。在这种情况下，他们可能会因为看护者的疏忽或不当行为而引发侵权诉讼。

6. 疾病与法律问题　认知障碍患者因为疾病的影响，对事物的辨别力、对自身行为后果的预见能力及对自己行为的控制力都可能受损，这可能导致道德问题，甚至出现违法犯罪行为。此时应充分考虑疾病的影响，依据有资质的鉴定机构出具的鉴定结论进行处理，以保护患者的合法权益。

总之，由于疾病的原因，认知障碍患者的民事能力会受到不同程度的损害，患者涉及的法律问题需要患者和患者的家人高度关注，当遇到这些问题时，建议寻求专业人士的帮助，以保障患者的合法权益。

（徐松泉　江文静　廖峥娈　宋海东）

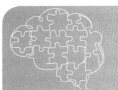

城市居家适老化改造基础型清单

序号	类别	改造要素	配置及技术要求
1	入户空间	入户门槛处理	根据施工可行性,可通过移除门槛、设置斜坡等方式消除高差,帮助老年人通行,若施工确有难度,宜在门旁设置其他安全辅助设施,辅助老年人通行
2		更换门锁	有条件的可更换为智能化门锁,提供多样化解锁方案
3		设置换鞋凳	换鞋凳宜选用带撑扶支架、下方带搁板的鞋凳,门厅空间较为紧张时,可设置折叠式鞋凳
4	卧室	安装床边护栏、抓杆	辅助老年人起身、上下床,防止翻身滚下床,保证老年人睡眠和活动安全
5		在床头增设照明开关	卧室照明开关宜采用多点控制,并在床头设置开关,开关面板宜选用大面板形式
6		设置紧急呼救装置	宜在床头设置按钮和拉绳相结合的紧急呼救装置
7	卫生间	高差处理	当卫生间存在较大高差时,有条件的可做降台处理;当高差无法消除时,宜增设其他安全辅助设施
8		蹲便器改坐便器	为减轻蹲姿造成的腿部压力,宜将蹲便器改为坐便器,并匹配相适应的扶手
9		配置淋浴椅	在淋浴区域设置扶手和淋浴椅
10		设置浴帘	宜通过增加浴帘的方式实现干湿分离,并方便施救
11		安装抓杆	应在坐便器、浴缸及淋浴旁设置抓杆
12		设置紧急呼救装置	宜在坐便器及淋浴附近设置按钮和拉绳相结合的紧急呼救装置
13	厨房	安装报警器	安装烟雾、火灾等报警器,及时发现危险
14	阳台	更换晾衣架	晾衣架应采用可升降式衣架或低位晾衣杆,晾衣架周围宜保证一定的空间,便于老年人操作
15		增设护栏	当阳台无护栏时,宜增设护栏

续表

序号	类别	改造要素	配置及技术要求
16	通用类	高差处理	在改造时尽量消除室内高差,当高差难以消除时,应采取必要的措施辅助通行
17		室内门槛处理	室内宜更换为无门槛的推拉门或设置倒坡脚,扶手等安全设施,辅助通行
18		安装扶手	室内有高差变化处,或需要弯腰、起身、下蹲的一些必要位置,如玄关等,宜加设扶手
19		防滑处理	地面应采用防滑、平整的材料,不同地面材质的衔接处摩擦系数不应差别过大
20		门把手更换	平开门、推拉门把手宜改造为选择易施力的下压式或"U"形把手
21		电源插座及开关改造	视情进行高/低位改造,避免老年人下蹲或弯腰,开关面板宜选用大面板的开关或带照明指示的开关

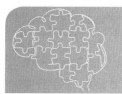

城市居家适老化改造提升型清单

序号	类别	改造要素	配置及技术要求
1	入户空间	安装闪光振动门铃	宜设置语音、振动与闪光结合的门铃,屋内可设置分体式门铃,方便老年人在全屋及时了解来访情况
2		设置适老化鞋柜	门厅空间充足时可设置适老化鞋柜,方便储物的同时,为老年人进门提供支撑
3		设置全屋照明总开关或全屋智能开关	全屋智能开关宜设在户门入口处,选用声控或宽面板开关
4	起居厅	配置适老化沙发及茶几	选用座面较硬的沙发,并配有助起的扶手或支撑
5		配置适老化餐桌椅	宜选用适老餐桌椅,采用大圆角设计,避免老年人磕碰
6	卧室	设置床头照明	帮助失能老人完成起身、侧翻、上下床、吃饭等动作,辅助喂食、处理排泄物等
7		增设可移动坐便器	当卫生间离卧室较远或老年人有护理需求时,可在卧室设置可移动坐便器,便于老年人如厕
8		配置适老化衣柜	卧室的储藏空间应便于老年人取放,同时考虑乘坐轮椅的老年人的操作高度,储物隔板可采用拉杆式或电动式,以避免老年人因活动不便而在取放物品时发生安全事故
9		地面防滑	卧室的地面宜选用防滑、保暖、隔音性能较好的地面材料
10		设置护理床	当老年人有护理需求时,应选用与其身体状况相匹配的护理床,帮助其完成起身、侧翻、上下床、吃饭等行为
11		配置防压疮床垫	避免长期卧床的老年人发生严重压疮,根据老年人不同需求配置相适应的防压疮床垫

序号	类别	改造要素	配置及技术要求
12	卫生间	干湿分离	卫生间宜干湿分区，通过合理组织排水，避免地面积水，以降低因地面湿滑造成的安全风险
13		浴缸/淋浴间改造	老年人宜优先选择淋浴，并在淋浴区域设置扶手和淋浴椅
14		盥洗台改造	盥洗台下方宜留空，便于使用轮椅和助行器的老年人使用
15		配置采暖设备	在淋浴区设置带有加热、排风和照明功能的采暖设施
16	厨房	加设中部柜	在吊柜下方设置开敞式中部柜、中部架，或设置可下拉式拉篮，方便老年人取放物品
17		操作台面改造	根据老年人身高和使用情况合理改造操作台尺度，操作台下留有足够放置膝盖及轮椅的回转空间
18		更换燃气灶	选用点火、火力调节方便的产品，燃气灶应具有熄火保护和防干烧等功能，或使用无明火的电炊灶具。炉灶和水槽工作区应有特定照明
19		墙面材质更换	炉灶背后宜选用防火、防水、耐腐蚀、耐油烟易于清扫的面材，如防菌墙面瓷砖、强化玻璃等材质
20		安装积水报警设备	可在厨房地面、水管下方等处安装积水报警器
21	阳台	增设绿植空间	在阳台可设置园艺操作空间，如放置园艺操作台、花架等装置
22	通用类	平整硬化	地面应平整，选用无过大凹凸的材质，不同材质交接处应保证平滑过渡，避免产生新的高差
23		安装防撞护角/防撞条	在家具尖角或墙角安装防撞护角或者防撞条，避免老年人磕碰划伤
24		房门拓宽	对于门宽较小的房间，在确保结构安全前提下，可适当拓宽门洞并进行加固处理
25		平开门改推拉门	根据老年人身体状况和需求，有条件者可将平开门改为推拉门，便于通行
26		安装自动感应灯具	安装感应便携灯，避免直射光源和强刺激性光源，人走灯灭，辅助老年人起夜使用

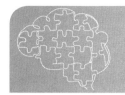

记忆自评量表(SMQ)

指导语: 请在符合您实际情况的选项前的"□"内打"√"。

内容	评分方法
对于计划中要做的重要的事情(如去医院看病、亲戚来访、购物、外出旅游等),你能记住吗?	□0= 与平时一样; □1= 有减退,很快想起并完成;不影响生活 □2= 明显减退,影响到工作或社交或日常生活 □3= 转头就忘,显著影响日常生活
对于熟悉的人名、道路、物品摆放的位置,你是否能回忆?	□0= 没有忘记 □1= 有时会忘记,但想一下能够回忆 □2= 有时在提示下记得,有时提示了也不记得 □3= 常常是即使提醒也想不起
自己寻找改善记忆方法,采用各种记忆策略弥补记忆减退	□0= 没有、不需要 □1= 有,已采用,如列出清单、闹钟定时、经常叮嘱家人或同事提醒自己 □2= 有,如在亲朋好友或网上求医问药或到医院看记忆门诊
评价减低,担心、悲观、焦虑	□0= 无;根本不用担心 □1= 有时容易焦躁发怒或担忧焦虑 □2= 常常容易焦躁发怒或担忧焦虑
量化自己的总体记忆力,你 5 年前的记忆力算 100 分,你目前的记忆力可以打多少分?	□0=90 分以上 □1=89~80 分 □2=79~70 分 □3=69~60 分 □4=59~50 分 □5=49 分以下
根据外在表现判断,周围同龄人的记忆力算 100 分,你估计自己的记忆力可以打多少分?	□0= 与他们一样,差异在 10 分以内 □1= 少 10~19 分 □2= 少 20~29 分 □3= 少 30 分以上

评分方法:6 个条目的得分直接相加。

临床意义:总分 18 分,<3 分正常,≥3 分考虑主观认知下降,得分愈高认知下降愈严重。

主观认知下降晤谈量表(SCD-I)

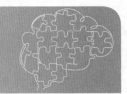

(询问被检者的问题,可以当着知情者的面问)

指导语：检查者向被检者提问,以下问题均应被问到,请按被检者的实际情况记录。每个条目有两部分判断要回答,如果被检者对前面部分的回答"是",则请被检者继续回答后面的"A～E"选项,并在答案对应的"□"内打"√"。A～E所代表的内容见表下的"注"

现在我要问你一些问题,以便更好地了解你的情况。

1. 你是否觉得你的记性变差了?	□1=是	如果是,请继续回答"A～E"
	□0=否	□A □B □C □D □E
2. 你说话时是不是比以前找词困难?	□1=是	如果是,请继续回答"A～E"
	□0=否	□A □B □C □D □E
3. 你是否感觉自己在作计划、有序地安排事情时越来越难?	□1=是	如果是,请继续回答"A～E"
	□0=否	□A □B □C □D □E
4. 如果你不全神贯注时是否比以前更容易犯错?	□1=是	如果是,请继续回答"A～E"
	□0=否	□A □B □C □D □E
5. 在其他认知方面你是否存在问题?	□1=是	如果是,请继续回答"A～E"
	□0=否	□A □B □C □D □E

A. 你是否会担心? □1=是 □0=否
B. 你觉得什么时候情况变差的? □1=<6个月; □2=6个月～2年; □3=2～5年; □4=>5年
C. 你是否觉得你在这方面表现得较同龄人差? □1=是; □0=否
D. 你是否因为这些问题去看过医生,或你是否同医生谈这个问题? □1=是; □0=否
E. 如果是,你第一次跟你的医生谈这些问题是什么时候?( )个月前

评分方法：为定性评估(是/否及分级评分),而非量化分数。

临床意义：符合下面两项任何一项即考虑为主观认知下降。

(1) 符合量表5个特征(存在主观感觉记忆下降、有担忧、5年内、较同年龄人差、看过医生)的条目数。

(2) 下降的领域数(记忆、语言、注意、计划、其他共5个领域)。

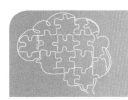

痴呆早期筛查问卷（AD8）

指导语：很多因素会导致健忘，您也许并没有觉察到自己有下面这些具体的表现，但却对最近一些行为举止的改变感到担忧。这张筛查表共 8 个条目，用于评估被检者因认知问题导致的改变，耗时小于 2 分钟。请对过去的几年中您认为符合自己状况的内容做选择：是，不是，无法判断。

下面请和您的医生一起来确定究竟发生了什么问题。

题目	是	不是	无法判断
1. 判断力出现问题（在解决日常生活问题、经济问题有困难，如不会算账了，做出的决定经常出错；辨不清方向或容易迷路）			
2. 缺乏兴趣、爱好了，活动减少了。如几乎整天和衣躺着看电视；平时讨厌外出，常闷在家里，身体懒得动，无精打采			
3. 不断重复同一件事。如总是提相同的问题，一句话重复多遍等			
4. 学习使用某些日常工具或者家用电器（比如遥控器、微波炉、影音设备等）有困难			
5. 记不清当前月份或者年份			
6. 个人经济财产掌控困难（忘了如何使用存折，忘了付水、电、燃气账单等）			
7. 记不住和别人的约定。比如和家人约好的聚会，计划去拜访亲朋好友也会忘了			
8. 日常记忆和思考能力有问题。比如自己放置的东西经常找不着，经常忘了服药，想不起熟人的名字，忘记要买的东西，忘记看过的电视、报纸、书籍的主要内容，与别人谈话时，无法表达自己的意思等			
总体得分			

评分方法：将第一栏中选择"是"的个数相加。

临床意义：如果"是"的个数≥2，表示很可能是记忆出了问题，建议去记忆障碍门诊或者专业医生咨询。

注意事项：

（1）AD8 是知情者半结构性晤谈量表，对于所有回答的自发更正都是允许的，且不记录为错误。

（2）如果可能，AD8 最好由了解受检者的知情者来回答。但如果没有合适的知情者，AD8 也可以由受检者自己回答。

（3）当知情者回答问卷时，需要特别向他说明，评价的是受检者的变化。

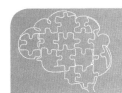

认知功能减退知情者问卷（IQCODE）

指导语：与 10 年前比较，你的朋友或亲戚目前的表现。注意是自身比较，如果他 / 她 10 年前的记忆比较差，现在仍然一样差，那么是"没变化"。"好多了"指目前情况明显优于 10 年前；"差多了"指目前情况明显差于 10 年前。

编号	项目	好多了	好一点	没变化	差一点	差多了	不知道（拒答）
1	认得出家人和熟人的面孔	1	2	3	4	5	9
2	记得家人和熟朋友的名字	1	2	3	4	5	9
3	记得家人和熟人的职业、生日和住址	1	2	3	4	5	9
4	记得最近发生的事情	1	2	3	4	5	9
5	记得几天前谈话的内容	1	2	3	4	5	9
6	话说到一半就忘记了要说什么	1	2	3	4	5	9
7	记得自己的住址和电话号码	1	2	3	4	5	9
8	记得今天是星期几、是几月份	1	2	3	4	5	9
9	记得东西经常是放在什么地方	1	2	3	4	5	9
10	东西未放回原位，仍能找得到	1	2	3	4	5	9
11	能适应日常生活中的一些改变	1	2	3	4	5	9
12	使用日常用具的能力（如电视机、铁锤等）	1	2	3	4	5	9
13	学习使用新的家用工具与电器的能力	1	2	3	4	5	9
14	学习新事物的能力	1	2	3	4	5	9
15	能记住年轻及童年往事	1	2	3	4	5	9
16	能记住年轻时所学的东西	1	2	3	4	5	9
17	懂一些不常用的字	1	2	3	4	5	9
18	看懂报纸杂志上的文章	1	2	3	4	5	9
19	看懂电视或书本中讲的故事	1	2	3	4	5	9
20	写信表达的能力	1	2	3	4	5	9

续表

编号	项目	好多了	好一点	没变化	差一点	差多了	不知道（拒答）
21	知道一些重要的历史事件	1	2	3	4	5	9
22	对日常生活事务自己会作决定	1	2	3	4	5	9
23	会用钱买东西	1	2	3	4	5	9
24	处理财务的能力（如退休金、到银行取款）	1	2	3	4	5	9
25	处理日常生活上的计算问题（如知道要买多少食物，知道朋友或家人上一次来访有多久了）	1	2	3	4	5	9
26	了解正在发生什么事件及其原因	1	2	3	4	5	9

评分方法：考虑到有些项目的回答是不知道或不适合，分析指标不是项目得分相加的总分，而是采用有效项目数的平均值。

临床意义：项目平均值≤3，未见异常；≥3.3，可能存在轻度认知障碍；>4.0，可能存在痴呆。

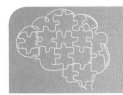

简易精神状态检查(MMSE)中文版

指导语: 现在要问您一些问题,来检查您的注意力、记忆力,大多数问题都很容易。

分类	项目
定向	1. 今年的年份?
	2. 现在是什么季节?
	3. 现在是几月?
	4. 今天是几号?
	5. 今天是星期几?
	6. 现在我们在哪个市(省)?
	7. 你家住在什么区(县)?
	8. 住在什么街道?
	9. 我们现在是第几层楼?
	10. 这儿是什么地方?
登记(词语即刻记忆)	11. 现在我要说三样东西的名称,在我讲完之后,请你重复说一遍,请你记住这三样东西,因为等一下要再问你的:"皮球、国旗、树木" 最多重复5次,以第一次回答计分 ①皮球__国旗__树木__ ②皮球__国旗__树木__ ③皮球__国旗__树木__ ④皮球__国旗__树木__ ⑤皮球__国旗__树木__
心算	12. 假如你有100元钱,花掉7元,还剩下多少?(在受试者回答后,不管对错)问,再花掉7元,还剩下多少?如此一直算下去,直到减去5次为止。不要重复受试者的回答 93____86____79____72____65____ 注意:当患者忘记减去7后的数字时,不能给予"93再减去7"这样的提示,若前一个答案错了,但据此而得出的下一个答案都是对的,只记一次错误
词语回忆	13. 刚才我请你记住的三样东西是什么? 皮球__国旗__树木__
语言能力	14. 请问这是什么? 手表____ 请问这是什么? 笔____
	15. 请按照这张卡片所写的去做
	16. 请你说一句完整的、有意义的句子。记下句子_____
	17. 现在我要说一句话,请清楚地重复一遍:"四十四只石狮子"。
	18.(访问员说下面一段话,并给受试者一张空白纸,不要重复说明,也不要示范):请用右手拿这张纸,再用双手把纸对折,然后将纸放在你的腿上

续表

分类	项目
结构模仿	19. 请你按样画图。不要解释图形

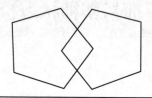

一、操作说明

1. 定向力（最高分：10分）

首先询问日期，之后再针对性地询问其他部分，如"您能告诉我现在是什么季节吗？"，每答对一题得一分。请依次提问，"您能告诉我你住在什么省市吗？"（区县、街道、什么地方、第几层楼），每答对一题得一分。

2. 记忆力（最高分：3分）

告诉被测试者您将问几个问题来检查他／她的记忆力，然后清楚，缓慢地说出3个相互无关的东西的名称（如皮球、国旗、树木，大约1秒钟说一个）。说完所有的3个名称之后，要求被测试者重复它们。被测试者的得分取决于他们首次重复的答案（答对1个得1分，最多得3分）。如果他们没能完全记住，你可以重复，但重复的次数不能超过5次。如果5次后他们仍未记住所有的3个名称，那么对于回忆能力的检查就没有意义了（请跳过Ⅳ部分"回忆能力"检查）。

3. 注意力和计算力（最高分：5分）

要求患者从100开始减7，之后再减7，一直减5次（即93、86、79、72、65）。每答对1个得1分，如果前次错了，但下一个答案是对的，也得1分。

4. 回忆能力（最高分：3分）

如果前次被测试者完全记住了3个名称，现在就让他们再重复一遍。每正确重复1个得1分，最高3分。

5. 语言能力（最高分：9分）

（1）命名能力（0～2分）：拿出手表卡片给测试者看，要求他们说出这是什么之后拿出铅笔问他们同样的问题。

（2）复述能力（0～1分）：要求被测试者注意你说的话并重复一次，注意只允许重复一次。这句话是"四十四只石狮子"，只有正确、咬字清楚的才记1分。

（3）三步命令（0～3分）：给被测试者一张空白的平纸，要求对方按你的命令去做，注意不要重复或示范。只有他们按正确顺序做的动作才算正确，每个正确动作计1分。

（4）阅读能力（0～1分）：拿出一张"闭上您的眼睛"卡片给被测试者看，要求被测试者读它并按要求去做，只有他们确实闭上眼睛才能得分。

（5）书写能力（0～1分）：给被测试者一张白纸，让他们自发地写出一句完整的句子。句子必须有主语，动词，并且有意义。注意你不能给予任何提示。语法和标点的错误可以忽略。

（6）结构能力（0～1分）：在一张白纸上画有交叉的两个五边形，要求被测试者照样准确地画出来。评分标准：五边形须画出5个清楚的角和5个边，同时，两个五边形交叉处形成菱形，线条的抖动和图形的旋转可以忽略。

二、判定标准

最高得分为30分，正常界值划分标准为：文盲≥17分，小学≥20分，初中及以上≥24分。

痴呆严重程度分级方法：轻度，MMSE≥21分；中度，MMSE 10～20分；重度，MMSE≤9分。

临床意义：共30项题目，每项回答正确得1分，回答错误或答不知道评0分，量表总分范围为0～30分。测验成绩与文化水平密切相关，分数越低认知障碍越严重。

蒙特利尔认知评估基础量表(MoCA-B)中文版

姓名:	
性别:	年龄:
教育年限:	测试日期:
检查者	

执行功能	得分
	(/1)

即刻回忆			梅花	萝卜	沙发	蓝色	筷子	不计分
即使第一次测试所有词语均能回忆,也需完成第二次测试	第一次							
	第二次							

流畅性	在1分钟内尽可能多的说出水果的名字	N= 个 N≥13 计2分 N=8~12 计1分 N≤7 计0分	(/2)
1~15秒:	16~30秒: 31~45秒: 46~60秒:		

定向	[]时间(±2小时) []星期几 []月份 []年份 []地点 []城市	(/6)

计算	用1元、5元、10元钱购买"13元"的物品,说出3种付款方式。 (说出3种正确付款方式计3分,2种计2分,1种计1分,未说出计0分) 正确方式:① ② ③ ④ 错误方式:_____	(/3)

抽象	下面的事物属于什么类别?(例如:香蕉 - 桔子 = 水果) []火车 - 轮船 []锣鼓 - 笛子 []北方 - 南方	(/3)

延迟回忆	回忆时不提示	梅花	萝卜	沙发	蓝色	筷子	(/5)
未经提示下自由回忆正确的词计分(每词1分)	分类提示						
	多选提示						

视知觉	剪刀	T恤	香薰	台灯	蜡烛	N＝9～10，记3分；N＝6～9，记2分；N＝4～5，记1分；N＝0～3，记0分；（N=　）	（　/3）
图片识别，时间60秒	手表	杯子	叶子	钥匙	勺子		

命名	动物命名，图片见附图。[ ]斑马[ ]孔雀[ ]老虎[ ]蝴蝶	（　/4）

注意		（　/1）

朗读圆形和正方形读圆形中数字，**1**5**8**3**9**2**0**3**9**4 021**6**8**7**4**6**7**5**

数列见附图　　　错误数____ N错误数≤1个计1分

朗读圆形和正方形中的数字，3**8**5**1**3**0**2**9**2**0**4**9**7**8**6**15**7**64 数列见附图　　　**15**83**9**20**3**94**0**21**6**8**7**4**6**7**5 错误数____ N错误数≤1个计1分；错误数≤2个计2分；错误数 =3个计1分；错误数≥4个计0分	（　/2）

総分　（　/30）　　测试用时：　　分　　秒　　　评定者：

视知觉	

命名	

注意	

测试和评分方法：

蒙特利尔认知评估量表（MoCA）是一个用来对轻度认知功能损害（MCI）进行快速筛查的评定工具。量表已在高教育程度老年人（平均教育年限 13 年）中验证其发现 MCI 患者及鉴别患者与健康老年人的能力。但量表中许多项目受教育程度影响较大。故我们设计了用于筛查文盲和低教育程度人群 MCI 的新版 MoCA（蒙特利尔认知评估基础量表，MoCA-B）。MoCA-B 与原版 MoCA 评估相同的认知领域：执行功能、语言、定向、计算、抽象思维、记忆、视知觉（而不是视结构技能）、注意和集中。MoCA-B 测试时间约 15 分钟，总分 30 分。

开始时间：在开始给受试者介绍第一部分测试（执行功能）时开始计算时间（时 - 分 - 秒），记录于量表右上角。

1. 执行功能(交替连线测验)

指导语：检查者向受试者说明"请您按照从数字到点并逐渐升高的顺序画一条连线。从这里开始［指向数字（1）］，从数字 1 连向一个点［指向含有一个点的正方形］，再连向数字 2［指向数字（2）］，之后连向两个点［指向含有两个点的正方形］，并一直连下去，到这里结束［指向含有六个点的正方形］"。

评分：当受试者完全按照顺序进行连线时给 1 分。当受试者未按顺序连线或出现任何错误时，给 0 分。

2. 即刻回忆

指导语：检查者向受试者说明"这是一个记忆力测验。下面我会给您读五个词，您要注意听，一定要记住。当我读完后，把您记住的词告诉我。回答时想到哪个就说哪个，不必按照我读的顺序"。检查者以每秒钟 1 个词的速度读出 5 个词（梅花、萝卜、沙发、蓝色、筷子）。把受试者回答正确的词在第一试的空栏中标出。当受试者回答出所有的词，或者再也回忆不起来时，把这 5 个词再读一遍，并向受试者说明："我把这些词再读一遍，努力记住它们并把您记住的词告诉我，包括您在第一次已经说过的词"。把受试者回答正确的词在第二试的空栏中标出。

第二试结束后，告诉受试者一会儿还要让他回忆这些词："请您记住这些词，我之后还会要您回忆这些词的"。

评分：这两次回忆不计分。

3. 词语流畅性

指导语：向受试者说明"请您尽可能快、尽可能多地说出您所知道的水果的名称。时间是 1 分钟，准备好了吗？开始。（一分钟后停止。）结束。"

检查者需记录下所有受试者所说的词语，重复词语不计入得分。

评分：如果受试者 1 分钟内说出的水果名称≥13 个，计 2 分。

如果受试者 1 分钟内说出 8～12 个水果名称，计 1 分。

如果受试者 1 分钟内说出的水果名称≤7 个，计 0 分。

4. 定向

指导语：向受试者说明"不要看手表或钟，请告诉我现在是几点钟了"。然后再问下一个问题："告诉我现在是哪年，哪月，今天是星期几。"最后再问："现在告诉我这是什么地方，它在哪个城市？"

评分：每正确回答一项给 1 分。时间上多 2 小时或少 2 小时都正确。受试者必须回答精确的星期和地点（医院、诊所、办公室的名称）。当地年月也正确。

5. 计算

指导语：向受试者说明"想象您有很多 1 元、5 元和 10 元的钱。现在您购买了一个 13 元的东西，需要付给我 13 元，请给我 3 种付款方式。我不会找您零钱，需要您付给我 13 元整。"

当受试者提供了一个需要找零钱的付款方式，检查者可以鼓励受试者"还有其他方法吗？"检查者记录下受试者的回答所指编号（①：一张 10 元 +3 张 1 元；②：两张 5 元 +3 张 1 元；③：1 张 5 元 +8 张 1 元；④：13 张 1 元）。

评分：如果受试者提供 3 种正确付款方式，计 3 分。

如果受试者提供 2 种正确付款方式，计 2 分。

如果受试者提供 1 种正确付款方式，计 1 分。

如果受试者未提供正确付款方式，计 0 分。

6. 抽象

指导语：让受试者回答每一对词语属于哪一类别。指导语从例词开始。"请您说说桔子和香蕉属于什么类别？"如果受试者回答的是一种具体特征，那么只能再提示一次："请再换一种说法，它们还属于什么类别？"如果受试者仍未给出准确回答（水果），则说："您说的没错，也可以说他们都是水果。"但不要给出其他任何解释或说明。在练习结束后，说："现在您再说说火车和轮船属于什么类别？"如果受试者仍未给出准确回答，那么只能再提示一次："请再换一种说法，它们还属于什么类别？"当受试者回答完毕后，再进行后面两组词："您再说说锣鼓和笛子属于什么类别？"和"您再说说北方和南方属于什么类别？"不要给出其他任何说明或启发。

评分：只对后三组词的回答进行评分。回答正确，每组词分别给 1 分。只有下列的回答被视为正确：

火车和轮船：交通工具，旅行用的，运输工具，客运工具。

锣鼓和笛子：乐器，娱乐工具。

北方和南方：方向，地方，地点，地理位置。

下列回答不能给分：

火车和轮船：它们都是钢铁做的。它们都有发动机。它们都耗汽油。

锣鼓和笛子：它们都是木头或其他材料做的。它们都可以发声音。

北方和南方：地理。

7. 延迟回忆

指导语：向受试者说明"刚才我给您读了几个词让您记住，请您再尽量回忆出这些词。如果您不记得所有词语和它们的顺序，也不需要紧张。"对未经提示而回忆正确的词，在下面的空栏中打钩（√）作标记。

评分：在未经提示下自由回忆正确的词，每词给1分。

线索回忆指导语：在延迟自由回忆之后，对于未能回忆起来的词，通过语义分类线索鼓励受试者尽可能地回忆。经分类提示或多选提示回忆正确者，在相应的空栏中打钩（√）作标记。对所有未能回忆起来的词进行线索回忆。先进行分类提示，如果仍不能回忆起来，再进行多选提示。例如："下列词语中哪一个是刚才记过的：桃花，菊花，梅花？"

各词的分类提示和/或多选提示如下：

分类提示	多选提示
梅花：一种花	桃花、菊花、梅花
萝卜：一种蔬菜	南瓜、洋葱、萝卜
沙发：一种家具	桌子、沙发、椅子
蓝色：一种颜色	蓝色、绿色、红色
筷子：一种厨房用具	刀子、勺子、筷子

原文翻译

玫瑰：一种花	玫瑰、雏菊、郁金香
椅子：一种家具	桌子、椅子、床
手：身体的一部分	脚、手、膝盖
蓝色：一种颜色	蓝色、棕色、红色
勺子：一种厨房用具	叉子、刀子、勺子

修改理由

（1）玫瑰与郁金香在西方是常用名称，但中文比较难，因为都不是中国常见的花朵，所以改为常见的容易理解的频度相近的桃花、梅花。

（2）"椅子"，通常是刚好在施测者坐的地方，容易形成视觉记忆，被试听到后常常会问，"是你坐的椅子吗"，从而影响测试连续性与一致性，所以，我们改为同样常见但测试现场看不到的名词"沙发"。

（3）"手"，与"椅子"一样，就在被试眼前，为了避免视觉记忆，我们修改为频度相近的名词"萝卜"。

（4）蓝色，保持不变，多选部分，将棕色改为容易理解的绿色。

（5）spoon 的中文意思是勺子，容易出现歧义，在中国许多地方，勺子指代不同的东西，可以是吃饭用的调羹、锅铲，也可以是木工用的工具，所以，改为没有歧义的常见的"筷子"。

评分：线索回忆不计分。线索回忆只用于临床目的，为检查者分析记忆障碍类型提供进一步的信息。对于提取障碍导致的记忆缺陷，线索可提高回忆成绩；如果是编码障碍，则线索无助于提高回忆成绩。

8. 视知觉

指导语：检查者指向附图中视知觉图片，并告诉受试者"现在请您看这张图。图片里有很多重叠在一起的物品。请尽可能地把它们找出来。如果您不知道它们的名字，可以指出它们的轮廓或告诉我它们的功能。不能旋转图片。你可以慢慢做，但时间不超过 1 分钟。准备好了吗？开始。"

指导语结束 60 秒后停止测试。受试者不能旋转图片，不能告知受试者总共有 10 项物品。在视知觉部分计分表上用数字记录每个正确回答的顺序。

评分：图片中有 10 个物品：剪刀、杯子、T 恤（衬衣、内衣）、手表、香蕉、叶子（树叶）、台灯、钥匙（锁匙）、蜡烛和调羹（勺子）。

如果受试者找出 9～10 个物品，计 3 分。

如果受试者找出 6～8 个物品，计 2 分。

如果受试者找出 4～5 个物品，计 1 分。

如果受试者找出 3 个或 3 个以下物品，计 0 分。

9. 命名

指导语：自左向右从上到下指着附图中图片问受试者："请您告诉我这个动物的名字"。评分：每答对一个给 1 分。正确回答是：

（1）斑马（马和驴不得分）

（2）孔雀（鸟不得分）

（3）老虎（猎豹、美洲豹和黑虎不得分）

（4）蝴蝶（昆虫不得分）

10. 注意

指导语：指向附图中白色背景的数字，并向受试者说明"请看向这些白色背景的数字。现在要您大声读出圆形中的数字，正方形和三角形中的数字不要读。从这里开始（指向数列开头①），到这里结束（指向数列结尾⑤）。开始。"

评分：如果完全正确或只有 1 次错误，计 1 分。

如果有 2 个或 2 个以上错误，计 0 分。

错误是指读非圆形中的数字、跳过圆形中的数字而没有读、朗读数字顺序错误或读之前的数字。记录下错误个数。

　　指导语：指向附图中黑色背景的数字，并向受试者说明"请看向这些黑色背景的数字。现在要您大声读出圆形和正方形中的数字，三角形中的数字不要读。

从这里开始（指向第一行数列开头 ▲3），到这里结束（指向第二行数列结尾 ▲5）。开始。"

　　评分：如果有 2 个或 2 个以下错误，计 2 分。

　　如果有 3 个错误，计 1 分。

　　如果有 4 个或 4 个以上错误，计 0 分。

　　错误是指读非圆形或正方形中的数字、跳过圆形或正方形中的数字而没有读、朗读数字顺序错误或读之前的数字。记录下错误个数。

　　结束时间：在受试者完成最后一项测试（注意）时停止计算时间（时 - 分 - 秒），计算测试时间（分钟，秒），记录于量表右下角。

MoCA-B 附加条件

　　除非有特殊要求，每个项目测试指导语只能重复一遍。

　　总分：把右侧栏目中各项得分相加即为总分，满分 30 分。

　　为校正教育程度所致偏移，我们推荐筛查轻度认知损害时按受教育年数分别制定划界分，而不采用总分额外加分。划界分分别为 19/20（受教育年限≤6 年）、22/23（6 年<受教育年限≤12 年）和 24/25（受教育年限>12 年）。

　　原作者推荐：为校正教育程度所致偏移，如果受试者受教育年限≤4 年则加 1 分，最高分为 30 分。如受试者不识字，无论其受教育年限为多少，总分额外增加 1 分，最高分为 30 分。不识字定义为在日常生活无法流利的读或写。

指导语：设计这些问题是来评估您先生 / 太太 / 等等发病以来的行为，我会尽量描述得清楚些，请在理解题目意思的基础上尽量简单回答。

A. 妄想

不适用（N/A）□

你知道患者有什么不真实的信念吗？如坚持认为有人要伤害自己或偷自己的东西。

患者说过家庭成员不是他们自称的人，或者居住的房子不是自己的家吗？我问的不仅仅是患者的怀疑，我非常想知道患者是否坚信这些事情正发生在自己身上。

□否（如果没有，进行下一个筛查性问题）

□是（如果有，进行下面的小问题）

1. 患者坚信自己处境危险，其他人正计划伤害自己吗？　　　　　□是□否
2. 患者坚信其他人要偷自己的东西吗？　　　　　　　　　　　　□是□否
3. 患者坚信自己的配偶有外遇吗？　　　　　　　　　　　　　　□是□否
4. 患者坚信自己的房子里住着不受欢迎的外人吗？　　　　　　　□是□否
5. 患者坚信自己的配偶或其他人不是他们所说的人吗？　　　　　□是□否
6. 患者坚信自己住的房子不是自己的家吗？　　　　　　　　　　□是□否
7. 患者坚信自己的家庭成员要抛弃自己吗？　　　　　　　　　　□是□否
8. 患者坚信家里实际上有电视或杂志上的人物吗？　　　　　　　□是□否
9. 患者坚信什么异常的事情而我又没有问到吗？　　　　　　　　□是□否

如果筛查性问题得到证实，则确定妄想的频度和严重程度。

频度

　　□1 偶尔——不超过每周一次

　　□2 经常——大约每周一次

　　□3 频繁——每周几次，但不到每天一次

　　□4 非常频繁——每天一次以上

严重程度

□1 轻度——存在妄想，但看起来危害不大，几乎没有给患者造成痛苦

□2 中度——妄想给患者带来痛苦并具有破坏性

□3 明显——妄想的破坏性很大，是破坏性行为的主要原因

（如果使用过 p.r.n. 药物，则意味着妄想的严重程度很明显）

苦恼程度： 你发现这种行为对情绪造成的痛苦有多大？

□0 没有　　　□3 中度

□1 轻微　　　□4 严重

□2 轻度　　　□5 很重或极重

B. 幻觉

不适用（N/A）□

患者有错误的视觉或声音等幻觉吗？患者似乎看见、听见或感觉到并不存在的东西吗？我这个问题指的不只是错误的观念，如患者说死去的人还活着。我想问的是患者实际上有没有异常的声音或形象感觉？

□否（如果没有，进行下一个筛查性问题）

□是（如果有，进行下面的小问题）

1. 患者说过听到了声音，或者其表现好像是听到了声音吗？　　　□是□否

2. 患者与实际上并不存在的人对过话吗？　　　□是□否

3. 患者说看到过别人没有看到的东西，或者其表现好像见到了别人看不见的东西（人物、动物、光线等）吗？　　　□是□否

4. 患者称闻到了气味，而别人并没有闻到吗？　　　□是□否

5. 患者说过感觉有东西在自己的皮肤上，或者看起来感觉有东西在自己身体上爬行或触摸自己吗？　　　□是□否

6. 患者说过有什么原因不明的味道吗？　　　□是□否

7. 患者有讲过其他不寻常的感觉体验吗？　　　□是□否

如果筛查性问题得到证实，则确定幻觉的频度和严重程度。

频度

□1 偶尔——不超过每周一次

□2 经常——大约每周一次

□3 频繁——每周几次，但不到每天一次

□4 非常频繁——每天一次以上

严重程度

□1 轻度——存在幻觉，但看起来危害不大，几乎没有给患者造成痛苦

□2 中度——幻觉给患者带来痛苦并具有破坏性

□3 明显——幻觉的破坏性很大，是破坏性行为的主要原因

（如果使用过 p.r.n. 药物，则意味着幻觉的严重程度很明显）

苦恼程度： 你发现这种行为对情绪造成的痛苦有多大？

　　□0 没有　　　□3 中度
　　□1 轻微　　　□4 严重
　　□2 轻度　　　□5 很重或极重

C. 激越 / 攻击

不适用（N/A）□

患者有时候会拒绝合作或者不让人们帮助自己吗？与患者难以相处吗？

□否（如果没有，进行下一个筛查性问题）

□是（如果有，进行下面的小问题）

1. 患者厌烦那些想照顾自己的人，或者反对洗澡或更换衣服这样的活动吗？
　　　　　　　　　　　　　　　　　　　　　　　　　　　　□是□否
2. 患者非常固执，一定要按自己的方式行事吗？　　　　　　　□是□否
3. 患者不合作，拒绝他人的帮助吗？　　　　　　　　　　　　□是□否
4. 患者有其他使自己难以与他人相处的行为吗？　　　　　　　□是□否
5. 患者会生气地大喊大叫或谩骂他人吗？　　　　　　　　　　□是□否
6. 患者摔门、踢家具或扔东西吗？　　　　　　　　　　　　　□是□否
7. 患者企图伤害或殴打他人吗？　　　　　　　　　　　　　　□是□否
8. 患者有其他攻击或激越行为吗？　　　　　　　　　　　　　□是□否

如果筛查性问题得到证实，则确定激越的频度和严重程度。

频度

　　□1 偶尔——不超过每周一次
　　□2 经常——大约每周一次
　　□3 频繁——每周几次，但不到每天一次
　　□4 非常频繁——每天一次以上

严重程度

　　□3 轻度——行为有破坏性，但可用改变方式或安慰加以处理
　　□2 中度——行为有破坏性，难以改变或管理
　　□1 明显——激越的破坏性很大，是困难的主要原因；可能有伤害他人
　　　　　　的危险，常需用药

苦恼程度： 你发现这种行为对情绪造成的痛苦有多大？

　　□0 没有　　　□3 中度
　　□1 轻微　　　□4 严重
　　□2 轻度　　　□5 很重或极重

D. 抑郁/心境恶劣

不适用（N/A）□

患者看起来悲伤或抑郁吗？患者说自己感觉悲伤或抑郁吗？

□否（如果没有，进行下一个筛查性问题）

□是（如果有，进行下面的小问题）

1. 患者有时候会流泪或哭泣、似乎很悲伤吗？　　　　　　□是□否
2. 患者的话或行为会显得忧愁或意志消沉吗？　　　　　　□是□否
3. 患者贬低自己，或说自己觉得像是一个失败者吗？　　　□是□否
4. 患者说自己是一个坏人或应该受到惩罚吗？　　　　　　□是□否
5. 患者似乎非常缺乏勇气或说自己没有前途吗？　　　　　□是□否
6. 患者说自己是家庭的负担，或者说如果没有自己家庭会更好吗？□是□否
7. 患者表示希望死去或谈到过自杀吗？　　　　　　　　　□是□否
8. 患者表现出其他抑郁或悲伤的征象吗？　　　　　　　　□是□否

如果筛查性问题得到证实，则确定抑郁的频度和严重程度。

频度

　　　　□1 偶尔——不超过每周一次

　　　　□2 经常——大约每周一次

　　　　□3 频繁——每周几次，但不到每天一次

　　　　□4 非常频繁——基本上持续存在

严重程度

　　　　□3 轻度——抑郁造成痛苦，但一般对改变方式或安慰有效

　　　　□2 中度——抑郁造成痛苦，患者自发地诉及抑郁症状，且难以缓解

　　　　□1 明显——抑郁造成很大的痛苦，且是患者所受痛苦的主要来源

苦恼程度：你发现这种行为对情绪造成的痛苦有多大？

　　　　□0 没有　　　□3 中度

　　　　□1 轻微　　　□4 严重

　　　　□2 轻度　　　□5 很重或极重

E. 焦虑

不适用（N/A）□

患者无明显原因地感觉紧张、担心或害怕吗？患者看起来非常紧张或坐卧不安吗？患者害怕与您分开吗？

　　□否（如果没有，进行下一个筛查性问题）

　　□是（如果有，进行下面的小问题）

1. 患者说自己对计划中的事情感到担心吗？　　　　　　　□是□否
2. 患者有时候觉得发抖、不能放松或过度紧张吗？　　　　□是□否

3. 患者有时候除紧张以外无明显其他原因而出现或抱怨气短、大喘气或叹气吗? □是□否

4. 患者诉说伴随紧张出现过胃内翻腾、心跳加速或加重吗(症状无法用健康不佳来解释)? □是□否

5. 患者回避某些使自己精神更紧张的地方或场合吗(如开车、访友或处于人群之中)? □是□否

6. 患者与你(或其照料者)分开时变得紧张不安吗(患者靠着你,防止与你分开吗?)? □是□否

7. 患者表现出其他的紧张症状吗? □是□否

如果筛查性问题得到证实,则确定焦虑的频度和严重程度。

频度

    □1 偶尔——不超过每周一次

    □2 经常——大约每周一次

    □3 频繁——每周几次,但不到每天一次

    □4 非常频繁——基本上持续存在

严重程度

    □3 轻度——焦虑造成痛苦,但一般对改变方式或安慰有效

    □2 中度——焦虑造成痛苦,患者自发地诉及焦虑症状,且难以缓解

    □1 明显——焦虑造成很大的痛苦,且是患者所受痛苦的主要来源

苦恼程度:你发现这种行为对情绪造成的痛苦有多大?

    □0 没有　　　□3 中度

    □1 轻微　　　□4 严重

    □2 轻度　　　□5 很重或极重

F. 情感高涨 / 欣快

不适用(N/A)□

患者无缘无故地看起来过于高兴或快乐吗? 我指的不是因为遇到朋友、收到礼物或与家庭成员共度时光而得到的正常的快乐。我想问的是患者有没有持久而异常的好心情,或者在其他人找不到幽默的地方发现幽默。

    □否(如果没有,进行下一个筛查性问题)

    □是(如果有,进行下面的小问题)

1. 患者看起来感觉非常好或者非常快乐,与自己平时不同吗? □是□否

2. 患者在别人并不觉得好笑的事情中发现幽默或为此大笑吗? □是□否

3. 患者似乎有孩童样的幽默感,经常不合时宜地咯咯笑或大笑吗(如他人遇到了不幸的事情时)? □是□否

4. 患者常讲一些对别人来说几乎算不上幽默的笑话或评论,但是自己却觉

得非常可笑？　　　　　　　　　　　　　　　　　　　　　□是□否

5. 患者经常玩儿童式的恶作剧，如掐人或玩"捉迷藏"取乐吗？　　□是□否

6. 患者说大话，或声称自己有非凡的能力或财富，而实际上没那么回事？

　　　　　　　　　　　　　　　　　　　　　　　　　　　□是□否

7. 患者表现出其他感觉非常好或非常快乐的症状吗？　　　　　□是□否

如果筛查性问题得到证实，则确定情感高涨/欣快的频度和严重程度。

频度

　　　　□1 偶尔——不超过每周一次

　　　　□2 经常——大约每周一次

　　　　□3 频繁——每周几次，但不到每天一次

　　　　□4 非常频繁——基本上持续存在

严重程度

　　　　□1 轻度——朋友和家人注意到了病人的情感高涨，但无破坏性

　　　　□2 中度——情感高涨明显异常

　　　　□3 明显——情感高涨非常显著。病人显得欣快，发现几乎什么东西

　　　　　　　都很滑稽

苦恼程度： 你发现这种行为对情绪造成的痛苦有多大？

　　　　□0 没有　　　　□3 中度

　　　　□1 轻微　　　　□4 严重

　　　　□2 轻度　　　　□5 很重或极重

G. 情感淡漠/漠不关心

不适用（N/A）□

患者对自己周围的世界失去兴趣了吗？患者失去做事的兴趣或缺乏开始新活动的动机了吗？患者很难进行交谈或做家务吗？患者表现出冷淡或漠不关心吗？

□否（如果没有，进行下一个筛查性问题）

□是（如果有，进行下面的小问题）

1. 患者似乎比往常缺乏自发性或活力吗？　　　　　　　　　□是□否

2. 患者不太愿意进行交谈吗？　　　　　　　　　　　　　　□是□否

3. 患者与平常相比不太热心或缺乏感情吗？　　　　　　　　□是□否

4. 患者做家务比以前少吗？　　　　　　　　　　　　　　　□是□否

5. 患者似乎对别人的活动和计划缺乏兴趣吗？　　　　　　　□是□否

6. 患者对朋友和家人不感兴趣了吗？　　　　　　　　　　　□是□否

7. 患者对自己平常喜欢的事情缺乏热情吗？　　　　　　　　□是□否

8. 患者表现出不在乎做新事的其他征象吗？　　　　　　　　□是□否

如果筛查性问题得到证实，则确定情感淡漠/漠不关心的频度和严重程度。

频度

☐1 偶尔——不超过每周一次

☐2 经常——大约每周一次

☐3 频繁——每周几次，但不到每天一次

☐4 非常频繁——基本上持续存在

严重程度

☐1 轻度——情感淡漠明显，但对日常活动几乎没有造成影响；与患者平常的行为略有不同；患者对要求自己参加活动的建议能作出反应

☐2 中度——情感淡漠很明显；可受照料者的哄骗或鼓励影响；只对强烈的事件有自发的反应，如亲近的亲戚或家人来访

☐3 明显——情感淡漠很明显，且一般对任何鼓励或外界事件都没有反应

苦恼程度：你发现这种行为对情绪造成的痛苦有多大？

☐0 没有　　☐3 中度

☐1 轻微　　☐4 严重

☐2 轻度　　☐5 很重或极重

H. 脱抑制

不适用（N/A）☐

患者似乎不加思考地冲动行事吗？患者当众说或做平时不说或做的事情吗？患者做一些使你或其他人感到难堪的事情吗？

☐否（如果没有，进行下一个筛查性问题）

☐是（如果有，进行下面的小问题）

1. 患者做事冲动不考虑后果吗？　　　　　　　　　　　☐是☐否

2. 患者与素不相识的人交谈，好像自己以前认识对方吗？　　☐是☐否

3. 患者对别人说一些别人不感兴趣或伤害他们感情的话吗？　☐是☐否

4. 患者说一些平时不说的粗话或与性有关的议论吗？　　　☐是☐否

5. 患者公开谈论一些平时在公众场合一般不说的很隐私或很秘密的事情吗？

　　　　　　　　　　　　　　　　　　　　　　　　☐是☐否

6. 患者过于随意，或触摸或拥抱他人，方式超出自己一贯的性格了吗？

　　　　　　　　　　　　　　　　　　　　　　　　☐是☐否

7. 患者表现出其他对自己的冲动失去控制的征象吗？　　☐是☐否

如果筛查性问题得到证实，则确定脱抑制的频度和严重程度。

频度

☐1 偶尔——不超过每周一次

□2 经常——大约每周一次

□3 频繁——每周几次，但不到每天一次

□4 非常频繁——基本上持续存在

严重程度

　　□1. 轻度——脱抑制明显，但可因引导或指教而产生反应

　　□2 中度——脱抑制非常明显，难以被照料者克服

　　□3 明显——脱抑制通常对照料者的任何干预均无反应而且是造成烦
　　　　　　恼和社交痛苦的主要来源

苦恼程度：你发现这种行为对情绪造成的痛苦有多大？

　　□0 没有　　　□3 中度

　　□1 轻微　　　□4 严重

　　□2 轻度　　　□5 很重或极重

I. 易激惹 / 情绪不稳

不适用（N/A）□

　　患者容易发火或不安吗？患者的心情很容易发生变化吗？患者异常缺乏耐心吗？我指的不是对记忆丧失或不能完成平时的任务而受到的挫折。我想知道的是，患者有没有异常地好发脾气、不耐烦或快速的情绪改变，与平时不同。

　　□否（如果没有，进行下一个筛查性问题）

　　□是（如果有，进行下面的小问题）

　　1. 患者脾气很坏，容易因小事而发脾气吗？　　　　　　　　□是□否

　　2. 患者情绪很快地从一种状态变成另一种状态，一会儿情绪很好，一会儿
又发怒吗？　　　　　　　　　　　　　　　　　　　　　　　　□是□否

　　3. 患者经常突然发怒吗？　　　　　　　　　　　　　　　　□是□否

　　4. 患者没有耐心，对延误或等待计划中的活动难以适应吗？　□是□否

　　5. 患者脾气暴躁、容易发火吗？　　　　　　　　　　　　　□是□否

　　6. 患者爱与他人争吵、很难相处吗？　　　　　　　　　　　□是□否

　　7. 患者表现出了其他的易激惹的征象吗？　　　　　　　　　□是□否

如果筛查性问题得到证实，则确定易激惹 / 情绪不稳的频度和严重程度。

频度

　　□1 偶尔——不超过每周一次

　　□2 经常——大约每周一次

　　□3 频繁——每周几次，但不到每天一次

　　□4 非常频繁——基本上持续存在

严重程度

　　□1 轻度——易激惹和情绪不稳明显，但可因引导或指教而产生反应

□2 中度——易激惹和情绪不稳非常明显，难以被照料者克服
□3 明显——易激惹和情绪不稳非常明显，通常对照料者的任何干预
　　　　均无反应，而且是造成烦恼和社交痛苦的主要来源

苦恼程度：你发现这种行为对情绪造成的痛苦有多大？

□0 没有　　　□3 中度
□1 轻微　　　□4 严重
□2 轻度　　　□5 很重或极重

J. 异常的运动行为

不适用（N/A）□

患者踱步、反反复复地做事吗？比如开壁橱或抽屉，或者反复扯拉东西，或者缠绕绳子或线。

□否（如果没有，进行下一个筛查性问题）
□是（如果有，进行下面的小问题）

1. 患者没有明确目的在房子里不停地踱步吗？　　　　　　　　□是□否
2. 患者打开、拉开抽屉或壁橱乱翻东西吗？　　　　　　　　　□是□否
3. 患者反复地穿上脱下衣服吗？　　　　　　　　　　　　　　□是□否
4. 患者有重复性的活动或一遍又一遍做事的"习惯"吗？　　　□是□否
5. 患者进行重复性的活动吗，比如系扣子、捡东西、缠绕绳子？　□是□否
6. 患者过于烦躁，似乎坐不住，或者晃动双脚，或者不停地敲击手指吗？
　　　　　　　　　　　　　　　　　　　　　　　　　　　　□是□否
7. 患者还反复地做其他事情吗？　　　　　　　　　　　　　　□是□否

如果筛查性问题得到证实，则确定异常的运动行为的频度和严重程度。

频度

□1 偶尔——不超过每周一次
□2 经常——大约每周一次
□3 频繁——每周几次，但不到每天一次
□4 非常频繁——基本上持续存在

严重程度

□1 轻度——异常活动明显，但对日常活动影响很小
□2 中度——异常活动非常明显；可被照料者克服
□3 明显——异常活动非常明显，照料者的任何干预均无效，且是痛苦
　　　　的主要来源

苦恼程度：你发现这种行为对情绪造成的痛苦有多大？

□0 没有　　　□3 中度

□1 轻微　　　□4 严重
□2 轻度　　　□5 很重或极重

K. 睡眠 / 夜间行为

不适用（N/A）□

患者睡觉困难吗？（如果患者一晚上只起来一两次上厕所，上床后很快就入睡，则不算在内）患者晚上彻夜不眠吗？患者晚上到处乱走、穿上衣服或影响你睡觉吗？

□否（如果没有，进行下一个筛查性问题）

□是（如果有，进行下面的小问题）

1. 患者入睡困难吗？　　　　　　　　　　　　　　　　　　　　□是 □否

2. 患者晚上起床吗？（如果患者一晚上只起来一两次上厕所，上床后很快就入睡，则不算在内）　　　　　　　　　　　　　　　□是 □否

3. 患者在晚上走动、踱步或从事其他不适宜的活动吗？　　　　□是 □否

4. 患者在晚上叫醒你吗？　　　　　　　　　　　　　　　　　□是 □否

5. 患者在晚上醒来，穿上衣服，准备出去，认为当时是早晨，该开始一天的活动了？　　　　　　　　　　　　　　　　　　　　　　□是 □否

6. 患者早晨醒得太早吗（比患者自己的习惯早）？　　　　　　□是 □否

7. 患者白天睡眠过多吗？　　　　　　　　　　　　　　　　　□是 □否

8. 患者夜里有其他让你苦恼的行为，而我们又没有谈到吗？　□是 □否

如果筛查性问题得到证实，则确定睡眠 / 夜间行为的频度和严重程度。

频度

□1 偶尔——不超过每周一次

□2 经常——大约每周一次

□3 频繁——每周几次，但不到每天一次

□4 非常频繁——每天（每晚）一次或多次

严重程度

□1 轻度——出现夜间行为，但没有特别的破坏性

□2 中度——出现夜间行为且干扰患者和照料者睡眠；可有一种以上的夜间行为

□3 明显——出现夜间行为；可有数种夜间行为；患者在晚上非常痛苦，而且照顾者的睡眠受到明显影响

苦恼程度：你发现这种行为对情绪造成的痛苦有多大？

□0 没有　　　□3 中度
□1 轻微　　　□4 严重

　　□2 轻度　　　□5 很重或极重

L. 食欲和进食障碍

不适用（N/A）□

　　患者的食欲、体重或进食习惯有变化吗？（如果患者已成残疾或需要喂食，标记为 N/A）患者喜欢的食物种类有改变吗？

　　□否（如果没有，进行下一个筛查性问题）

　　□是（如果有，进行下面的小问题）

　　1. 患者食欲减退了吗？　　　　　　　　　　　　　　　　　　□是□否

　　2. 患者食欲增加了吗？　　　　　　　　　　　　　　　　　　□是□否

　　3. 患者体重减轻了吗？　　　　　　　　　　　　　　　　　　□是□否

　　4. 患者体重增加了吗？　　　　　　　　　　　　　　　　　　□是□否

　　5. 患者的进食行为有改变吗，如一次往嘴里送入过多的食物？　□是□否

　　6. 患者喜欢的食物种类有改变吗，如吃过多的甜食或其他特殊种类的食品？　　　　　　　　　　　　　　　　　　　　　　　　　□是□否

　　7. 患者最近形成了这样的进食行为吗，如每天只吃同一种类的食物，或严格按同样的顺序进食？　　　　　　　　　　　　　　　　　□是□否

　　8. 患者在食欲或进食方面还有其他我没有问到的变化吗？　　□是□否

　　如果筛查性问题得到证实，则确定进食习惯或食欲变化的频度和严重程度。

频度

　　□1 偶尔——不超过每周一次

　　□2 经常——大约每周一次

　　□3 频繁——每周几次，但不到每天一次

　　□4 非常频繁——每天一次或多次，或持续存在

严重程度

　　□1 轻度——有食欲或进食改变，但未引起体重变化且无影响

　　□2 中度——有食欲或进食改变，且引起轻度体重波动

　　□3 明显——食欲或进食有明显改变，并引起体重波动，让患者感到痛苦，或者对患者产生干扰

苦恼程度： 你发现这种行为对情绪造成的痛苦有多大？

　　□0 没有　　　□3 中度

　　□1 轻微　　　□4 严重

　　□2 轻度　　　□5 很重或极重

评分标准： 神经精神量表（NPI）根据护理者对患者行为的看待和感受到的

相应苦恼来评估 12 项神经精神障碍,患者评估分级的评分范围为 0～144 分,护理者苦恼分级评分为 0～60 分,0 分代表最好。

临床意义: NPI 询问对象为痴呆患者的直接照料者,避免了患者可能隐瞒某些症状的情况,又可检出患者当时可能不存在、但以前存在过的症状。

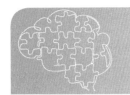

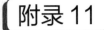附录 11

认知正常老年人的健康档案

姓名：

记录日期：202| |年| | |月| | |日

身份证号：| | | | | | | | | | | | | | | | | |

联系方式：| | | | | | | | | | |

性别：□女 □男

年龄：| | |岁

教育程度：| | |年

家属姓名： 关系： 联系方式：| | | | | | | | | | |

出生地：

现居住地址：

医保方式：□城镇职工基本医疗保险 □城乡居民基本医疗保险 □贫困救助 □商业医疗保险 □全公费 □全自费 □其他社保 □其他

额外情况说明：

```



```

健康档案填表说明

1. 健康档案请用黑色签字笔填写，字迹应清晰，易于辨认。

2. 若患者随病情进展诊断更改，应当在原诊断上画单横线，不得用任何方式掩盖，并在旁边注明更改后诊断及修改原因，由记录人签名并注明日期。举例：NC 更正为 MCI 表示为"~~NC~~ MCI$^{2012-08-12}$"。

3. 检查尽量在独立、安静的空间进行，避免干扰。

4. 每项填写内容务必准确、清晰，不得随意更改，如发现内容有误，应当在原记录上画单横线，不得用任何方式掩盖，并在旁边注明正确内容及修改原因，由记录者签名并注明日期。举例：58.6 更正为 56.8 表示为"~~58.6~~ 56.8$^{2012-08-12}$"。

5. CRF 每一页及其所有项目均应填写，不得留空。在"□"处填写"√"表示选择此项。如果此项"未做"则填入"ND"，"不知道"则填入"UK"，"不能提供"或"不适用"则填入"NA"。并且在每次随访末页的备注栏内说明情况。

6. 表格中日期格式为"年／月／日"，包括受试者的出生日期。如果不知道具体日期，请用"UK"表示，如"年／月／UK"。

7. CRF 中需要填入数值的部位均预留了空格，如"|_|_|_|"，填写时请将个位数字填入最右方的空格，如左侧留有空格，请填入"0"，例如：患者血压为 120/80mmHg，则填入"血压：|1|2|0|/|0|8|0|mmHg"。

8. 不要改变健康档案的格式，如发现表中没有位置填写记录者希望记录的资料时，请将有关信息记录于后面的空白附页中，并保留以上记录副本。

记录日期：202|_|年|_|_|月|_|_|日　　　　责任医生：

1. 基本资料

身高：|_|_|_|cm	体重：|_|_|_|kg
年龄：|_|_|岁	出生日期：|_|_|_|_|年|_|_|月|_|_|日
职业：	血压：收缩压／舒张压|_|_|_|/|_|_|_|mmHg
婚姻：□已婚 □未婚 □__	体温：|_|_|.|_|℃
呼吸频率：|_|_|_|次/min	心率：|_|_|_|次/min
腰围：|_|_|_|cm	BMI：

2. 目前症状

□无症状	□头痛	□头晕	□心悸	□胸闷
□胸痛	□慢性咳嗽	□咳痰	□呼吸困难	□多饮
□多尿	□体重下降	□乏力	□关节肿痛	□视力模糊
□手脚麻木	□尿急	□尿痛	□便秘	□腹泻
□恶心呕吐	□眼花	□耳鸣	□乳房胀痛	□其他

3. 状态初评

老年人健康状态自我评估：□满意 □基本满意 □说不清楚 □不太满意 □不满意

老年人生活自理状态自我评估：□完全自理 □轻度依赖 □中度依赖

□重度依赖

　　老年人认知功能：□粗筛阴性　□粗筛阳性　简易精神状态检查 总分［　］

　　老年人情感状态：□粗筛阴性　□粗筛阳性　老年人抑郁评分检查 总分［　］

　　感到生活没意思　□是　□否　经常想哭　□是　□否　经常感到孤独、无助　□是　□否

4. 病史资料

项目	有 / 无	年限	分型	用药
脑血管疾病			□缺血性卒中 □脑出血 □蛛网膜下腔出血 □短暂性脑缺血发作 □其他	
高血压			□原发性高血压 □继发性高血压	
糖尿病			□1 型糖尿病 □2 型糖尿病	
血脂异常			□高甘油三酯 □高胆固醇 □高低密度脂蛋白	
心脏病			□心绞痛 □心肌梗死 □冠状动脉血运重建 □充血性心力衰竭 □心前区疼痛 □其他	
精神疾病史			□焦虑 □抑郁 □认知障碍 □其他	
跌倒史			□有 □无	
其他				

5. 家族史

家族史	有	无	与本人关系及具体情况
认知障碍家族史			

6. 住院病史

入 / 出院日期：　　　 / 病因：　　　 医疗机构名称：　　　 病案号：

7. 体格检查

视力（左眼 / 右眼）：　/　 矫正视力（左眼 / 右眼）：　/

嗅觉：□正常　　□嗅觉阈值下降　　□嗅觉识别能力下降

听力：□听见　　□听不清楚或无法听见

平衡功能：□步态异常　　□其他

意识内容：□神清　　□意识模糊　　□谵妄状态

言语：□运动性失语　　□感觉性失语　　□混合性失语　　□命名性失语
□构音障碍

浅感觉：

左上肢	□ 过敏	□ 正常	□ 减退
右上肢	□ 过敏	□ 正常	□ 减退
左下肢	□ 过敏	□ 正常	□ 减退
右下肢	□ 过敏	□ 正常	□ 减退

深感觉：

左上肢	□ 过敏	□ 正常	□ 减退
右上肢	□ 过敏	□ 正常	□ 减退
左下肢	□ 过敏	□ 正常	□ 减退
右下肢	□ 过敏	□ 正常	□ 减退

肌张力：

左上肢	□ 增高	□ 正常	□ 减低
右上肢	□ 增高	□ 正常	□ 减低
左下肢	□ 增高	□ 正常	□ 减低
右下肢	□ 增高	□ 正常	□ 减低

肌力：

左上肢	级
右上肢	级
左下肢	级
右下肢	级

病理反射：Babinski 征□阴性 □阳性（左□ 右□）

8. 辅助检查

今年体检了吗　□是　□否

（1）实验室检查

血常规　□未查　□已查　标本采集日期: 20|＿|＿|年|＿|＿|月|＿|＿|日

检查项目	结果	单位	临床意义判断			
			未查	正常	异常无临床意义	异常有临床意义
红细胞（RBC）			□	□	□	□
白细胞（WBC）			□	□	□	□
血红蛋白（HGB）			□	□	□	□
血小板（PLB）			□	□	□	□

血脂　□未查　□已查　标本采集日期: 20|＿|＿|年|＿|＿|月|＿|＿|日

检查项目	结果	单位	临床意义判断			
			未查	正常	异常无临床意义	异常有临床意义
总胆固醇			□	□	□	□
低密度脂蛋白胆固醇			□	□	□	□
高密度脂蛋白胆固醇			□	□	□	□
甘油三酯			□	□	□	□

血糖　□未查　□已查　标本采集日期: 20|＿|＿|年|＿|＿|月|＿|＿|日

检查项目	结果	单位	临床意义判断			
			未查	正常	异常无临床意义	异常有临床意义
空腹血糖			□	□	□	□
糖化血红蛋白测定			□	□	□	□

（2）心电图: □未见异常　□异常

（3）颅脑 CT/MRI: □未见异常　□异常

9. 生活方式

体育锻炼频率: □每天　□每周一次以上　□偶尔　□不锻炼

饮食习惯: □荤素均衡　□荤食为主　□素食为主　□嗜盐　□嗜油
□嗜糖

吸烟情况: □从不吸烟　□已戒烟　□主动吸烟　□被动吸烟

饮酒频率: □从不　□偶尔　□经常　□每天　日饮酒量平均（两）:

是否戒酒: □未戒酒　□已戒酒 戒酒年龄开始饮酒年龄

近一年内是否曾醉酒: □是　□否

睡眠情况: □良好　□偶尔失眠　□经常失眠　□每日失眠

是否使用催眠药物: □是 药物使用情况（种类、剂量）:　　□否

出门社交频率：□每天 1～2 次　　□每天 3 次及以上　　□每周 1～2 次　　□每周 3 次及以上　　□不出门

线上（电话、微信等）社交情况：□30 分钟以下　　□0.5～1 小时　　□1～3 小时　　□3 小时以上

10. 治疗及健康指导

健康评价　□未见异常　　□异常

健康指导　□纳入慢性病患者健康管理　　□建议复查　　□建议转诊

危险因素控制　□戒烟　　□健康饮酒　　□饮食　　□锻炼　　□减重
　　　　　　　　□建议接种疫苗

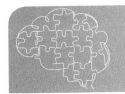

老年认知障碍患者的健康档案

姓名:

记录日期: 202| |年| | |月| | |日

身份证号:| | | | | | | | | | | | | | | |

联系方式:| | | | | | | | | | | |

性别:□女 □男

年龄:| | |岁

教育程度:| | |年

配偶健在 □是 □否 子女是否与老人同住 □是 □否

子女每月探望老人频率:

家属姓名: 关系: 联系方式:| | | | | | | | | | |

出生地:

现居住地址:

医保方式:□城镇职工基本医疗保险 □城乡居民基本医疗保险 □贫困救助 □商业医疗保险 □全公费 □全自费 □其他社保 □其他

额外情况说明:

健康档案填表说明

1. 健康档案请用黑色签字笔填写，字迹应清晰，易于辨认。

2. 若患者随病情进展诊断更改，应当在原诊断上画单横线，不得用任何方式掩盖，并在旁边注明更改后诊断及修改原因，由记录人签名并注明日期。举例：NC 更正为 MCI 表示为"N̶C̶ MCI[2012-08-12]"。

3. 检查尽量在独立、安静的空间进行，避免干扰。

4. 每项填写内容务必准确、清晰，不得随意更改，如发现内容有误，应当在原记录上画单横线，不得用任何方式掩盖，并在旁边注明正确内容及修改原因，由记录人签名并注明日期。举例：58.6 更正为 56.8 表示为"5̶8̶.̶6̶ 56.8[2012-08-12]"。

5. CRF 每一页及其所有项目均应填写，不得留空。在"□"处填写"√"表示选择此项。如果此项"未做"则填入"ND"，"不知道"则填入"UK"，"不能提供"或"不适用"则填入"NA"。并且在每次随访末页的备注栏内说明情况。

6. 表格中日期格式为"年 / 月 / 日"，包括受试者的出生日期。如果不知道具体日期，请用"UK"表示，如"年 / 月 /UK"。

7. CRF 中需填入数值的部位均预留了空格，如"|_|_|_|"，填写时请将个位数字填入最右方的空格，如左侧留有空格，请填入"0"，例如：患者血压为 120/80mmHg，则填入"血压：|1|2|0|/|0|8|0|mmHg"。

8. 不要改变健康档案的格式，如发现表中没有位置填写记录者希望记录的资料时，请将有关信息记录于后面的空白附页中，并保留以上记录。

记录日期：202|__|年|__|__|月|__|__|日　　　责任医生：

1. 基本资料

身高：|_|_|_|cm	体重：|_|_|_|kg
年龄：|	|岁	出生日期：|			|年|	|月|	|日
职业：	血压：收缩压 / 舒张压 |_|_|_|/|_|_|_|mmHg
婚姻：□已婚 □未婚 □__	体温：|_|_|.|_|℃
呼吸频率：|_|_|_|次 /min	心率：|_|_|_|次 /min
腰围：|_|_|_|cm	BMI：

2. 目前症状

□无症状	□头痛	□头晕	□心悸	□胸闷
□胸痛	□慢性咳嗽	□咳痰	□呼吸困难	□多饮
□多尿	□体重下降	□乏力	□关节肿痛	□视力模糊
□手脚麻木	□尿急	□尿痛	□便秘	□腹泻
□恶心呕吐	□眼花	□耳鸣	□乳房胀痛	□其他

认知障碍相关症状

头痛：□是 □否	头晕：□是 □否
记忆力下降：□是 □否	注意力减退：□是 □否
执行力障碍：□是 □否	言语障碍：□是 □否
定向力障碍：□是 □否	视力障碍：□是 □否
听力障碍：□是 □否	吞咽困难：□是 □否
嗅觉障碍：□是 □否	肢体麻木/无力：□是 □否
步态改变：□是 □否	睡眠障碍：□是 □否
性格改变：□是 □否	尿便障碍：□是 □否
饮食改变：□是 □否	精神症状：□是 □否

3. 状态初评

老年人健康状态自我评估：□满意 □基本满意 □说不清楚 □不太满意 □不满意

老年人生活自理状态自我评估：□完全自理 □轻度依赖 □中度依赖 □重度依赖

老年人认知功能：□初筛阴性 □初筛阳性简易精神状态检查 总分

老年人情感状态：□初筛阴性 □初筛阳性老年人抑郁评分检查 总分

感到生活没意思 □是 □否 经常想哭 □是 □否 经常感到孤独、无助 □是 □否

4. 病史资料

认知障碍病史：

首发症状：

记忆力下降：□是 □否 □近期记忆 □远期记忆

持续时间： 年

病情进展：□进行性加重 □波动性病程 □缓解

诊断结果：□AD □血管性认知障碍 □额颞叶痴呆 □路易体痴呆 □MCI □神经梅毒 □脑炎 □其他

治疗方案：

（1）用药

药物种类	药物名称	用药时间	剂量
胆碱酯酶抑制剂： 如多奈哌齐		年 月起 年 月止	
氨基酸受体拮抗剂： 如美金刚		年 月起 年 月止	

续表

药物种类	药物名称	用药时间	剂量
靶向脑 - 肠轴药物: 如甘露特纳		年　月起 年　月止	
单克隆抗体: 如仑卡奈单抗、多奈单抗		年　月起 年　月止	
钙离子拮抗剂: 如尼莫地平		年　月起 年　月止	
麦角碱类药物: 如尼麦角林		年　月起 年　月止	
神经营养剂: 如维生素		年　月起 年　月止	
其他类: 如抗精神病药物等		年　月起 年　月止	

（2）非药物治疗

认知训练

持续时间:　　年　月 —　　年　月　次数:　　次

效果:□病情好转　　□维持当前状态　　□病情继续加重

项目	有/无	年限	分型	用药
脑血管疾病			□缺血性卒中 □脑出血 □蛛网膜下腔出血 □短暂性脑缺血发作 □其他	
高血压			□原发性高血压 □继发性高血压	
糖尿病			□1 型糖尿病 □2 型糖尿病	
血脂异常			□高甘油三酯 □高胆固醇 □高低密度脂蛋白	
心脏病			□心绞痛 □心肌梗死 □冠状动脉血运重建 □充血性心力衰竭 □心前区疼痛 □其他	

续表

项目	有 / 无	年限	分型	用药
精神疾病史			□焦虑 □抑郁 □认知障碍 □其他	
传染病			□乙型肝炎 □性传播疾病 □其他	
跌倒史			□有 □无	
其他				

5. 家族史

家族史	有	无	与本人关系及具体情况
认知障碍家族史			

6. 住院病史

入 / 出院日期：　　/ 病因：　　医疗机构名称：　　病案号：

7. 体格检查

视力（左眼 / 右眼）：　/ 　矫正视力（左眼 / 右眼）：　/

嗅觉：□正常　□嗅觉阈值下降　□嗅觉识别能力下降

听力：□听见　□听不清楚或无法听见

平衡功能：□步态异常　□其他

意识内容：□神清　□意识模糊　□谵妄状态

言语：□运动性失语　□感觉性失语　□混合性失语　□命名性失语
□构音障碍

不自主运动：□无　□有　震颤：□无　□有　舞蹈样动作：□无　□有
手足徐动：□无　□有

浅感觉：

左上肢	□ 过敏	□ 正常	□ 减退
右上肢	□ 过敏	□ 正常	□ 减退
左下肢	□ 过敏	□ 正常	□ 减退
右下肢	□ 过敏	□ 正常	□ 减退

深感觉：

左上肢	□ 过敏	□ 正常	□ 减退
右上肢	□ 过敏	□ 正常	□ 减退
左下肢	□ 过敏	□ 正常	□ 减退
右下肢	□ 过敏	□ 正常	□ 减退

肌张力：

左上肢	□ 增高	□ 正常	□ 减低
右上肢	□ 增高	□ 正常	□ 减低
左下肢	□ 增高	□ 正常	□ 减低
右下肢	□ 增高	□ 正常	□ 减低

肌力：

左上肢	级
右上肢	级
左下肢	级
右下肢	级

病理反射：Babinski 征□阴性　□阳性（左□　右□）

8. 辅助检查

今年体检了吗 □是　□否

（1）实验室检查

血常规　□未查　□已查　标本采集日期：20|__|__|年|__|__|月|__|__|日

检查项目	结果	单位	临床意义判断			
			未查	正常	异常无临床意义	异常有临床意义
红细胞（RBC）			□	□	□	□
白细胞（WBC）			□	□	□	□
血红蛋白（HGB）			□	□	□	□
血小板（PLB）			□	□	□	□

尿常规　□未查　□已查　标本采集日期：20|__|__|年|__|__|月|__|__|日

检查项目	结果	单位	临床意义判断			
			未查	正常	异常无临床意义	异常有临床意义
尿葡萄糖（GLU）			□	□	□	□
尿隐血（BLD）			□	□	□	□
尿蛋白（PRO）			□	□	□	□
尿酮体（KET）			□	□	□	□
尿微量白蛋白（mALB）			□	□	□	□

肝功能　□未查　□已查　标本采集日期: 20|__|__|年 |__|__|月 |__|__|日

检查项目	结果	单位	临床意义判断			
			未查	正常	异常无临床意义	异常有临床意义
谷草转氨酶			□	□	□	□
谷丙转氨酶			□	□	□	□
总蛋白			□	□	□	□
白蛋白			□	□	□	□
胆红素			□	□	□	□

肾功能和电解质　□未查　□已查　标本采集日期: 20|__|__|年 |__|__|月 |__|__|日

检查项目	结果	单位	临床意义判断			
			未查	正常	异常无临床意义	异常有临床意义
血尿酸			□	□	□	□
血肌酐			□	□	□	□
尿素氮			□	□	□	□
钾			□	□	□	□
钠			□	□	□	□
氯			□	□	□	□
钙			□		□	□

血脂　□未查　□已查　标本采集日期: 20|__|__|年 |__|__|月 |__|__|日

检查项目	结果	单位	临床意义判断			
			未查	正常	异常无临床意义	异常有临床意义
总胆固醇			□	□	□	□
低密度脂蛋白胆固醇			□	□	□	□
高密度脂蛋白胆固醇			□	□	□	□
甘油三酯			□	□	□	□

血糖　□未查　□已查　标本采集日期: 20|__|__|年 |__|__|月 |__|__|日

检查项目	结果	单位	临床意义判断			
			未查	正常	异常无临床意义	异常有临床意义
空腹血糖			□	□	□	□
糖化血红蛋白测定			□	□	□	□

甲状腺功能 □未查 □已查 标本采集日期：20|__|__|年|__|__|月|__|__|日

检查项目	结果	单位	临床意义判断			
			未查	正常	异常无临床意义	异常有临床意义
促甲状腺激素（TSH）			□	□	□	□
游离 T_3（FT_3）			□	□	□	□
游离 T_4（FT_4）			□	□	□	□
甲状腺球蛋白抗体			□	□	□	□
抗甲状腺过氧化物酶抗体			□	□	□	□

艾滋病与梅毒 □未查 □已查 标本采集日期：20|__|__|年|__|__|月|__|__|日

检查项目	结果	单位	临床意义判断			
			未查	正常	异常无临床意义	异常有临床意义
HIV 抗原/抗体			□	□	□	□
梅毒螺旋体抗体			□	□	□	□

APOE 基因检测 □未查 □已查 标本采集日期：20|__|__|年|__|__|月|__|__|日

检查项目	阳性
APOE E2/E2	
APOE E2/E3	
APOE E3/E3	
APOE E3/E4	
APOE E4/E4	
APOE E2/E4	

叶酸+维生素 B_{12} □未查 □已查 标本采集日期：20|__|__|年|__|__|月|__|__|日

检查项目	结果	单位	临床意义判断			
			未查	正常	异常无临床意义	异常有临床意义
血清叶酸（SFA）			□	□	□	□
维生素 B_{12}			□	□	□	□

微量元素 □未查 □已查 标本采集日期：20|__|__|年|__|__|月|__|__|日

检查项目	结果	单位	临床意义判断			
			未查	正常	异常无临床意义	异常有临床意义
镁			□	□	□	□
铁			□	□	□	□
锌			□	□	□	□
铜			□	□	□	□

同型半胱氨酸　□未查　□已查　标本采集日期：20|__|__|年|__|__|月|__|__|日

检查项目	结果	单位	临床意义判断			
			未查	正常	异常无临床意义	异常有临床意义
同型半胱氨酸			□	□	□	□

（2）AD-CSF 生物标志物

□脑脊液生物标志物　□未查　□已查　标本采集日期：20|__|__|年|__|__|月|__|__|日

检查项目	结果	单位	临床意义判断			
			未查	正常	异常无临床意义	异常有临床意义
β 淀粉样蛋白 1-42（$A\beta_{1\text{-}42}$）			□	□	□	□
β 淀粉样蛋白 1-40（$A\beta_{1\text{-}40}$）			□	□	□	□
$A\beta_{1\text{-}42}/A\beta_{1\text{-}40}$			□	□	□	□
磷酸化 tau 蛋白 181			□	□	□	□
总 tau 蛋白			□	□	□	□

□血清生物标志物　□未查　□已查　标本采集日期：20|__|__|年|__|__|月|__|__|日

检查项目	结果	单位	临床意义判断			
			未查	正常	异常无临床意义	异常有临床意义
β 淀粉样蛋白 1-42（$A\beta_{1\text{-}42}$）			□	□	□	□
β 淀粉样蛋白 1-40（$A\beta_{1\text{-}40}$）			□	□	□	□
$A\beta_{1\text{-}42}/A\beta_{1\text{-}40}$			□	□	□	□
磷酸化 tau 蛋白 181			□	□	□	□
磷酸化 tau 蛋白 217			□	□	□	□
总 tau 蛋白			□	□	□	□
神经丝轻链蛋白（NFL）			□	□	□	□
胶质纤维酸性蛋白（GFAP）			□	□	□	□

基因检测：□未见异常　□异常 描述

颅脑 CT：□未见异常　□异常

颅脑 MRI：□未见异常　□白质改变　□脑萎缩　□脑梗死　□脑出血 □占位　□其他

PET/CT：□未见异常　□异常 描述

9. 生活方式

体育锻炼：锻炼频率□每天　□每周一次以上　□偶尔　□不锻炼

饮食习惯：□荤素均衡　□荤食为主　□素食为主　□嗜盐　□嗜油　□嗜糖

吸烟情况：□从不吸烟　□已戒烟　□主动吸烟　□被动吸烟

饮酒频率：□从不 □偶尔 □经常 □每天 饮酒频率：□从不 □偶尔 □经常 □每天

是否戒酒：□未戒酒 □已戒酒 戒酒年龄开始饮酒年龄

近一年内是否曾醉酒 □是 □否

睡眠情况：□良好 □偶尔失眠 □经常失眠 □每日失眠

是否使用催眠药物：□是 药物使用情况（种类、剂量）： □否

出门社交的频率：□每天 1~2 次 □每天 3 次及以上 □每周 1~2 次 □每周 3 次及以上 □不出门

线上（电话、微信等）社交情况：□30 分钟以下 □0.5~1 小时 □1~3 小时 □3 小时以上

10. 治疗及健康指导

认知障碍治疗方案 □维持当前治疗 □更换治疗方案 描述：

基础疾病健康指导 □纳入慢性病患者健康管理 □建议复查 □建议转诊

危险因素控制 □戒烟 □健康饮酒 □饮食 □锻炼 □减重 □建议接种疫苗

老年认知功能社区健康管理机构评价表

检查者签名：_____

所查机构签名：_____ 检查日期：_____年____月____日

维度	项目		考核点	评价方法	分值	得分
结构质量	资源配置	1. 场地设置	无独立场地，不得分；场地不达标，酌情扣分	现场查看	5	
		2. 设备配置	根据设备备案、专人负责、维保、使用管理等情况，酌情扣分	查询设备清单、并现场查看	5	
		3. 人力资源配置	检查人员配置、人员资质、人员培训情况，酌情扣分	查询聘任文件	5	
	规章制度	1. 组织管理	检查组织制度，酌情扣分	查询文档	5	
		2. 管理制度	检查管理制度，酌情扣分	查询文档	5	
		3. 运行制度	检查运行制度，酌情扣分	查询文档	5	
		4. 管理项目	检查项目管理，酌情扣分	查询文档	5	
		5. 知情同意制度	检查知情同意制度，酌情扣分	查询文档	5	
		6. 感染管理制度	检查感染管理制度，酌情扣分	查询文档	5	
		7. 安全管理制度	检查安全管理制度，酌情扣分	查询文档	5	
	服务质量	1. 服务流程	检查服务流程文件，酌情扣分	查询文档、现场跟踪体验	5	
		2. 隐私保护	检查隐私保护文件，酌情扣分	查询文档、现场跟踪体验	5	

续表

维度	项目		考核点	评价方法	分值	得分
过程质量	跟踪体验	1. 流程规范	检查流程规范情况，酌情扣分	评估员现场跟踪体验	5	
		2. 问诊规范	检查问诊规范情况，酌情扣分	评估员现场跟踪体验	5	
		3. 检查规范	检查检查规范情况，酌情扣分	评估员现场跟踪体验	5	
		4. 其他规范实施情况	检查其他检查规范情况，酌情扣分	评估员现场跟踪体验	5	
结果质量	1. 健康管理报告		检查报告首页、报告内容、报告审核、报告时限、报告领取等情况，酌情扣分	查询健康管理报告	5	
	2. 后续健康管理		检查后续健康管理情况，酌情扣分	查询健康管理报告，电话随访相关人员	5	
	3. 归档管理		检查归档管理情况，酌情扣分	查询文档	3	
其他内容	1. 医生、护士继续医学教育		检查医生、护士继续医学教育情况，酌情扣分	查询培训记录、证书等	2	
	2. 认知评估人员继续教育		检查认知评估人员继续医学教育情况，酌情扣分	查询培训记录、证书等	2	
	3. 评估工具清单管理		检查评估工具清单管理文件，酌情扣分	查询清单及讨论纪要	3	
总分	100 分			总计得分		

评分方法：各项分数相加，总分 100 分。

等级划分：优秀 85～100 分；良好 70～84 分；一般 60～69 分；不合格<60 分。